健康是人生第一財富

金塊●文化

一本書看透

肝病

金瑞◎著

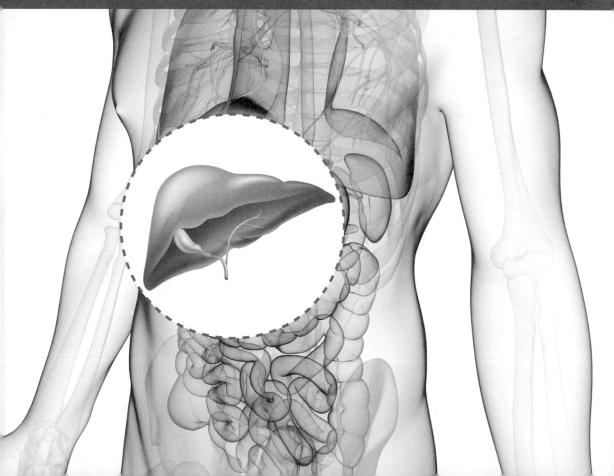

序

　　肝臟是維持生命十分重要的臟器，也是體內新陳代謝的中心站。

　　但是，肝臟很易被傷害。肝病是中國人很常見的一種病，各種病毒性肝炎和脂肪性肝病、藥物性肝病、免疫性肝病等發病率呈逐年上升趨勢，形成一個數以億計的龐大人群。

　　肝臟疾病的治療是一個相當大的醫療市場，受利益驅使，有些醫院、藥廠的虛假廣告鋪天蓋地、無孔不入。在各種誤解、恐懼、偏見甚至歧視的壓力下，大批求醫心切的肝病患者為接受所謂的「特效療法」深受其害，傾家蕩產，甚至付出健康和生命。反過來，這種現象也加劇了患者對醫院、醫生、藥品的信任危機，使得部分患者對真正權威醫院專科醫生的治療方案也將信將疑。

　　我作為一名從事肝病診療工作多年的一線臨床工作者，每天接觸大量的各種肝病患者，既瞭解他們身體的病痛，也理解其內心的糾結。這本科普讀物，是10多名國內著名臨床肝病專家根據自己的專業特長，通過問答的方式，告訴大家如何愛護我們的肝臟，如何讓肝臟以最佳的狀態工作，保持我們的身體健康，精力充沛，充分享受美好生活賦予我們的每一天、每一刻。

溫馨提示

　　出現了這些症狀：食欲不振、噁心嘔吐、乏力易疲倦、尿黃成茶色、黃疸——皮膚和鞏膜發黃、水腫時，就有可能得了肝病，趕快去找醫生。

　　得了肝病之後：鼻子發紅、肝掌——手掌或手指發紅、蜘蛛痣——上肢、胸、背部出現按之可褪色的紅點，這些是慢性肝炎的表現。

　　肝硬化晚期會出現肝腹水，如果最近發現「發福了」，肚子大了，褲子發緊，必須去醫院就診。

　　發現有肝性口臭——這是肝硬化或肝性腦病出現的信號，要警惕。

　　肝臟有這樣一種特性，有時即使肝功能受損較嚴重時症狀也不十分明顯。有的患者甚至直到出現肝腹水、嘔血才去醫院看病。所以，患有肝病的朋友，應該隨時隨地注意自己的病情變化。

這些原因可能引起肝病

1.肝炎病毒感染：

A型肝炎：進食受污染的食物或飲用受污染的水。

B型肝炎：是一種血源傳播性疾病，主要經血（如不安全注射等）、母嬰及性接觸傳播。

C型肝炎：血液傳播（特別是輸血後感染，最易引起慢性化）。

D型肝炎：依賴於B型肝炎病毒而感染。

E型肝炎：與A型肝炎病毒感染途徑相同。

其他病毒感染：如EB病毒、巨細胞病毒、皰疹病毒、腸道病毒、冠狀病毒感染等。

2.藥物中毒：目前發現至少有600多種藥物會直接或間接損害肝臟。

3.酒精：長期過量飲酒，會引起酒精性肝炎、肝硬化甚至肝癌。

4.高脂血症：易患脂肪肝。

5.自身免疫功能紊亂：血液中出現高滴度以自身抗體為特徵的自身免疫性肝病。

6.寄生蟲：可引起血吸蟲病、鉤端螺旋體病、阿米巴肝膿腫、肝包蟲病等。

7.遺傳性代謝障礙：可引起肝豆狀核變性、血色病、血卟啉

病、α1抗胰蛋白酶缺乏症等。

　　8.肝血管病變：下腔靜脈完全或不完全阻塞所導致的布-加綜合症、肝小靜脈閉塞症等。

　　肝臟的結構及功能很複雜，任何一處出現障礙都會在臨床上表現出疾病狀態。只要有肝功能異常都要尋找出具體病因，根據病因進行正確的診斷與治療。

CONTENTS

第三章 瞭解病毒性肝炎

A型肝炎

B型肝炎

CONTENTS

C型肝炎

CONTENTS

小兒與老年性肝炎

第四章 各種肝病及併發症

藥物性肝炎

CONTENTS

CONTENTS

第五章 肝硬化

CONTENTS

第六章 肝癌

第七章 妊娠與肝病

CONTENTS

第八章 人工肝和肝移植

人工肝

第九章 肝病的診斷檢查

CONTENTS

肝病相關檢查

第十章 肝病介入治療

CONTENTS

第十一章 肝病的藥物治療

第十二章 肝病患者的營養與康復

CONTENTS

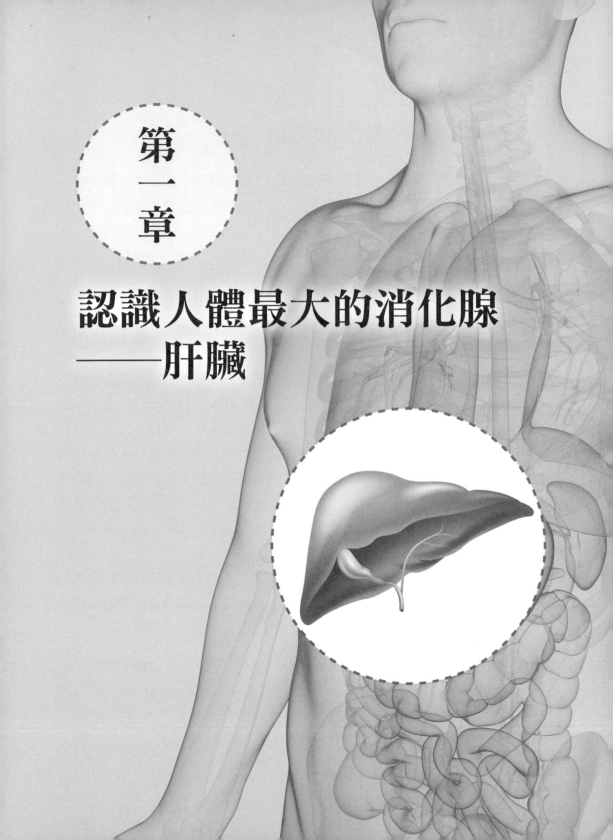

第一章

認識人體最大的消化腺
——肝臟

1 認識肝臟就是健康的開始

　　要有效預防肝病，首先就要對肝臟有正確的瞭解。要瞭解肝臟在體內的位置，知道肝臟是個什麼樣的器官，在生命運動中它起了哪些作用，如何保護肝臟不被病毒及有害物質侵犯，患了肝病之後如何治療和調養。

　　人體內，除了我們熟知的心、肺、胃及腎臟外，還有一個最大的實質性器官——肝臟。這些臟器就是我們常說的「五臟」。

　　肝臟是人體中最大的腺體，也是最大的實質性器官。我國成年人肝臟的重量，男性為1.4～1.8公斤，女性為1.2～1.4公斤，占體重的1/50～1/30。

　　因為肝臟有豐富的血液供應，所以肝臟呈棕紅色，質軟。肝的大部分位於右季肋部，小部分經劍突下達左季肋部。肝大部分為肋弓所覆蓋，僅在腹上部左、右肋弓之間露出3～5公分，緊貼腹前壁。所以，正常時在右肋緣下不易觸及肝下界，但在劍突下可觸及2～4公分。如果成人肝上界的位置正常，而在右肋緣下可觸到肝臟，則為病理性肝大，醫生通過觸診可大致判斷肝臟腫大的程度。小兒肝臟下界可低於肋弓。由於肝上面借冠狀韌帶連於膈，故當呼吸時，肝可隨膈的運動而上下移動，升降可達2～3公分。

　　肝臟主要由肝實質細胞（肝細胞）和肝間質細胞（包括肝星狀細胞、吞噬細胞、竇內皮細胞、膽管上皮細胞）等組成。肝臟的主要功能就是由

肝病小常識

　　腹上部及右季肋區在受到暴力打擊或肋骨骨折時，可能導致肝臟破裂。

占其60%的肝細胞行使的。肝臟的其他細胞也各盡其職，使肝臟處於一個有效的功能狀態。

2　肝臟的鄰里關係

肝的鄰近臟器有：右葉上面與膈相連，與右胸膜腔和右肺相鄰，因此，肝右葉膿腫有時侵蝕膈面而波及右胸膜腔和右肺；右葉後緣內側鄰近食道；左葉上面也與膈相連，與心包和心臟相鄰；左臟面與食道、胃、胰接鄰；尾狀葉左後方為腹主動脈，方葉下與幽門接鄰；右葉下面前邊鄰接結腸右曲；中部近肝門處鄰接十二指腸；後邊接觸腎和腎上腺。肝臟出現疾病時會影響這些器官的功能，同樣，這些器官的病變也會侵犯肝臟。

肝以肝內血管和肝臟裂際為基礎，可分為五葉、四段：即左內葉、左外葉、右前葉、右後葉及尾葉；左外葉又分為左外葉上、下段，右後葉又分為右後葉上、下段。肝臟被許多韌帶固定於腹腔內，肝臟表面被灰白色的肝包膜包裹著。

3　為什麼說肝臟是維持生命的重要器官？

肝臟是人體內最大的消化腺，也是體內新陳代謝的中心站。在肝臟中發生的化學反應多達1500種以上。實驗證明動物在完全摘除肝臟後，即使給予相應的治療，最多也只能生存50多個小時。這說明肝臟是維持生命活動一個必不可少的重要器官。肝臟的血流量極為豐富，約占心輸出量的1/4。每分鐘進入肝臟的血流量為1000～1200毫升。

肝臟是人體最大的化工廠和倉庫，肝臟為維持生命所起的作用之多是其他臟器所不能比擬的。肝臟的功能受損，會引起全身的不適症狀，所以說保護肝臟就是保護生命。

4 流經肝臟的血液是怎樣循環的？

　　肝臟的血液循環十分豐富，它是由門靜脈和肝動脈雙重供血：流入肝臟的血液1/4 來自肝動脈，它主要供給肝臟所需的氧氣，另3/4來自門靜脈（由胃、腸、脾、胰等臟器靜脈彙集而成），它把來自消化道的各種營養和有害物質輸入到肝臟，經肝臟加工處理後，進入全身循環。門靜脈反復分支，發出很多的微靜脈，伸入肝小葉，血流匯入肝竇；肝動脈分支形成小葉間動脈，其血液也注入肝竇。所以，肝竇是由門靜脈和肝動脈血液匯合而成的。肝竇毛細血管壁不完整，內皮細胞之間有較大的間隙，故通透性較大，血漿中大分子物質如蛋白質等均可通過，這對肝細胞功能的發揮十分有利。

　　肝竇起自肝小葉的周邊部，有門靜脈和肝動脈的末梢分支流注其中，彙集到肝小葉的中心，進入中央靜脈，最後匯合成肝靜脈。肝靜脈為肝血流出口，出肝後注入下腔靜脈。

5 肝臟生成的膽汁如何排入腸道？

　　膽管系統是肝臟向十二指腸內排泄膽汁及其他代謝產物的特殊管道結構系統，它分為肝內膽管系統和肝外膽管系統兩部分。

　　肝內膽管系統起源於肝細胞的毛細膽管至肝門出肝的左右肝膽管之間的膽管系統，由毛細膽管、細膽管、小葉間膽管和左右肝膽管組成。

　　肝外膽管是指左右肝膽管開口以下的肝外部分的膽管，包括肝總管、膽囊管、膽總管。膽汁就是從毛細膽管、細膽管、小葉間膽管流向左右肝膽管，然後流入肝總管、膽總管，再排到十二指腸。膽囊通過膽囊管與肝總管匯合。肝臟形成的膽汁流入膽囊，並在其中濃縮。

　　膽汁是重要的消化液，當進食油膩食物時，膽囊收縮，將膽汁排入腸

道，幫助食物消化和吸收。所以，正常情況下，糞便是黃色的。肝臟發炎時，破壞了肝小葉的正常結構，新生的肝細胞排列不整齊，阻塞小膽管，使膽紅素不能通過正常管道運行，而大量反流入血。血液中增高的膽紅素把眼鞏膜和全身皮膚染成黃色，尿色深如濃茶，醫學上稱為「黃疸」。

肝病小常識

　　許多人常錯誤地認為膽汁是由膽囊製造的，其實不然。膽囊不過是儲存膽汁的「倉庫」，「膽汁製造商」其實是肝臟。

6　膽汁含有哪些成分？

　　膽汁中大部分為水分。膽汁酸是膽汁的主要成分，由膽固醇轉變而來。膽固醇在多種酶的作用下，經過一系列的分解代謝，先形成初級膽汁酸（膽酸和去氧膽酸）。初級膽汁酸在細菌和酶的催化下，進一步生成去氧膽酸、石膽酸、熊去氧膽酸等次級膽汁酸。再與甘氨酸或牛磺酸結合，形成結合型膽汁酸，分泌入膽道。普通飲食時，膽汁的排泄量每天為600～1200毫升。

7　「人體最大的化工廠」是怎樣運轉的？

　　肝臟被喻為「人體最大的化工廠」，而肝臟的每個最小活動單位──肝小葉就是化工廠裡的一個個「車間」。在這個化工廠裡每時每刻都在各種催化酶的參與下，進行著各種各樣的生物化學反應。

　　肝臟功能相當複雜，幾乎參與體內一切代謝過程。平常到醫院檢查的肝功能項目，只是其功能的很小一部分，應該稱為「狹義肝功能」。系統

地說肝功能分為幾大部分：

1.物質代謝：人每天攝入的食物中含有蛋白質、脂肪、碳水化合物、維生素和礦物質等各種營養物質，這些物質在胃腸內初步消化吸收後被送到肝臟，在肝臟被分解，「由大變小」，蛋白質分解為氨基酸、脂肪分解為脂肪酸、澱粉分解為葡萄糖。分解後的「小物質」又會根據身體需要再在肝臟內被合成為蛋白質、脂肪和一些特殊的碳水化合物或能量物質等，這是一個「由小變大」的過程。經過這個過程之後，攝入的營養物質就變成了人體的一部分。

2.膽汁分泌作用：肝細胞能不斷地生成膽汁酸和分泌膽汁儲存在膽囊，膽汁可促進脂肪消化、吸收，有利脂溶性維生素A、維生素D、維生素E、維生素K的吸收。

3.解毒功能：在人體代謝過程中，門靜脈收集來自腹腔的血液，血中的有害物質及微生物抗原類物質，將在肝內被解毒和清除。它可保護人體免受損害，使毒物成為無毒的或溶解度大的物質，隨膽汁或尿排出體外，這是維持生命的重要功能。

4.免疫防禦功能：肝臟裡有一種枯否細胞，它既是肝臟的衛士，也是全身的保護神，對人體有害的抗原物質經過肝臟時，就會被枯否細胞吞噬、消化，或者經過初步處理後交給其他免疫細胞進一步清除。另外，肝臟裡的淋巴細胞含量也很高，尤其是在發生炎症反應時，血液或其他淋巴組織裡的淋巴細胞很快「趕」到肝臟，解決炎症的問題。此外，肝臟還對脂肪代謝、激素代謝、維生素代謝等均有重要的調節作用。

8 肝臟是怎樣進行蛋白質代謝的？

由消化道吸收的氨基酸在肝臟內進行蛋白質的合成、脫氨、轉氨一系列加工後，合成的蛋白質進入血循環滿足全身及組織器官的需要。肝

臟是合成血漿蛋白質的主要場所。肝臟合成的蛋白質種類很多，除纖維蛋白原、凝血酶原外，球蛋白和白蛋白也是在肝臟內合成的。血漿蛋白可作為體內各種組織蛋白的更新之用，所以其對維持人體蛋白質代謝有重要作用。

氨基酸代謝的脫氨基反應及蛋白質代謝中不斷產生的廢物——氨的處理均在肝內進行。氨是人體內有嚴重毒性的物質，肝臟可以把它造成無毒的尿素，從腎臟經小便排出，達到解毒目的。肝病患者肝功能出現障礙時血漿白蛋白合成就會減少，同時血氨就會升高。當肝病到了晚期，肝功能發生了衰竭，喪失了處理氨的能力，就會產生「氨中毒」，患者會發生肝性腦病，隨時有死亡的可能。

肝臟功能受損時，白蛋白的合成明顯減少，血漿滲透壓降低，經常會出現雙下肢凹陷性水腫並形成腹水。

⑨ 肝臟是怎樣進行糖代謝的？

血液中的血糖濃度發生變化時，肝臟會自動調節，以保持血糖濃度正常。

食物中的糖類轉變成葡萄糖後，部分在肝內轉變成糖原。葡萄糖經小腸黏膜吸收後，由門靜脈到達肝臟，在肝內轉變為肝糖原被貯存。一般成人肝內約含100克肝糖原，當身體需要時，肝糖原又可分解為葡萄糖而釋放入血，其分解與合成保持平衡。但這100克肝糖原僅夠禁食24小時之用。肝糖原是調節血糖濃度以維持其穩定的決定因素。

肝臟還是一個儲存器官，可把合成為糖原的葡萄糖、維生素和蛋白質等加以儲藏，當勞動、饑餓、發熱時，血糖被大量消耗，肝細胞就把肝糖原分解為葡萄糖進入血液循環，維持人體的體溫，供給人體活動所需的能量。

10 ▶ 肝臟是怎樣進行脂肪代謝的？

　　消化吸收後的一部分脂肪進入肝臟，以後再轉變為體脂而貯存。饑餓時，貯存的體脂可先被運送到肝臟，然後進行分解。在肝內，中性脂肪可水解為甘油和脂肪酸，肝脂肪酶又將加速這一反應過程。甘油可通過糖代謝途徑被利用，而脂肪酸則可完全氧化為二氧化碳和水。肝臟還是體內脂肪酸、膽固醇、磷脂合成的主要器官之一。當脂肪代謝紊亂時，消耗不掉的脂肪就會在肝臟內堆積起來，形成疾病，引起「脂肪肝」。

11 ▶ 肝臟有再生能力嗎？

　　肝臟是一個具有強大再生能力的器官。在受到有害因素侵襲時，損傷的肝組織可以通過代償機制將被破壞的肝細胞清除，同時再生出新的肝細胞和其他細胞成分，快速恢復肝臟的結構和功能。正常人肝臟被切除30％～40％後，可以在6個月之內恢復正常。兒童的肝臟再生能力更旺盛，老年時再生能力會有所減退。肝臟強大的再生能力為肝外科手術和活體肝移植創造了條件，奠定了良好的基礎。

肝病小常識

　　我們可以用「人體化學加工廠」來比喻肝臟。要維持正常的生命活動，大約只要有1/3的肝細胞正常工作即可。部分肝細胞損傷一般不會影響「人體化學加工廠」生產線的正常運轉。

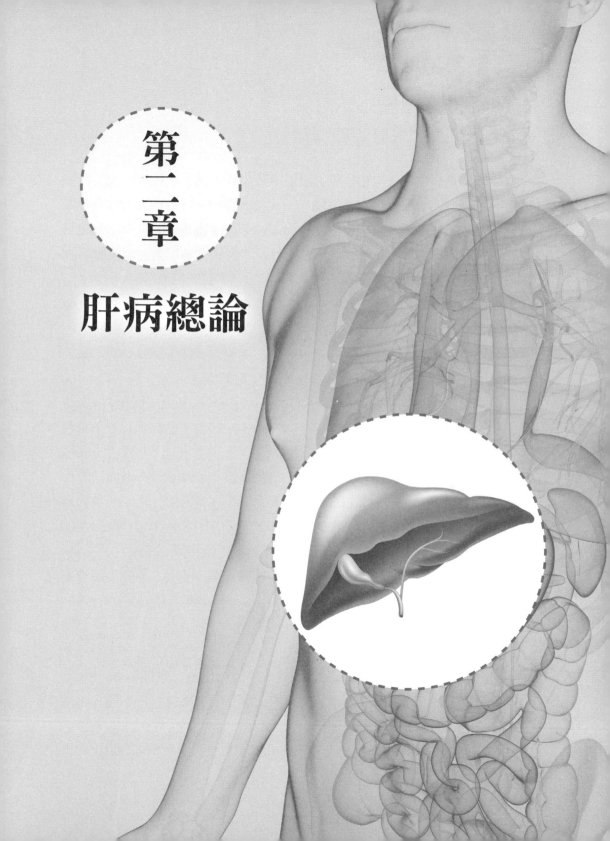

第二章

肝病總論

1 有關病毒性肝炎的資料

中國是病毒性肝炎大國，這已是不爭的事實。過去，我國有很多人都感染過A型肝炎病毒，據統計高達83％。也就是說，每100個人中就有83個人受到過感染。這些受到感染的人當中，90％為隱性感染，真正到醫院看病的顯性感染患者不足10％。近年來隨著人們生活水準提高、健康意識加強和A型肝炎疫苗的應用，A型肝炎病毒感染人數已經明顯下降。

B型肝炎病毒（HBV）感染已成為一個嚴重的社會公共衛生問題。全球60億人口中，約20億人有HBV感染證據，其中3.5億～4億人為慢性HBV感染，約占全球人口的6％。在慢性HBV感染者中，15％～25％的人最終將死於與HBV感染相關的肝病。據世界衛生組織報告，全球每年約有100萬人死於與HBV感染相關的肝病。近年來，我國政府加大了對B型肝炎母嬰阻斷的力度，重視嬰幼兒的免疫注射，HBV的感染率已經呈直線下降趨勢。

我國屬B型肝炎高地方性流行區。根據2006年全國B型肝炎血清流行病學調查表明，我國一般人群HBsAg陽性率為7.18％，估計約9300萬人為慢性HBV感染，占全世界慢性HBV感染者的1/3。其中慢性B型肝炎為2000萬～3000萬例。全國每年約有30萬例死於與B型肝炎相關的肝病。

C型肝炎呈世界性流行。據世界衛生組織報告，全球C型肝炎流行率平均為3％，估計有1.7億人感染C型肝炎病毒；每年新感染者300萬～400萬例，死亡25萬例，占所有傳染病死因的第10位。據估計，今後10～15年內，C型肝炎相關死亡將繼續上升，到2015年C型肝炎相關死亡例數將增加2倍，2025年將增加3倍。我國屬C型肝炎中度流行地區，約有4000萬例C型肝炎病毒感染者。近年來，我國加強了對血製品的嚴格控制，一般人HCV感染率已降至0.43％。

如果把其他各種病毒性肝炎的感染人數加在一起，我國90％以上的人

都曾受過肝炎病毒的感染。

　　慢性B型肝炎給國家帶來了沉重的經濟負擔。一項疾病經濟學研究曾對我國各類B型肝炎有關肝病患者每年的平均醫療費用做了統計，發現慢性B型肝炎患者每年的直接和間接醫療費用為20477元，代償性肝硬化患者是36323元，而失代償肝硬化和肝癌患者分別高達36757元和38267元。按此計算，我國每年因慢性B型肝炎（包括肝硬化、肝癌）造成的直接經濟損失約9000億元人民幣。

　　在各種傳染病中，病毒性肝炎是我國發病率最高、病死率最高、醫療費用最高的傳染病，其預防與治療任重而道遠。

② 5月19日——世界肝炎日

　　在人類生存的地球上，每12個人中就有1人不幸感染上B型肝炎病毒。可以說，B型肝炎病毒感染者就分佈在你我周圍。

　　對如此龐大群體的救治，已不再是個人、醫院，甚至國家醫療衛生體系的任務，而是包括所有普通健康人在內的所有人的共同責任。因此，應該提高公眾對B型肝炎和C型肝炎的認知，尤其是提高對高危人群的認識，加強醫務工作者和政府對B型肝炎和C型肝炎的重視。

肝病小常識

　　每年5月19日是全球200多個社會組織共同倡議的「世界肝炎日」。其主題是：「Am I number 12？」是說：「我是第12個嗎？」

3 哪些原因會導致肝病的發生？

導致肝臟發生各種「故障」的原因有很多，歸總起來，主要有以下幾種：

1.各種肝炎病毒： 包括人們熟悉的A型、B型、C型等類型的肝炎病毒。A型肝炎病毒一般引起急性肝炎，短時間內可完全恢復。而B型、C型肝炎病毒潛伏期長，易引起慢性肝炎。

2.酒精性肝損傷： 長期飲酒可引起脂肪肝、酒精性肝炎、肝硬化等。持續過量飲酒可使肝臟中的中性脂肪過多堆積而形成脂肪肝。得了脂肪肝後，還每日過量飲酒，就會發展為酒精性肝硬化，若此時再不戒酒，生命就有可能受到威脅了。

3.藥物性肝病： 人們為治病而使用的多種藥物，絕大部分被送到肝臟代謝。在肝臟內轉化成不同的物質，被分解、解毒並排泄出去。有些藥物在治療疾病的同時也給肝臟帶來了負擔，造成肝臟損害。因此，在用藥前應仔細閱讀藥品說明書或徵求醫生的同意。

4.自身免疫性肝病： 患自身免疫性肝病的女性多於男性，可能與女性的性激素分泌有關，是全身自身免疫性疾病的表現之一。得了自身免疫性肝病，除了有肝損害以外，還會引發其他器官的炎症。自身免疫性肝炎的症狀輕重不一，關鍵是要獲得正確的診斷，然後採取相應的治療，尤其是需要使用激素的部分患者，治療時要特別慎重。

5.非酒精性脂肪肝： 這個問題在前面已經提過，不再贅述。但要說明一點，脂肪肝是可以預防和治療的。

6.其他原因： 原發和繼發的肝臟腫瘤、心功能不全導致肝臟淤血、某些先天性肝臟疾病、靜脈高價營養等，都會造成不同程度的肝損害。這些肝損害的早期表現往往是轉氨酶（ALT）或膽紅素升高。

另外，免疫功能紊亂、物質代謝障礙、細菌與寄生蟲感染等也會導致肝病。

肝病小常識

　　常見藥物如抗結核藥、抗風濕藥、鎮靜藥、麻醉藥等，均會造成肝損害。

4　哪些人較易患肝病？

　　小兒肝臟與成人比相對較大，血供豐富，肝細胞再生能力強，但免疫系統不成熟，對入侵的肝炎病毒容易產生免疫耐受。因此，嬰幼兒感染B型、C型肝炎病毒後容易成為慢性帶原者。

　　老年人身體中各種內臟器官都會發生變化，其中肝臟改變亦很明顯。首先是肝血流量減少，肝臟吸收營養、代謝物質和清除毒素的能力也相應減退，老年人的肝細胞還會出現不同程度的老化，所以老年人也是各類肝病的易感人群。

　　由於妊娠後胎兒生長發育所需的大量營養全靠母體供應，所以孕婦的肝臟負擔加重，抗病能力也隨之明顯下降。特別是在妊娠後期（28～40周）應警惕妊娠期急性脂肪肝的發生。初產婦、妊娠期高血壓疾病患者、雙胎孕婦較易感染肝炎病毒。感染後患者通常起病急驟、預後不良，所以應早期預防、儘早發現、及時治療。

　　嗜酒者是另一大肝病易感人群。肝臟是酒精代謝的主要器官，長期酗酒可導致脂肪浸潤、肝細胞變性及肝功能異常。改變飲食習慣、戒掉酒癮是最好的防治方法。

　　對因輸血及血製品傳播的B型肝炎或C型肝炎，醫療衛生部門已經建立有關法規，杜絕傳播。患者應儘量減少輸血機會，可採取自體輸血的安全方法來預防。

肝病小常識

長期在外旅行食宿的人應警惕A型肝炎與E型肝炎的發生，防止病從口入。在外用餐如果食具消毒不徹底，再加上旅途勞累、免疫功能下降，極易給肝炎病毒可乘之機，引發急性肝炎。

5 出現什麼症狀要考慮患上肝炎的可能？

肝炎早診斷、早治療是非常重要的。那要如何才能知道自己是否患有肝病呢？

首先從消化系統症狀方面分析，如果你感到厭食、不想吃東西，食欲比以前有所減退，看到油膩食品或聞到油味會感到噁心、嘔吐時，就可能得了肝炎。其次，如果你總感到乏力、犯懶、愛睡覺、無欲望，特別是近期與肝炎患者在沒有隔離的情況下，有過1周以上比較密切的接觸，同時有眼黃、尿黃時，則更應警惕患肝病的可能。一定要及時到醫院進行相關的檢查和診治，以免延誤病情。

6 哪些原因會使血清轉氨酶升高？

醫學上被簡稱為轉氨酶的有兩種，分別是谷丙轉氨酶和谷草轉氨酶。他們都是肝細胞內的酶，分別用英文字母ALT和AST表示。各家醫院的肝功能化驗單上都註明了這兩種轉氨酶，如果這兩種轉氨酶都比較高，且AST水準超過ALT，說明肝細胞損害比較嚴重，特別多見於酒精性肝炎。

ALT存在於肝細胞中，肝臟發生炎症、壞死等損害時，ALT就會由肝細胞內釋放到血液中。肝臟本身的疾患，比如各型病毒性肝炎、肝硬化、肝膿腫、肝結核、肝癌、脂肪肝等均會引起不同程度的ALT升高。

除肝臟外，其他臟器，如心、腎、肺、腦、睪丸、肌肉也都含有ALT，當然，含量絕沒有肝細胞高。因此，當呼吸道、泌尿道、腸道感染時亦可見血中ALT升高。

ALT是從膽管排出的，有膽道系統疾患，也可使ALT升高。臨床常見的有膽囊炎、膽管蛔蟲、肝膽管結石、膽囊及膽管腫瘤、壺腹周圍癌、先天性膽管擴張症、急慢性胰腺炎、胰頭癌及出血壞死性胰腺炎等。

過度勞累或劇烈運動後，血清乳酸含量增加，在體內積聚，使人體相對缺氧並引起低血糖，造成肝細胞膜通透性增加，這些狀況也會引起ALT升高。正常妊娠、妊娠期高血壓疾病、妊娠期急性脂肪肝等也常是ALT升高的原因。由此可見，血清轉氨酶升高存在多方面的因素，臨床上和生活中遇到單項轉氨酶增高的人，千萬不要武斷地判定患了肝炎。必須到正規醫院，接受正規體檢和理化檢查，並結合A型、B型、C型、D型、E型肝炎的特異性診斷和肝活檢協助確診。

7 肝病患者皮膚、鞏膜為什麼會發黃？

患肝臟、膽道疾病時，由於血液中膽紅素濃度增高，眼白部位和皮膚顏色常變黃，醫學上稱為黃疸。

黃疸的產生過程與血液中紅血球、肝臟功能及膽道等因素有關。在正常情況下，血液中衰老的紅血球自然破壞後就釋放出血紅蛋白。血紅蛋白在體內轉化為間接膽紅素，間接膽紅素隨血液進入肝臟，在肝細胞內轉化為直接膽紅素。肝細胞將直接膽紅素分泌到毛細膽管，使其成為膽汁的主要成分。膽汁通過逐級膽管系統的運送最後排入腸腔。

正常人血清膽紅素的含量基本是恆定的。每100毫升血液中含有1毫克左右的血清膽紅素。少量的尿膽原使小便保持正常的黃色。

上述過程中的任何一個環節發生病變或故障時，膽紅素就會大量反

流或存留在血液中，血清膽紅素量就會升高，當每升血液中血清膽紅素量大於34.2微摩爾，即100毫升血液中超過2毫克時，鞏膜、皮膚黏膜就會發黃，稱之為顯性黃疸。

肝病小常識

藥物可引起肝臟中毒性損害，引起ALT升高，並常伴有黃疸。及時停藥後多在3周內可恢復正常。

8 黃疸越深肝炎病情越重嗎？

如果出現眼睛、皮膚發黃，大多數人首先想到肝炎。當肝細胞發炎時，膽紅素不能通過正常管道排入腸道，大量反流入血，只要血液中膽紅素增高到每100毫升2毫克，眼睛的鞏膜和皮膚就會出現黃色。膽紅素越高者皮膚黃染越重。

黃疸型肝炎患者起病急，症狀明顯，絕大部分患者必須停止日常工作。一般情況下，急性黃疸型肝炎恢復較快。雖然初期ALT很高，黃疸也較高，但是病程較短。如果膽紅素上升很快，每100毫升血液中膽紅素超過10毫克，加上臨床出現明顯的消化系統症狀，患者感到極度乏力、高度腹脹，就要特別注意，需及時採取各種措施，防止演變為重型肝炎。

慢性肝炎或肝硬化患者如果突然由無黃疸轉變成黃疸，加之出現其他肝功能惡化的表現時，需高度重視。肝臟在原來病變的基礎上又出現壞死現象時，可能已轉成慢性重型肝炎，此時的黃疸指標與預後有直接關係。

妊娠後期（32～40周）突然出現黃疸的情況並不少見，應警惕發生急性脂肪肝。妊娠期急性脂肪肝起病時常有腹痛、嚴重低蛋白血症，病死率極高。

肝病小常識

千萬不要認為有黃疸就一定是肝炎。很多疾病，例如膽管結石、膽管腫瘤、膽管蛔蟲、胰頭癌、敗血症、藥物性肝損傷等也都會引起黃疸，這種黃疸稱為梗阻性黃疸。所以，出現皮膚和鞏膜黃染時一定要去正規醫院找有經驗的醫生鑑別診斷。

9 有重度黃疸的患者為什麼會感到皮膚瘙癢？

重度黃疸患者由於膽汁分泌障礙引起高膽紅素血症，膽汁中的膽鹽成分刺激感覺神經末梢而使患者感到周身皮膚瘙癢。由於瘙癢難忍，患者便用手不停地進行抓撓，甚至將肩背部靠到牆角摩擦以解除痛苦，嚴重影響了患者的休息與睡眠，極大地增加了患者的精神壓力。而且不停地抓撓皮膚很容易造成破潰，誘發感染或其他併發症。應採取一些方法予以解除或減輕，具體做法有以下幾條：

1.瘙癢時，可用手拍打解癢，忌用力抓撓。

2.白天時，可採用聽廣播、音樂，閱讀報紙、書籍的辦法分散患者的注意力，減少抓癢的時間。夜間，可用一些鎮靜藥物，以保證休息。

3.剪短指甲，將手套入一布袋中，或用手帕將手指包裹住後輕輕地進行抓癢。

4.可遵醫囑外塗一些止癢藥物，塗在瘙癢的皮膚表面，每日數次。

肝病小常識

用溫熱水淋浴可使表皮血管擴張，加速致癢物質的轉移，減輕其對皮膚感覺神經的刺激。但不能使用肥皂或沐浴乳等鹼性用品。

10 牙齦或鼻出血與肝炎病情有關係嗎？

肝炎患者往往在刷牙、洗臉時發現牙齦或鼻子出血，有時發現在咬過的食物上留有血跡。這種出血現象在慢性肝炎患者中特別普遍，重症肝炎患者的出血現象就更嚴重，除了鼻子、牙齦和皮膚出現淤斑以外，更嚴重的還有嘔血或排柏油樣便，女性患者還可能出現月經過多等現象。

發生這種出血現象的主要原因是由於肝細胞損傷後，肝臟產生凝血因數的功能下降，繼而凝血機制發生障礙。另外，肝炎患者毛細血管的脆性增加也會導致出血。重型肝炎患者還可能出現彌散性血管內凝血，這是一種比較嚴重的出血現象，應該引起重視。肝硬化患者由於門靜脈高壓引起食道或胃底靜脈破裂而大出血的現象也不少見。

一般出血的肝炎患者可服用維生素C、維生素K及其他止血藥，重症肝炎患者大量出血時會使病情惡化，須及時採取搶救措施。

11 肝區痛就一定是肝炎嗎？

肝炎急性期和恢復期都會出現肝區痛的現象。有些患者就診主訴的所謂肝區往往指右上腹，主要是因為對肝臟的具體位置不清楚。但是肝臟周圍鄰近臟器組織很多，肝炎患者可能有肝區疼痛，但有肝區痛者不一定就是肝炎，應從多方面去尋找原因。

1.膽道系統疾患：特別是膽道系統感染，如膽囊炎、膽囊結石等會引起較強烈的陣發性肝區痛，是肝區疼痛最常見的原因。

2.肺部疾病：例如右側肺部感染、胸膜炎、肺腫瘤等。

3.帶狀皰疹、右腎膿腫、胰頭癌、肝膿腫等。

4.長時間固定性的書寫姿勢也會使肋間肌肉受壓產生局部疼痛。

所以，肝區感覺疼痛時不要只想到肝炎，應根據具體情況去請教醫

生，做進一步的檢查，排除其他疾患。

12 肝炎患者為什麼會肝區疼痛？

肝臟一旦發生炎症或受到壓力、溫度或化學性刺激，就會產生疼痛或針刺樣、燒灼樣感覺。肝炎患者由於肝臟充血、腫脹、滲出，把肝臟外的包膜極度撐開，撐緊的肝包膜刺激神經後產生脹痛、鈍痛、重壓感或針刺樣疼痛。體檢時患者常訴有觸痛或叩擊痛。

肝炎恢復期，肝功能已明顯好轉或正常，肝包膜的緊張度已有所緩解，但患者仍常感到肝區有隱痛、陣發性刺痛或灼熱感。這種情況一時難以消除，分散注意力後可減輕，不要為此過於緊張，但頻繁疼痛一定要看醫生，排除肝包膜周圍炎、膽囊膽道感染、肺部和胸膜疾病等。

疼痛還和每個患者個體敏感性不同有關。多數患者經過解釋和必要的治療，隨著肝功能恢復，疼痛可以完全消失。

13 肝區痛的感覺為什麼會不一樣？

肝炎在急性期、遷延期和恢復期，都會出現肝區痛的現象，而且在不同階段肝區疼痛的感覺也是不一樣的。

急性期的肝區痛往往是隱痛。包裹在肝表面的肝包膜上痛覺神經末梢極為豐富，當肝臟發生炎症時，肝臟腫大牽連肝包膜上的痛覺神經末梢而出現疼痛。經過適當的休息和治療後，肝區痛會隨著炎症的消失而逐漸減輕直至消失。

慢性肝炎的肝區痛是間歇性的。因為長期的肝功能障礙影響了消化系統，使腸道脹氣明顯，壓迫肝臟引起疼痛。

肝炎恢復期，由於肝臟在炎症期分泌含纖維素的滲出液，在炎症消

失後與周圍組織粘連而產生疼痛。當患者在運動時或因饑餓而發生痙攣，影響到痛覺神經末梢也會產生疼痛，這種疼痛為間歇性或陣發性的肝區刺痛，在恢復期會延續相當長一段時間，不要太在意。

肝臟的癌腫如果長在肝表面，刺激肝包膜時常引起十分嚴重的肝區疼痛。肝膿腫時也常發生肝區疼痛。

原因不同，肝區痛的感覺也不一樣，只要能找到疼痛的原因，就可以對症治療。

14 乏力和腸胃症狀與哪些原因有關？

肝病患者由於長期食欲不振，導致吸收熱量不足，不能滿足自身營養需要；當肝臟受到損害或膽汁排泄不暢時，血中膽鹼酯酶減少，影響神經、肌肉的正常生理功能；肝硬化時乳酸轉變為肝糖原過程發生障礙，肌肉活動後乳酸蓄積過多，這些原因都會引起乏力。乏力程度與肝病的活動程度一致。

急性肝炎時常有短期的噁心、嘔吐、厭油食現象，一般隨黃疸出現而消失。

慢性肝炎患者胃腸症狀比較多，如食欲減退、腹瀉、腹脹、腹痛等，有時伴噁心、嘔吐。多由於胃腸道慢性充血、胃腸道分泌與吸收功能紊亂、腸壁水腫及腸道菌群失調等因素引起。

少部分肝硬化則以腹瀉為主要表現。引起腹痛的原因有脾周圍炎、肝周圍炎、門靜脈栓塞形成和門靜脈炎。也可因伴發消化性潰瘍、膽道疾病、腸道感染等所致。

15 B型肝炎病毒帶原者應走出哪些認知誤區？

B型肝炎病毒帶原者占我國人口大約10%。在門診中發現大多數帶原者對B型肝炎病毒帶原狀態缺乏正確認識，存在很多誤區，亟待從理論上加以引導。常見的認知誤區包括：

1.誤把B型肝炎標誌物（即「兩對半」）陽性者當做B型肝炎患者：事實上，帶原者肝功能正常，肝臟的功能狀態與健康人一樣，可正常學習、工作和生活。

2.誤把標誌物轉陰當作治療目的：由於標誌物陽性使很多帶原者身心健康受到影響，所以，很多人認為只要HBsAg轉陰了，肝炎就治好了。其實，B型肝炎標誌物陽性只能說明感染了HBV，治療的真正目的是要將B型肝炎病毒從體內徹底清除出去，但這需要相當長的時間。

3.誤信廣告藥品的宣傳作用：利用帶原者「轉陰」心切及對B型肝炎預後的恐懼心理，有些藥品廣告大肆宣揚其轉陰奇效，使不少人上當受騙。藥物濫用，不僅造成不必要的經濟損失，更重要的是對帶原者誤導而造成心身損害。

對於帶原者來說，千萬不要走入尋求治癒良方妙藥的誤區。重要的是要建立「保健意識」。慢性HBV帶原者中有20％的人發生肝炎，這些炎症常十分輕微，無明顯肝病表現，易被忽略而沒有得到及時治療，病變長期積累可向較重的慢性肝病發展，所以帶原者要對自己的情況進行監測。監測的主要項目是肝功能檢查，帶原者應每3～6個月檢查一次，若發現有肝炎活動，則應及時治療。通常將這種做法稱作「帶原者的管理」。

16 阻斷「肝炎→肝硬化→肝癌」的三部曲

約有10％的病毒性肝炎發展成慢性活動性肝炎，50％的慢性活動性肝

炎可能發展成肝硬化，80％的肝細胞肝癌患者有HBV感染。慢性B型肝炎表面抗原帶原者患肝細胞肝癌的危險性為陰性人群的40倍。看來，肝炎、肝硬化、肝癌三者之間的關係相當密切。難怪有人稱肝炎、肝硬化、肝癌是「肝病三部曲」。

　　肝炎多，肝硬化亦多，肝癌也多，這是事實。江蘇省啟東縣對肝癌患者調查顯示，肝炎、肝硬化的比例高達77.9％（53/68），不同程度肝炎的病例高達94.1％（64/68），該縣自然人群B型肝炎病毒表面抗原陽性率為24.87％。廣西壯族自治區扶綏縣對367例肝大、肝炎、肝硬化患者進行隨訪發現，肝病組肝癌死亡率為573.10/10萬，對照組只有126.04/10萬，而自然人群中僅有76.65/10萬，另一組報告顯示，手術切除114例肝癌合併肝硬化者高達86.8％。

　　雖然如此，但只有3％～5％的肝炎患者會發展到肝硬化和肝癌。我們也有阻斷肝炎的三部曲：第一步，對健康人群進行B型肝炎疫苗的預防接種，這是最堅實的一步；積極治療，保護肝臟、控制疾病的發展，是最實際的第二步；調情志、節飲食、避風寒、防過勞、遠房事、勤復查，是最容易做到的第三步。肝炎患者唱好了這三部曲，就一定能阻斷B型肝炎朝「三部曲」發展。

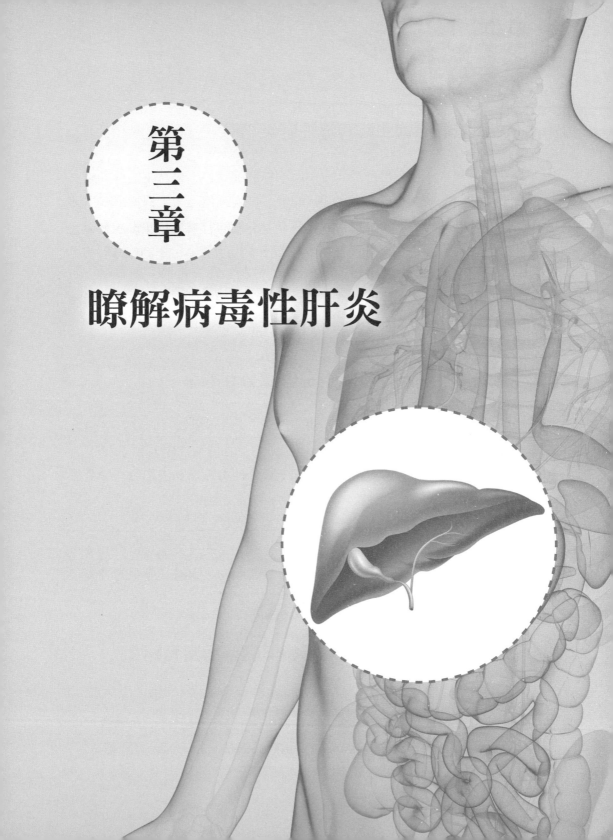

第三章

瞭解病毒性肝炎

1 哪些病毒會引起病毒性肝炎？

病毒性肝炎是由各種肝炎病毒引起的以肝臟炎性損害為主的傳染病，很多微生物包括病毒，都會引起肝臟的炎症損傷，但臨床上只把那些主要親嗜與損害肝臟的病毒（也稱為嗜肝病毒）引起的肝炎稱為病毒性肝炎。目前將基本確定可以引起病毒性肝炎的嗜肝病毒分為A、B、C、D、E等五型。由於各種病毒性肝炎的臨床表現可以相同或者相似，都會出現疲乏、食欲減退、肝大、肝功能異常等臨床表現，所以僅從臨床症狀和體徵上很難區別病毒性肝炎的類型。

2 病毒性肝炎在臨床上是怎樣分類的？

臨床上病毒性肝炎的分類除上面提到的按病毒種類不同進行分類之外，也可根據發病的緩急，將病毒性肝炎分為急性與慢性兩大類：

1.急性肝炎：根據有無黃疸又可以分為急性黃疸型肝炎和急性無黃疸型肝炎。

2.慢性肝炎：根據病情輕重又可細分為輕、中、重型。

另外需要指出的是，臨床上還有一種特殊類型的肝炎稱為重型肝炎，是指肝臟損傷嚴重，肝功能嚴重下降而有衰竭傾向，根據其發生的時間和程度又可分為急性、亞急性及慢性肝炎。

3 病毒性肝炎的病情和預後與哪些因素有關？

病毒性肝炎的病情發展及預後多種多樣，有些患者為一過性的急性過程，有些患者卻會出現遷延不癒的慢性病程，病情反復發作，久之會出現肝硬化，甚至是肝癌。那麼究竟哪些因素與病毒性肝炎的預後有關呢？

1.**與感染病毒的種類有關**：A型或E型肝炎一般不會轉為慢性，若感染的是B型、C型或D型肝炎病毒，部分患者會發展為慢性肝炎，其中一部分患者會發展為肝硬化甚至肝癌。

2.**與感染病毒的數量有關**：如果一次感染病毒的量大，比如大量輸血、輸多份血、多次輸血引起的輸血後肝炎，病情就重，甚至會出現重症肝炎。

3.**與人體的免疫狀態有關**：若免疫功能正常，病毒易被清除，疾病易康復。免疫功能低下，則病毒不易被清除而導致感染慢性化。

4.**與失治、誤治有關**：病毒性肝炎的治療可採取多種方法，但各種方法的治療原則是一致的。國際公認的治療措施包括抗病毒、抗纖維化、改善肝功能、提高免疫及營養支持等，並且正在講究有針對性的個體化治療。過於輕視而不治，或者亂用藥物，都會對病毒性肝炎的預後帶來不良影響。

5.**其他因素**：情感不調、勞累過度、營養過剩、酗酒、過早妊娠、性生活不節制、感染、手術等眾多因素均可能是肝炎產生不良後果的原因。

需要指出的是，在那些以免疫介導損傷為主的病毒性肝炎（比如B型肝炎）中，若免疫反應過於亢進，也可能導致肝臟損傷過重，甚至出現重症肝炎。

4 急性病毒性肝炎有哪些臨床表現？

1.**厭食厭油，噁心嘔吐**：這是大多數急性肝炎患者都有的症狀，尤其是黃疸型肝炎患者表現更嚴重。膽汁中的膽鹽對脂肪的吸收消化有著重要作用，患肝炎時肝臟分泌膽汁的功能降低，影響脂肪的消化，故而患者厭油食。又因胃腸道充血、水腫、蠕動減弱，胃腸功能紊亂，也影響食物消化與吸收，加之代謝產物不能由肝臟來解毒，刺激中樞神經系統而出現食

欲減退、噁心、厭油膩。

2.疲乏無力：這是肝炎患者的早期表現之一。輕者不愛活動，重者臥床不起，連洗臉、吃飯都不願意。儘管經過充分休息但疲勞感仍不能消除，嚴重者感覺四肢與身體好似分離。這是由於患者食欲不振、消化吸收障礙而導致人體能量不足。

3.眼黃及尿黃：初起尿色淡黃，逐日加深，可如茶色，繼而皮膚及鞏膜發黃。由於肝細胞受到破壞，導致膽紅素進入血液增多，經尿液排出體外較平時增加，故尿色加深。尿的顏色越黃，說明肝細胞破壞越重，病情好轉尿色逐漸恢復正常。

4.發熱：多在37.5～38.5℃，高熱者少見，一般持續3～5天，而無黃疸型肝炎者發熱遠低於黃疸型肝炎者。許多患者在發熱時還伴有周身不適、食欲減退，常誤認為得了感冒。發熱的原因可能是肝細胞壞死、肝功能障礙、解毒排泄功能降低或病毒血症導致。

5 哪些因素易使急性肝炎轉成慢性肝炎？

得了急性病毒性肝炎已經是十分不幸的事情了，如果因為治療不當轉成慢性則更是讓人煩惱。那麼，什麼情況下急性病毒性肝炎容易變成慢性肝炎呢？

1.從病原類型分析：一般急性A型和E型肝炎不會變成慢性，而B型、C型、D型和G型等肝炎均可轉變成慢性。急性B型肝炎有10％～15％變為慢性。HBV複製標記如HBsAg和HBV DNA持續陽性者，易發展成慢性肝炎。母嬰傳播的HBV感染，容易變成慢性肝炎，與其他肝炎病毒如HCV、HDV重疊感染時，則更容易轉為慢性。

2.從年齡與性別分析：年齡較大或較小的人群發生急性病毒性肝炎時較易發展為慢性。因老年人的肝細胞再生及組織修復功能較差，兒童的免

疫功能低下，易形成免疫耐受且病情不易好轉。可能因為內分泌系統產生的激素差異，男性患者慢性化的遠比女性患者多。

3.從臨床類型分析：急性黃疸型肝炎患者只要治療及時，發展成慢性肝炎的比較少，而無黃疸或無明顯症狀的患者反而易變為慢性。其中原因可能為前者免疫功能強，病毒易被清除。

4.從免疫功能狀態分析：免疫功能低下的患者，例如有腎功能不全、腫瘤、愛滋病等或應用免疫抑制劑治療的患者均易變為慢性。

5.從其他因素進行分析：感染的肝炎病毒量大、肝炎病毒的變異、過度勞累、服用損肝藥、合併其他慢性疾病等，均易轉為慢性肝炎。

6 影響慢性病毒性肝炎病情發展的因素有哪些？

患有慢性病毒性肝炎並不意味著病情一定會進一步加重，也沒有想像的那樣嚴重。即便未經治療，也只有大約20%的慢性病毒性肝炎患者最後會發展為肝硬化。

對不同的個體而言，很難預測病情的發展與肝硬化出現的速度，有一些人根本沒有進展，也有一些人進展很慢，而另一部分人很快發展成肝硬化（僅在10年左右），有1%～7%的慢性肝病患者可發展為肝癌。

如果患上慢性病毒性肝炎，無須過分擔憂與恐懼，總體來說慢性病毒性肝炎的病程為一漫長的良性過程，也就是說多數患者預後較好，但我們無法預測你屬於多數還是少數，因此瞭解下面這些已經明確的影響病情發展因素是有一定意義的：

1.感染病毒時的年齡：年齡越小進展越慢。

2.性別：女性比男性進展慢。

3.合併其他病毒感染（愛滋病病毒等）會加速病情進展。

4.其他疾病：比如糖尿病、脂肪變性或肥胖會加速纖維化的進展。

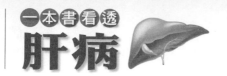
5.飲酒：即使是少量或適度飲酒都會加速纖維化。

上面說的這些因素中，有些因素無法預測，因此無法控制（比如年齡與性別），但有些因素是自身可以控制的，比如戒煙、禁酒和減重，都能有效恢復肝臟健康。

A型肝炎

 7 A型肝炎的發病有什麼特點？

A型肝炎由A型肝炎病毒引起。A型肝炎一年四季均可發病，但常有明顯的季節性，夏、秋及早春季節發病率高。春節期間發病率高可能與人口流動量大有關，而夏、秋季時大量水產品上市，食用未煮熟的毛蚶等引起發病率上升，這說明A型肝炎病毒的流行與它的環境有很大關係。

在普通環境中，A型肝炎病毒可存活1個月，98℃加熱1分鐘、紫外線照射、含甲醛或氯的去污劑都可將它消滅。A型肝炎病毒在水生貝類裡能存活3個月左右，在流行季節裡對本病擴散具有重要意義。潛伏期內從事餐飲業人員、保育人員、衛生人員和愛喝生水、吃生貝類者，都是引起非季節性廣泛流行的重要條件，但大多數情況下是分散的小規模流行。

8 A型肝炎病毒是怎樣傳播的？

在肝細胞內複製繁殖的A型肝炎病毒，可通過膽管進入腸腔，隨大便排出。A型肝炎潛伏末期和黃疸出現前數日是病毒排泄高峰，處在這個時期的患者，尤其是無症狀的亞臨床感染者，是最危險的傳染源。在他們的糞便、尿液、嘔吐物中含有大量的A型肝炎病毒，如果不經過很好的消毒處理，會污染周圍環境、食物、水源或健康人的手，易感者吃了含有

A型肝炎病毒的食品和未經煮沸或煮熟的污染飲水或生食用糞便澆灌過的蔬菜、瓜果等均會受到感染，引起A型肝炎。個人衛生習慣不良、居住擁擠、人口稠密、環境衛生差都是引起A型肝炎病毒感染和高度局限性流行的因素。

所以，在A型肝炎流行期間，要嚴防病從口入，養成良好的衛生習慣，生吃瓜果要洗淨，飯前便後要洗手，可避免患上A型肝炎。

9 哪些人易患A型肝炎？

30歲以上正常人群中，體內查到抗A型肝炎病毒抗體者接近90％，也就是說，30歲以上的人幾乎都有免疫力，不容易再患A型肝炎，而多數15歲以下兒童和青少年由於體內沒有抗A型肝炎病毒抗體，因而對A型肝炎病毒沒有免疫力，所以在發生A型肝炎流行時，這一年齡組的人群容易被感染而發病。對於這類人群，應注射A型肝炎疫苗，刺激人體產生抗體來預防A型肝炎發生。

10 食毛蚶者為什麼易患A型肝炎？

抽樣調查發現，上海市居民食毛蚶者A型肝炎罹患率達14％～16％，是未吃毛蚶人群A型肝炎罹患率相對危險性的23～25倍。

毛蚶主要產地在江蘇省，當地水源受污染十分嚴重。從毛蚶提純物中，分別用直接免疫電鏡、A型肝炎病理組織培養、分離等方法進行A型肝炎病毒檢測，均獲陽性結果，即能從受污染的毛蚶中分離到A型肝炎病毒。這種嚴重受A型肝炎病毒污染的毛蚶，在短時間內銷往上海，遂釀成了A型肝炎暴發流行。每隻毛蚶每日能過濾40升水，將A型肝炎病毒在體內濃縮並貯存。南方沿海居民喜吃毛蚶，習慣只將毛蚶在開水裡浸一下，

蘸上調料食用，味道鮮美，但病毒不能被消滅。

11 唾液能傳染A型肝炎嗎？

急性A型肝炎患者的傳染期，一般認為是潛伏末期至發病後1～4周。一般來說，在出現發熱和消化系統症狀而未出現黃疸之前傳染性較強，除糞便外，唾液、精液、尿液中均含有大量A型肝炎病毒。從急性A型肝炎患者口腔採集得來的唾液，無論經口還是經靜脈均可使人患上A型肝炎，因此，唾液能傳染A型肝炎。

既然唾液裡含有A型肝炎病毒，那麼用唾液也可診斷A型肝炎。從急性期或近期感染A型肝炎病毒者口腔採集的唾液，以及在近6周內出現黃疸者的唾液標本中，均可檢出A型肝炎病毒抗體免疫球蛋白IgM，以此可用來診斷A型肝炎。採集唾液是非侵入性的，不給患者增加痛苦，並且隨時可取，尤其年幼患兒願意合作，所以可以將唾液代替血清作為診斷A型肝炎的一種方便和滿意的檢測標本。

12 A型肝炎會母嬰傳播嗎？

上海曾對1988年春天發生A型肝炎暴發流行時，某醫院收治的43例孕婦合併A型肝炎患者進行了追蹤，其中18例為中期妊娠、25例是妊娠晚期孕婦，共分娩出43例嬰兒。對存活的42例嬰兒，在出生後24小時內檢測A型肝炎病毒抗體IgM和轉氨酶，結果皆為陰性。對10例嬰兒在出生後1個月檢測IgM，結果仍為陰性。

上海同年又檢測了另外55例得A型肝炎的孕婦，其新生兒出生後24小時內A型肝炎病毒IgM全部陰性，6例轉氨酶輕度升高，30天及60天復查時全部正常，隨訪均未見肝炎的症狀及體徵，專家認為轉氨酶升高可能與分

娩時經產道擠壓有關，不能作為A型肝炎診斷及A型肝炎病毒母嬰傳播的依據。其餘49例轉氨酶均正常。

肝病小常識

　　A型肝炎病毒不會通過母嬰傳染，也不會對胎兒產生影響，更不會使胎兒畸變。

13 A型肝炎患者的隔離期有多長？

　　A型肝炎的隔離期從發病日期起3～4周，即從患者出現發熱、噁心、厭油食起開始有傳染性。所以，一旦發現病症患者，應對其原發者居住區、活動場所儘早進行消毒。不住院的患者，家庭病床應與家中清潔區嚴格分開，患者的衣物、被褥以及日用品等，均應使用含氯消毒液浸泡或在水中煮沸，避免交叉感染。

14 A型肝炎有哪些臨床表現？

　　A型肝炎起病急驟，前驅期1～5天，其間會出現發熱及全身不適，類似感冒症狀，平均發熱3天左右。繼而出現明顯乏力、厭油食、噁心和嘔吐等，常被誤診為「胃炎」，故有人總結為：「感冒加胃炎，警惕是肝炎」。隨後眼黃，尿黃如濃茶，皮膚黏膜發黃，糞便顏色變淺。化驗檢查出現血清膽紅素和谷丙轉氨酶（ALT）明顯增高，大多數（80％以上）患者在3個月內臨床症狀消失，肝功能恢復正常。6個月內全癒，無轉為慢性肝炎的傾向，極少出現重型肝炎。無症狀HBsAg帶原者重疊A型肝炎病毒感染，其臨床表現及病程與單純A型肝炎病毒感染相似。另外，A型肝炎病情一般不因妊娠而嚴重，也無母嬰傳播之憂，對胎兒無慢性影響。

15 怎樣確診A型肝炎？

確診A型肝炎首先需要檢查病毒學指標。

1.抗A型肝炎病毒免疫球蛋白M（抗HAV-IgM）：發病後1周左右即可在血清中測出，其出現與臨床症狀及生化指標異常的時間一致，第2周達到高峰，一般持續8周，少數患者可達6個月以上。個別患者病初病毒指標為陰性，2～3周後方檢出陽性，所以臨床疑診為A型肝炎，而抗HAV-IgM陰性，應復查1～2次，以免漏診。目前，抗HAV-IgM是早期診斷A型肝炎的特異性較高的指標，且有簡便、快速的優點。抗HAV-IgG是既往感染的指標，因其是保護性抗體，可保護人體再次感染，故可作為流行病學調查的一項指標，瞭解易感人群。

2.抗HAV-IgA的檢測：IgA型抗體又稱分泌型抗體，主要存在於淚液、唾液、尿液、胃液、乳汁、鼻腔分泌物中，胃液中的IgA可排入糞便中，在A型肝炎患者糞便提取液中可測得抗HAV-IgA，可作為A型肝炎的輔助診斷。此外，糞便中HAV的檢測和血清A型肝炎核糖核酸（HAV RNA）亦有診斷價值，但需要一定的設備和技術，不作為常規檢查專案。

16 A型肝炎的預後情況怎樣？

總的來講，A型肝炎的預後良好。6個月以內的嬰兒發生A型肝炎者病情較重，死亡率明顯高於年長兒。有報導稱，住院的半歲以內A型肝炎患兒占兒童A型肝炎重型患兒的70％。另外，60歲以上的老年A型肝炎患者發生重型肝炎和併發症的也多，但無論老幼，由A型肝炎引起肝硬化者甚為罕見。

17 ▶ A型肝炎病毒會長期帶原嗎？

患A型肝炎後，人體可產生抗A型肝炎病毒的抗體，這種抗體在體內終生存在並有保護作用，極少有人在一生中患兩次A型肝炎。另外，A型肝炎病毒也不會在人體中長期帶原，少數A型肝炎病例雖會發生臨床復發，但不會轉變為慢性肝病。

18 ▶ 密切接觸A型肝炎患者後該如何預防感染？

我國大部分人群都因隱性或顯性感染而已產生了免疫力，這類人與A型肝炎現症患者密切接觸後，一般不會再次感染。但從未接觸過A型肝炎病毒的人，因為體內缺乏對A型肝炎的免疫力，與患者密切接觸後，感染的危險性比較大。例如托兒所、幼稚園的兒童，集體內有患A型肝炎的小朋友，特別是嬰幼兒，應於接觸後1周內，立即注射C種球蛋白，可有預防作用。同時注意休息，保證足夠的睡眠，飲食應富於營養，易於消化，室內保持空氣新鮮，增強人體抵抗力，避免感冒、腹瀉等疾病發生。A型肝炎疫苗能預防A型肝炎，所以對密切接觸A型肝炎患者的兒童，在1周內接種預防效果較好。

在A型肝炎流行區與患者密切接觸者，應定期檢查A型肝炎病毒抗體及肝功能，及早發現可及時採取措施。

19 ▶ A型肝炎怎麼治療？

A型肝炎是一種自限性疾病，治療中不需要使用過多藥物，也不必使用抗病毒藥物，通過休息和支持療法就可治癒。在治療過程中不能喝酒、勞累，多吃容易消化、富於營養的食物和新鮮蔬菜、水果等。不能進食的

患者可以靜脈輸液，給予足夠的葡萄糖、葡萄糖高鹽、維生素C及B族維生素等。注意水、電解質平衡；噁心、嘔吐、食欲不振者，可給予多酶片、胃複安等對症治療。可選用一些中藥製劑，如茵蓮清肝口服液，靜脈點滴複方茵陳注射液、清開靈注射液等。口服中藥湯劑效果也不錯，如蒲公英、夏枯草、板藍根、金銀花等。

20 A型肝炎有復發病例嗎？

一般來說，A型肝炎復發的可能性很小，但近幾年曾有過A型肝炎復發病例的報導。曾有5例典型的急性A型肝炎患者，病情恢復很快，轉氨酶正常，但於7～10周後，再次出現黃疸，肝功能明顯異常，復發時3例做了肝活檢，組織學顯示為典型急性肝炎。又如256例急性A型肝炎患者，其中17例在30～90日後復發，血清A型肝炎病毒抗體免疫球蛋白M在急性期和復發期均為陽性，並在復發期的糞便中檢出了A型肝炎病毒。又如2例急性A型肝炎，在症狀消失和轉氨酶正常4～4.5個月後，再次出現轉氨酶升高，A型肝炎病毒抗體免疫球蛋白M在急性期和復發期也均為陽性。

近幾年國內外資料都報導過少數A型肝炎病例，具備臨床及生化方面的復發指徵，並有週期性排毒現象，說明A型肝炎可能復發。

21 A型肝炎患者的餐具該如何消毒？

要阻斷A型肝炎的傳播，首先要切斷它的傳染途徑。A型肝炎病毒主要通過接觸傳染，餐具是主要傳播媒介，可採取以下方法消毒。

濕熱消毒：1.煮沸是餐具消毒的可靠方法，用水煮沸1分鐘可使A型肝炎病毒失去傳染性；2.壓力蒸汽滅菌法，高壓鍋內高溫10分鐘，即可使A型肝炎病毒滅活。

　　化學消毒：將餐具中的殘渣倒去後，直接在次氯酸鈉或84消毒液中浸泡10分鐘，用清水沖洗乾淨後即可使用，可達到滿意的消毒效果，速度快，且食具經它洗消後潔白光亮，無油無垢；或可將餐具放在3％漂白粉澄清液中浸泡1小時後再洗淨。

22　日常生活中如何預防A型肝炎？

　　一般來講，可以從兩個方面預防A型肝炎，即非特異性預防和特異性預防。前者應以切斷傳播途徑為目的，把住「病從口入」關。嚴格食具消毒，做好飲食衛生，提倡公筷和分餐制，加強對現症患者管理；後者主要是採用疫苗進行主動免疫，以降低A型肝炎的發病率。具體採取如下措施：

　　1.從根本上說，應發展經濟，提高人民物質文化生活水準，改善居住條件，普及衛生常識，做好環境及個人衛生。

　　2.管理好傳染源，即早期發現患者。特別是在A型肝炎流行區，不僅隔離現症患者，更重要的是早期發現並隔離現症患者周圍的隱性感染者。

　　3.切斷傳播途徑是預防本病的重要環節。加強飲食、水源及糞便的管理，養成良好的衛生習慣，飯前便後洗手，共用餐具消毒，最好實行分餐，生食與熟食切菜板、刀具和貯藏容器均應嚴格分開，防止污染。

　　4.保護易感者，包括被動和主動兩種免疫方式。被動免疫：對家庭內密切接觸者，尤其是嬰幼兒，應於接觸後1周內肌內注射C種球蛋白，劑量為每公斤體重0.02～0.05毫升，有一定預防作用。主動免疫：A型肝炎減毒活疫苗及滅活疫苗已研製成功，經動物實驗和人體應用，證明能產生保護性抗體，已經被廣泛應用。

23 哪些人需要接種A型肝炎疫苗？

A型肝炎病毒主要傳染對象是15歲以下的易感人群，所以，嬰幼兒、中小學生應為主要接種對象。但如果單位內有多人患A型肝炎或家庭成員中有現症A型肝炎患者，也需接種A型肝炎疫苗。

成年人中並非所有人都感染過A型肝炎病毒，所以，從事餐飲業人員、旅遊者、外出就餐頻繁者、部隊新入伍士兵等，均應檢查A型肝炎抗體，若為陰性，建議注射A型肝炎疫苗。

B型肝炎

24 B型肝炎病毒是一種什麼樣的病毒？

B型肝炎病毒（HBV）是嗜肝去氧核糖核酸（DNA）病毒。完整的B型肝炎病毒顆粒又稱為丹氏顆粒，是成熟的病毒，有很強的感染性。HBV具有雙層核殼結構，外殼相當於包膜，含有B型肝炎病毒表面抗原（HBsAg），俗稱澳抗。剝去外膜則為HBV的核心部分，核心內含有核心抗原（HBcAg）和e抗原（HBeAg），顆粒內部有HBV的去氧核糖核酸（HBV DNA）。除丹氏顆粒外，還有直徑為22奈米的小球型顆粒和長度不一的管型顆粒，這兩種顆粒是不完整的HBV，不含核酸，不能複製，當然也就沒有傳染性。

B型肝炎病毒的抵抗力較強，在血清中30～32℃可保存6個月，零下20℃中可保存15年。但煮沸10分鐘、高壓蒸汽消毒或65℃10小時可滅活。環氧乙烷、戊二醛、過氧乙酸、碘伏都有較好的滅活效果。

B型肝炎病毒侵入肝細胞後，部分雙鏈環狀HBV DNA在細胞核內以負鏈DNA為範本延長正鏈以修補正鏈中的裂隙區，形成共價閉合環狀DNA （cccDNA）；然後以cccDNA為範本，轉錄成幾種不同長度的mRNA，分別作為前基因組RNA和編碼HBV的各種抗原。cccDNA半衰期較長，很難從體內徹底清除。

B型肝炎病毒已發現有A～I共9個基因型，在我國以C型和B型為主。HBV基因型與疾病進展和干擾素α治療效果有關。與基因C型感染者相比，基因B型感染者較早出現HBeAg血清學轉換，較少進展為慢性肝炎、肝硬化和原發性肝癌，並且HBeAg陽性患者對干擾素α治療的應答率高於基因C型，基因A型患者高於基因D型。

25 中國B型肝炎病毒感染的流行現狀？

B型肝炎病毒感染呈世界性流行，但不同地區B型肝炎病毒感染的流行強度差異很大。據世界衛生組織報導，全球約20億人曾感染過B型肝炎病毒，其中3.5億人為慢性B型肝炎病毒感染者，每年約有100萬人死於B型肝炎病毒感染所致的肝衰竭、肝硬化和原發性肝癌。

2006年全國B型肝炎流行病學調查表明，我國1～59歲一般人群的HBsAg帶原率為7.18%，5歲以下兒童的HBsAg僅為0.96%。據此推算，我國現有的慢性HBV感染者約9300萬人，其中慢性B型肝炎患者約2000萬例。

26 有幾種途徑可以感染B型肝炎病毒？

B型肝炎病毒可通過血液、精液、唾液、淚液、汗液以及乳汁等各種體液排至體外，然後通過3種主要途徑傳染給易感者。

1.血液或血製品傳播：B型肝炎病毒主要傳播途徑是病從血入。目前，我國由於對捐血員實施嚴格的HBsAg篩查，經輸血或血液製品引起的

B型肝炎病毒感染已較少發生；經破損的皮膚黏膜傳播主要是由於使用未經嚴格消毒的醫療器械、侵入性診療操作和手術，不安全注射特別是注射毒品等；其他如修足、紋身、穿耳洞、醫務人員工作中的意外暴露、共用刮鬍刀和牙刷等也會傳播。

2.母嬰圍產期傳播：多為在分娩時接觸HBV陽性母親的血液和體液傳播，常是HBsAg家庭聚集性的起因。母親受B型肝炎病毒感染後，尤其HBeAg（＋）和HBV DNA（＋）時，嬰兒受感染十分常見，以產道感染最為常見，且嬰兒期感染又常易演變為HBsAg持續帶原者。在HBsAg（＋）母親的子女中，HBsAg檢出率可達30％～40％；而HBsAg（-）母親的子女HBsAg檢出率低於10％。前者顯著高於後者。隨著B型肝炎疫苗聯合B型肝炎免疫球蛋白的應用，母嬰傳播已大為減少。

3.性傳播：與HBV DNA陽性者發生無防護的性接觸，特別是有多個性伴侶者，其感染B型肝炎病毒的危險性增高。只要做到潔身自好，以及與B型肝炎病毒帶原者發生性接觸時避免體液接觸（如使用保險套），也無須過分擔心感染危險。

B型肝炎病毒不經呼吸道和消化道傳播，因此日常學習、工作或生活接觸，如同一辦公室工作（包括共用電腦等辦公用品）、握手、擁抱、同住一宿舍、同一餐廳用餐和共用廁所等無血液暴露的接觸，一般不會傳染B型肝炎病毒。流行病學和實驗研究亦未發現B型肝炎病毒會經吸血昆蟲（蚊、臭蟲等）傳播。

肝病小常識

對於從未感染過B型肝炎病毒的人，使用B型肝炎疫苗是可靠的保護手段。

27 B型肝炎病毒隱匿性感染不容忽視

大部分慢性B型肝炎患者的血清HBsAg為陽性，但也有一些例外情況存在，這些患者的血清HBsAg陰性，而血清或肝組織中HBV DNA為陽性，就被稱為隱匿性慢性B型肝炎。另外還有一些雖然有血清HBsAg陰性、HBV DNA陽性的病毒學特徵，但並無慢性B型肝炎的臨床表現，就只能稱為隱匿性HBV帶原者。

隱匿性慢性B型肝炎的正確診斷非常重要，主要體現在以下三個方面：

1.影響需要治療的患者的選擇。雖然隱匿性慢性B型肝炎患者的血清HBsAg不可測，但HBV DNA為陽性，且仍有活動性肝炎存在，臨床上應該採取積極的抗病毒治療。

2.排除輸血安全隱患。捐血員篩查時要提高警覺，不能僅因HBsAg陰性而排除HBV感染，否則將會造成HBV的輸血傳播。

3.避免侵入性操作上的交叉感染。例如透析時，除了要診斷出慢性B型肝炎外，還要對HBsAg陰性的隱匿性慢性B型肝炎作出診斷，避免公用儀器而引起的HBV感染。

28 三大抗體陽性還會是慢性B型肝炎患者嗎？

隱匿性慢性B型肝炎患者可有血清抗HBs、抗HBe和（或）抗HBc陽性，還有約20%隱匿性慢性B型肝炎患者的血清學標誌均為陰性。

抗HBs、抗HBe和抗HBc是人體感染HBV以後產生的，三種抗體可能單獨存在，也可能同時存在。一般意義上講都是HBV感染以後恢復期產生的標誌性抗體。但HBV是一種非常難以徹底清除的病毒，所以我們不僅要從抗體上判斷既往感染的情況，還要考慮到長期低水準複製的情況。

一本書看透
肝病

以抗HBc單獨陽性的患者為例，臨床上需要認真區別抗體陽性的意義。因為HBcAg的抗原性非常強。一旦感染了HBV以後，就會出現強烈的針對HBcAg的免疫學應答，從而產生抗HBc。抗HBc在體內存在的半衰期很長，所以在幾十年中這些患者都會檢測到抗HBc。其臨床意義要進行仔細分析。例如一些亞臨床感染者，其人體清除了病毒，所有的抗原和HBV DNA都為陰性，僅有抗HBc一項陽性，這部分人一般無需治療。而接受化療的腫瘤患者以及使用免疫抑制劑的自身免疫性疾病患者，如果單獨存在抗HBc陽性，可能會因人體免疫力下降而發生HBV的再活動，因此對於使用免疫抑制劑單獨抗HBc陽性的患者需要預防HBV的再活動。

29 B型肝炎病毒感染後都會得肝炎嗎？

據統計，我國幾乎50％的人群感染過B型肝炎病毒，持續帶原病毒者占10％左右，但真正的肝炎患者僅占其中的20％。這是怎麼回事呢？其實，感染和得病是兩個概念，感染B型肝炎病毒後會出現以下幾種情況：

1.B型肝炎病毒感染後沒有任何症狀。由於人體的免疫功能正常，病毒很快從血中清除，這是最理想的結局，也是絕大多數人感染的結果。

2.感染後雖沒有任何症狀，但血液裡長期帶有病毒，稱為慢性無症狀病毒帶原者。

3.一小部分人感染後會急性發病，出現黃疸、食欲差、乏力和肝區疼痛等症狀，急性發病後有一些人可能轉成慢性肝炎。

30 B型肝炎的自然病程是怎樣的？

感染時的年齡是影響慢性化的最主要因素。在圍產期和嬰幼兒時期感染HBV者中，分別有90％和25％～30％將發展成慢性感染，而5歲以後感染

者中僅有5%～10%的人發展為慢性感染。

B型肝炎病毒感染的自然史一般可人為地劃分為4個期，即免疫耐受期、免疫清除期、非活動或低（非）複製期和再活動期。

1.免疫耐受期的特點是血清HBsAg和HBeAg陽性，HBV DNA載量＞10^7拷貝/毫升，但血清ALT水準正常，肝組織學無明顯異常，並可維持數年甚至數十年，或輕度炎症壞死、無或僅有緩慢肝纖維化的進展。

2.免疫清除期表現為血清HBV DNA滴度＞2000單位/毫升（相當於10^4拷貝/毫升），伴有ALT持續或間歇升高，肝組織學中度或嚴重炎症壞死、肝纖維化可快速進展，部分患者可發展為肝硬化和肝衰竭。

3.非活動或低（非）複製期表現為HBeAg陰性、抗-HBe陽性，HBV DNA持續低於2000單位/毫升（相當於10^4拷貝/毫升）或檢測不出（PCR法）、ALT水準正常，肝組織學無炎症或僅有輕度炎症，這是B型肝炎病毒感染獲得免疫控制的結果，大部分此期患者發生肝硬化和肝癌的風險大大減少，在一些持續HBV DNA轉陰數年的患者中，自發性HBsAg血清學轉換率為1%～3%/年。

4.再活動期是指部分處於非活動期的患者可能出現1次或數次的肝炎發作，多數表現為HBeAg陰性、抗-HBe陽性（部分是由於前C區與/或BCP變異所導致HBeAg表達水準低下或不表達），但仍有HBV DNA活動性複制、ALT持續或反復異常，轉變成HBeAg陰性慢性B型肝炎，這些患者可進展為肝纖維化、肝硬化、失代償肝硬化和肝癌，也有部分患者出現自發性HBsAg消失（伴或不伴抗-HBs）和HBV DNA降低或檢測不到，因而預後常良好。少部分此期患者可回復到HBeAg陽性的狀態，特別是在免疫抑制狀態，如接受化療時。

自發性HBeAg血清學轉換主要出現在免疫清除期，年發生率為2%～15%，其中年齡小於40歲、ALT升高以及感染HBV基因A型和B型者發生率較高。HBeAg血清學轉換後每年有0.5%～1.0%的人發生HBsAg清除。

31 B型肝炎病毒感染的血清學標誌物有哪些？

人們到醫院進行體檢時，通常要檢查B型肝炎病毒血清學標誌物。化驗單上記錄為HBV-M。主要包括B型肝炎表面抗原（HBsAg）和表面抗體（抗-HBs）、B型肝炎e抗原（HBeAg）和E抗體（抗-HBe）、B型肝炎核心抗體（抗-HBc）。這就是大家俗稱的「兩對半」，也叫做B型肝炎五項。這五項中任何一項陽性，都表示有過B型肝炎病毒感染。其中HBsAg、HBeAg、抗-HBc是B型肝炎病毒在體內複製的指標，此三項均陽性俗稱「大三陽」；而HBsAg、抗-HBe、抗-HBc三項陽性，俗稱「小三陽」。

32 B型肝炎表面抗原在體內存在多長時間？

感染HBV後，HBsAg為首先出現的病毒標誌物。從感染到血中出現HBsAg，與感染的途徑及其數量有關。數量大，則間隔時間短，約3周。如輸入HBsAg陽性的血液，輸血後1周即可檢測出HBsAg。如數量小，則間隔時間可達4個月以上。

一般在HBsAg出現後7周左右出現肝炎症狀和肝功能異常，此時常常接近HBsAg滴度達高峰時間。在自限性感染時，大多數患者的HBsAg在血中持續時間為6周，最長可達20周，肝炎症狀出現後4周內大多消失。患者血清轉氨酶達高峰後12周消失，如超過6個月仍不消失，可能變為慢性肝炎。

無症狀帶原者的HBsAg可終生持續存在在血液中，雖然無症狀，肝功能也大多正常，但肝組織都有不同程度的損傷。因此，臨床上已不再使用所謂的HBsAg健康帶原者這一名詞，而將其視為B型肝炎病毒感染的一種隱匿過程，這樣可能可以更客觀地反映實際狀況。對於HBsAg持續陽性半

年以上、肝功能基本正常、無臨床症狀和體徵的無症狀HBsAg帶原者，不能完全忽視，每半年至1年要定期復查HBV指標和肝功能，隨時瞭解各種血清檢查結果的動態變化。

33 長期B型肝炎表面抗原陽性的原因是什麼？

HBsAg持續陽性的原因是HBV DNA已與宿主細胞DNA發生了整合，整合後的HBV DNA只能表達HBsAg，不能表達HBeAg和HBcAg，DNA也不能複製，故不能裝配成完整的病毒顆粒，血中只有HBsAg是不會傳染的。由於現在所有的抗病毒藥物都不能進入細胞內殺滅病毒，所以對這種整合型的HBV無清除能力，只對細胞外病毒有一定效果。

整合後的IIBV會不會再度活躍並能複製，長期整合在患者細胞DNA中會不會誘導癌變等問題尚無定論，有待進一步研究，但要定期復查，如有臨床表現，應及時到醫院檢查，瞭解其動態變化。

34 B型肝炎病毒表面抗原有什麼臨床意義？

HBsAg是感染HBV後最先出現的指標，具有免疫原性，可刺激人體產生相應的抗體。HBsAg陽性的意義主要有以下幾個方面：

1.協助B型肝炎的早期診斷：急性B型肝炎潛伏期末，大部分患者血清中出現HBsAg，急性期達到高峰，然後下降。在B型肝炎患者血清中HBsAg檢出率達70%以上。

2.協助B型肝炎的鑒別診斷：陽性者為B型肝炎患者或帶原者。

3.有助於預測B型肝炎的預後：6個月內消失者，多不會發生慢性化，持續6個月以上者2/3遷延不癒，常表示疾病慢性化。

4.篩選捐血者及各種血製品。

5.研究B型肝炎的流行病學：除血液傳染外，唾液中也含有高滴度的HBsAg，可形成口-口傳播，如接吻。由於精液及經血中有HBsAg存在，所以性生活也可傳播HBV。

6.其他方面：通過大規模的HBsAg調研，發現肝癌與B型肝炎有關，男性帶原者易患B型肝炎和肝癌，百分率較女性高。

35 ▶ 對B型肝炎病毒表面抗原的新認識

HBsAg是B型肝炎五項中的第一項，近年來，在B型肝炎領域對HBsAg的意義有很多新的認識。

1.HBsAg的定量水準與cccDNA含量相關：HBV cccDNA在肝細胞核內長期、穩定存在，是慢性B型肝炎治療困難、HBV無法根除的重要原因。cccDNA可以反映人體內病毒感染的肝細胞數量，但檢測手段限制了它的臨床應用。研究證實，HBsAg定量水準和cccDNA水準有明確相關性，可客觀反映肝內病毒範本的數量。

2.HBsAg是指示免疫狀態的重要指標：只有肝內實際病毒範本數量減少，血清HBsAg水準才會下降，因此HBsAg的水準及動態變化能指示人體免疫系統與病毒間相互作用的發展方向。免疫耐受期時HBsAg水準最高，進入免疫清除期後則開始下降，獲得免疫控制者（非活動期）的HBsAg水準最低。

3.HBsAg血清學轉換或轉陰是慢性B型肝炎治療的理想終點，是最接近於治癒的目標。

4.HBsAg定量水準預測治療預後：幫助確定核苷藥物停藥時機。核苷藥物停藥後容易復發，通過HBsAg定量檢測有望幫助核苷藥物安全停藥。如拉米夫定治療結束時，HBsAg定量水準≦100單位/毫升且較基線下降＞1log單位/毫升者在停藥後1年仍維持應答；反之則全部出現HBV DNA反

彈。持續應答者和復發者治療期間的HBsAg定量水準有顯著差異。

36 B型肝炎表面抗體（抗-HBs）陽性表示什麼？

　　HBV侵入人體後，刺激人體免疫系統中的B淋巴細胞分泌出一種特異的免疫球蛋白G，就是我們常說的表面抗體，它可以和表面抗原特異地結合，與體內的其他免疫功能共同作用清除掉病毒，保護人體不再受HBV感染，所以抗-HBs是一種保護性抗體。體內出現了抗-HBs，就證明人已產生免疫力。人自然感染HBV後或注射B型肝炎疫苗後，均可產生抗-HBs，但不是所有人都能產生抗-HBs的。

　　一般成人期感染HBV後，會發生急性B型肝炎，也可沒有症狀，絕大多數人在3～6個月後出現抗-HBs。血液中的抗-HBs能維持很長時間，直到老年期抗體水準才會有所降低。嬰兒期感染HBV，往往不產生抗-HBs，而是持續帶原表面抗原，有時經過若干年後才出現抗-HBs，而此時B型肝炎表面抗原就慢慢轉陰了。所以，如果查出抗-HBs陽性結果，說明以下情況：

　　1.曾感染過HBV，是已恢復的標誌。

　　2.對HBV有中和作用。接種疫苗之後血液中產生抗-HBs，就表示不會再感染HBV了。但抗-HBs的保護作用並不是完全的、絕對的，若其滴度降低，或病毒攻擊量大時，仍有被感染的可能。

37 B型肝炎病毒e抗原和e抗體有什麼臨床意義？

　　HBeAg在B型肝炎潛伏期的後期出現，略晚於HBsAg的出現，而消失較早，與HBV DNA密切相關。其臨床意義有以下幾個方面：

　　1.可作為急性B型肝炎輔助診斷和預後指標：急性B型肝炎進入恢復

期時，HBeAg常隨HBsAg的消失而消失。如果急性B型肝炎發病後3～4個月，HBeAg由陽轉陰，抗-HBe出現，表示預後良好。起病3～6個月，仍HBeAg（＋），可能是急性肝炎轉為慢性的最早證據。

2.有助於判斷B型肝炎患者或HBV帶原者的傳染性強弱：HBeAg存在於HBsAg陽性者血清中，說明血液中有Dane顆粒，多數人HBV DNA陽性，三者基本呈平行關係。所以HBeAg（＋）者具有很強的傳染性。抗-HBe（＋）者一般傳染性較低。但若血清HBVDNA（＋），可能有HBV變異株存在，仍有一定的傳染性。

3.HBeAg（＋）提示HBV在體內複製：HBeAg消失前後出現抗-HBe，此時期稱為血清轉換期，即由HBV複製期轉為非複製期。出現抗-HBe常提示HBV增殖減弱或終止。但如果HBV基因的前C區核苷酸序列改變阻止了HBeAg的形成，血循環中仍有HBV存在，肝病可能繼續發展，並逐步演變成肝硬化。

4.在出現原發性肝癌時，HBeAg檢出率下降，而抗-HBe、甲胎蛋白（AFP）增高，故在HBsAg（＋）的肝硬化患者中，抗-HBe（＋），AFP 增高，提示早期肝癌的可能。

5.母嬰傳播中，孕婦分娩時HBeAg（＋）可能會增加母嬰之間的傳播率。

38 B型肝炎病毒核心抗原和核心抗體有什麼臨床意義？

血清中B型肝炎病毒顆粒經去垢劑處理後，可使之釋放出內部成分，稱為HBcAg，其相應的抗體稱為抗-HBc。外周血中沒有游離的HBcAg，只存在肝細胞核中。所以，HBcAg（＋）常表示有B型肝炎病毒顆粒存在，有傳染性。HBcAg陽性預後差，陰性預後好。抗-HBc是反映HBV感染流行水準的指標，是B型肝炎病毒核心抗原的總抗體。其意義有以下幾個方面：

1.急性B型肝炎在HBsAg出現後，在ALT高峰時，可在血清中測出抗-HBc，最早出現的是抗HBc-IgM，這是B型肝炎病毒急性或近期感染的重要標誌。慢性肝炎活動期也常呈陽性反應。6～12個月後，由抗HBc-IgG取而代之，可持續多年不消退。抗-HBCIgM和IgG都持續存在，則往往出現慢性化過程。

2.各種類型的慢性HBsAg帶原者，在血清中可檢出高滴度的抗-HBc。

3.單項抗-HBc的意義仍未完全明確，可能是既往感染的標誌，HBsAg消失而抗-HBs尚未出現的所謂空窗期。抗-HBc被動轉移：輸用抗-HBc陽性的血液製品，注射由HBV感染後出現免疫反應者血液製備的B型肝炎免疫球蛋白，均可呈現單項抗-HBc陽性。抗-HBc陽性的血液可能仍有傳染性。

39 怎樣分析「兩對半」的檢查結果？

B型肝炎「兩對半」全部陰性，說明沒有感染過B型肝炎，屬於健康者，但十分容易遭受B型肝炎病毒的感染。如果出現抗-HBs陽性，或抗-HBs和抗-HBc陽性情況，可能是注射過B型肝炎疫苗或感染B型肝炎後治癒而出現的保護性抗體。這種情況較少發生急性或慢性B型肝炎。

B型肝炎病毒「大三陽」（指HBsAg、HBeAg、抗-HBc陽性）和B型肝炎病毒「小三陽」（指HBsAg、抗-HBe、抗-HBc陽性）或B型肝炎病毒1,5陽（指HBsAg、抗-HBC陽性），這三種情況臨床多見，並不能表示肝功能及病情的嚴重程度。「大三陽」說明B型肝炎病毒在體內複製活躍，傳染性強；「小三陽」、「1,5 陽」說明體內B型肝炎病毒複製明顯降低，傳染性弱。但如果HBV DNA呈陽性，則有可能存在病毒變異，仍有較強的傳染性。如果有上述幾種情況，肝功能正常，即屬於B型肝炎病毒帶原者。還有一種是單項抗-HBc陽性，有人戲稱之「小五陽」。目前還沒有公

認的滿意解釋，但不能捐血，應定期檢查。

40 「大三陽」和「小三陽」能否被目前的藥物清除？

　　HBV的清除目前尚無特效藥，即使是廣譜抗病毒藥物——干擾素也主要在於抑制HBV的複製，促使HBeAg轉陰、HBV DNA轉陰、改善肝功能，促進病情好轉。現有的藥物使HBsAg轉陰十分困難。每年HBsAg帶原者中的自然轉陰率為2%左右，有少數患者服某種藥物後HBsAg轉陰，可能是一種巧合。抗-HBc是一種針對HBcAg作出反應的應答抗體，不管HBV是否清除，抗-HBc將長期存在人體中。

　　既然目前國內外尚無特效清除HBV的藥物，抗-HBc的出現又是HBV感染後的現象，所以沒有必要刻意清除。

41 為什麼除檢查「兩對半」外還需檢測HBV DNA？

　　單憑B型肝炎「兩對半」難以準確判斷B型肝炎病毒的複製程度及傳染性強弱，定量檢測HBV DNA能真實反映B型肝炎病毒複製的情況，為B型肝炎的診斷及防治提供客觀依據，只有將血清學標誌和HBV DNA定量結果結合才能客觀地分析HBV感染狀況。HBV DNA定量檢測對患者初始評估，監測治療反應和檢測治療中耐藥性很重要。

　　HBV DNA是B型肝炎病毒複製的核心部分，如果患者血中檢測到HBV DNA，則表示B型肝炎病毒複製較活躍。有的患者HBeAg轉陰，但HBV DNA仍為陽性，說明B型肝炎病毒仍在體內繁殖，不可大意，有時可能是病毒株發生變異，常規檢測手段查不到e抗原的存在，而血液中的HBV DNA卻可查到。因此，目前臨床上將檢測HBV DNA作為反映B型肝炎病毒複製狀態較有意義的指標之一。

42 定量檢測HBV DNA有何意義？

目前檢查B型肝炎患者最常用的方法是B型肝炎病毒抗原和抗體的測定，但此項檢查的是B型肝炎病毒的抗原和人體對這些抗原的免疫反應，並不能代表病毒本身，無法知道體內病毒的多少。在B型肝炎患者血清中，存在含HBV DNA的完整病毒顆粒及不含病毒核酸的病毒樣顆粒，如果僅檢測HBsAg，不能很好地反映體內HBV的真實含量和當前病毒的複製活躍程度、傳染性等，只有HBV DNA含量才能直接反映病毒的多少，是病毒複製活躍程度的直接指標。

血液中HBV DNA含量高，提示體內病毒複製活躍，傳染性較強；血液中HBV DNA含量低則相反，提示病毒複製已得到抑制，傳染性弱。治療前進行病毒定量檢測，可以指導選擇抗病毒藥物，避免盲目用藥；治療後定量PCR直接準確地測定體內病毒數量，有助於療效的判斷；懷孕前進行定量PCR測定，有助於選擇有利的懷孕時機。

43 HBV DNA水準是抗病毒治療重要指標

2010年新版《慢性B型肝炎防治指南》中指出，抗病毒的一般適應症包括：1.HBeAg陽性者，HBV DNA≧10^5拷貝/毫升（相當於20000國際單位/毫升），HBeAg陰性者，HBV DNA≧10^4拷貝/毫升（相當於2000國際單位/毫升）；2.ALT≧2×正常值上限（ULN）；如果用干擾素治療，ALT應≦10×ULN，血清總膽紅素應＜2×ULN；3.ALT＜2×ULN，但肝組織學顯示Knodell HAI≧4，或炎症壞死≧G2，或纖維化≧S2。

除了一般的抗病毒標準，新版指南中還強調，對HBV DNA持續陽性而達不到一般標準者，具以下情形之一也應考慮抗病毒治療：1.ALT＞1×ULN且年齡＞40歲；2.ALT持續正常但年齡較大（＞40歲）應密切隨訪，

最好進行肝活檢，如果肝組織學顯示Knodell HAI≧4，或炎症壞死≧G2，或纖維化≧S2，應積極給予抗病毒治療；3.動態觀察發現有疾病進展的證據（如脾臟增大），建議進行肝組織學檢查，必要時給予抗病毒治療。

對於代償期B型肝炎肝硬化患者，HBeAg陽性者的治療指徵為HBV DNA≧10^4拷貝/毫升，HBeAg陰性者為HBV DNA≧10^3拷貝/毫升，ALT正常或升高。

對於失代償期肝硬化患者，只要能檢出HBV DNA，不論ALT或AST是否升高，都建議在知情同意的基礎上，及時應用核苷（酸）類似物抗病毒治療。

44 為什麼定量檢測HBV DNA能對治療進行評估？

傳統觀點認為，慢性B型肝炎病毒帶原者病毒載量通常可能低於10^5～10^6拷貝/毫升，而活動性肝炎患者的病毒載量高於10^5～10^6拷貝/毫升。該閾值是根據非PCR檢測方法的分離點而定的。慢性B型肝炎患者HBV DNA水準會出現波動，有時可能低於這個閾值，採用更敏感的方法，發現特別是那些HBeAg陰性的慢性B型肝炎患者，當HBV DNA載量低於10^5拷貝/毫升時，可能有活動性肝病及臨床進展的危險。採用數量擴增檢測能檢出低於50～100拷貝/毫升的HBV DNA，通常在HBsAg陰性的急性B型肝炎病毒感染患者恢復期可能檢測到這樣低水準的HBV DNA。在做出治療決定時，除了血清HBV DNA水準外，還需評估其他臨床參數，如ALT水準和肝組織學評價。

45 抗病毒治療期間的HBV DNA檢測意義何在？

隨著核酸檢測技術靈敏度的提高，利用動態檢測HBV DNA來監測治療過程中病毒的應答已經成為可能。但多項臨床實驗發現HBV DNA水準與治療預後之間的相關性不確定，臨床實驗中，綜合病毒學、生化、血清學和終末點組織學特徵來評估治療效果十分重要。將來，HBV DNA檢測方法的標準化可能允許對HBV DNA水準與治療效果的相關性做出更統一的評估。

在抗病毒藥物治療期間，耐藥性的出現可能與肝炎病情惡化有關，不管在治療期間出現耐藥性還是停藥後野毒株復發，都應當密切監測HBV DNA，以保證在病情惡化、ALT升高之前發現病毒反跳。

46 為什麼有些人HBeAg轉陰後，HBV DNA仍為陽性？

B型肝炎患者HBeAg轉陰而HBV DNA仍為陽性，很可能是病毒基因發生變異而造成的免疫逃逸現象。目前發現，因基因變異而導致HBeAg轉陰現象在我國慢性肝炎患者中約占70％，亦是造成遠期不良後果的原因之一。因此臨床上把B型肝炎病毒DNA轉陰率以及它是否與HBeAg轉陰相一致，作為觀察病情變化的重要指標。如果HBeAg陰轉，而HBV DNA仍陽性，有可能是病毒發生變異，臨床上要注意加強治療，徹底清除後患。

47 HBsAg定量能替代HBV DNA嗎？

血清HBsAg定量與HBV DNA之間是否有相關性？目前並無明確答案。有研究認為，在HBeAg陽性的慢性B型肝炎（CHB）患者中，血清HBsAg滴度與血清HBV DNA、肝內cccDNA、肝內總HBV DNA呈正相關。

而在HBeAg陰性CHB患者中，HBsAg滴度與血清HBV DNA相關性較差，且與肝內cccDNA、肝內總HBV DNA無關。肝內HBsAg定量免疫組化也顯示HBsAg滴度僅在HBeAg陽性患者中與病毒複製相關。因此認為HBsAg滴度與血清、肝內HBV複製標誌的關係在HBeAg陽性與HBeAg陰性患者中是不同的。

總之，定量PCR檢測HBV DNA在判斷體內HBV是否複製、複製的程度、HBV是否被清除等方面均優於HBV血清學標誌物的檢測。對HBV DNA的分析有助於確定B型肝炎病毒血症的情況，分析B型肝炎患者是否需要接受抗病毒治療及如何選擇強效的治療方法，評估和預測藥物療效，預測肝癌的風險。HBV DNA仍然是監測治療療效的重要標準。

48 B型肝炎分為幾種臨床類型？

B型肝炎的表現比較複雜，與人體的免疫狀態甚為密切。免疫反應強烈者會發生急性重症肝炎，細胞免疫功能低下者難以清除HBV，長期持續HBV感染，易變為慢性肝炎或慢性病毒帶原者。由於這些原因，可導致發生以下幾種臨床類型。

1.**急性B型肝炎**：起病隱匿，大部分患者均無明顯症狀，體檢時可發現肝大，一般不發熱，在前驅期或黃疸前期表現為乏力、厭食、噁心、嘔吐、肝區痛等。急性無黃疸型占2/3以上。

2.**慢性B型肝炎**：是指急性肝炎病程超過半年以上未癒者。肝功能起伏波動很大，如不進行積極治療控制病情發展，很容易發展為肝硬化甚至肝癌。

3.**重型肝炎**：往往以急性肝炎起病，在發病後10天內出現肝昏迷等症狀者稱為急性重型肝炎，在發病後10天以上出現肝昏迷稱為亞急性重型肝炎。慢性重型肝炎表現同亞急性肝壞死，但其發生在慢性肝炎、肝硬化及

其他慢性肝功能損害的基礎上。

49 急性B型肝炎有幾種表現形式？

1.急性黃疸型：在黃疸出現前常有低熱、厭食、乏力、噁心等症狀，尿如濃茶色，病程2～6個月。

2.急性無黃疸型：臨床上較常見，往往無明顯臨床症狀。人群中無症狀的單項轉氨酶增高者，一定要進行病毒學指標檢測。

3.急性膽汁淤積型：除有急性黃疸型肝炎症狀外，出現糞便一過性色淺或灰白，可伴有皮膚瘙癢。黃疸持續時間較一般急性肝炎明顯延長，可達數月之久。皮膚色澤可為橘黃色，雖然患者的黃疸深，但全身情況良好，無明顯乏力感覺。

4.猛暴性B型肝炎：約不足1％的急性患者，病情發展迅速，在10日內黃疸迅速加深，出現肝性腦病，逐漸出現其他肝衰竭症狀。

大部分B型肝炎患者在急性期經過治療後能夠痊癒，但仍有10％左右的患者受多種因素影響轉為慢性，其中一部分會發展為肝硬化甚至肝癌。急性B型肝炎患者病癒後1～2年HBsAg的陰轉率可達60％～70％。黃疸型者HBsAg陰轉率高於無黃疸型者，成年人陰轉率低於青少年。

50 B型肝炎會有哪些肝外表現？

B型肝炎是一種全身性疾病，會出現多種肝外系統病變。常見的肝外表現有以下幾個方面：

1.關節炎：在急性B型肝炎前驅期，有20％～40％的患者發生關節痛或關節炎，這種情況常被忽視。受累的關節炎為單個性，也可為多個性，以腕、肘、膝關節多見，無劇烈疼痛，與遊走性風濕性關節炎非常相似。

2.**皮膚病變**：半數患者在關節症狀出現不久，會有皮膚改變，出現紅斑、丘疹或淤斑，最後發展成為血管神經性水腫，慢性B型肝炎往往會出現結節性紅斑等。

3.**心血管病**：會出現心肌炎、心包炎；會侵犯動脈血管而發生結節性動脈周圍炎。此病會發生於肝炎前、肝炎期間或肝炎後，常與慢性肝炎一起形成雙重炎症。

4.**腎臟病變**：較多見，早期出現蛋白尿、血尿甚至出現顆粒管型尿，形成免疫複合物腎炎。起病時以腎炎表現為主，一段時間又轉為以腎病表現為主，無一定規律可循。

5.**消化系統**：肝炎早期胃腸黏膜會出現炎性改變，故有上腹不適、噁心和嘔吐等。慢性肝炎常出現腸壁黏膜水腫。此外，膽管炎、膽囊炎以及急性水腫性胰腺炎也很常見。

6.**血液系統**：急性B型肝炎常引發不同程度的血液改變和骨髓再生不良。肝炎後會發生再生障礙性貧血，男性多於女性，病情進展較快。

7.**神經系統**：會引起多發性神經根炎或多發性神經炎伴上身麻痹及細胞蛋白分離，這種現象稱為格林-巴利綜合症。

51 B型肝炎有辦法根治嗎？

對於這個問題難於做出肯定或否定的回答。我國幾乎一半左右的人曾感染過B型肝炎病毒，其中絕大多數人為一過性感染，體內的HBV最終會被徹底清除。人體在清除病毒過程中產生的特異性抗體對人體有保護作用，能夠抵禦HBV對人體的再次侵襲，只有極少數感染者成為慢性B型肝炎患者或成為慢性HBV帶原者。

由於急性感染多呈自限性經過，所以其治療並不複雜，一般也不用干擾素等抗病毒藥物。隱性感染者難以發現，有些人在不知不覺中病毒已經

被清除了。

　　慢性B型肝炎患者，體內病毒自然陰轉的可能性很小，即使再加上藥物等因素的作用，其HBeAg陰轉的機率也不過在40％左右，表面抗原陰轉率低於10％，抗-HBc幾乎不陰轉。即使出現了e抗原的陰轉，還要區分是自然陰轉還是變異陰轉，因為HBeAg的陰轉並非好事，這種變異可使HBV逃避免疫監視，從而影響肝炎的預後。自然陰轉可使宿主傳染性降低或消失，病情趨於穩定。

　　總的來說，慢性持續性感染，主要是因慢性B型肝炎的治療仍是目前未解決的難題。至於慢性HBV帶原者，不論採用什麼方法，其清除率更低。面對這種情況，在治療HBV持續性感染時，應從抗病毒、人體免疫調節等多方面採取措施。但當前抗病毒藥物治療的最終結果並非徹底清除B型肝炎病毒、使B型肝炎病毒指標轉陰，而是持續抑制病毒的複製，使肝臟炎症得以緩解，阻止肝纖維化進程，並使宿主傳染性降低。因為即使是療效較好、價格昂貴的干擾素、拉米夫定，也達不到使大部分感染者完全清除病毒的目的。目前國內關於B型肝炎的療效標準，均無B型肝炎病毒陰轉這一項。

　　由此可知，B型肝炎病毒的慢性持續感染，目前還做不到讓病毒徹底清除，醫學在現階段尚不能根治B型肝炎，B型肝炎患者也不要輕信根治的神話。

52　B型肝炎的治療目標是什麼？

　　治療慢性B型肝炎的主要目標是清除或持續抑制B型肝炎病毒，這樣可減少B型肝炎病毒的致病力和傳染性，從而阻止或減輕肝臟的炎症壞死。臨床上，治療的近期目標是減輕肝炎活動，防止發生肝功能失代償，在治療結束時或治療結束後6～12個月時HBeAg陰轉，血清轉換成HBe抗

一本書看透
肝病

體，即將人們俗稱的「大三陽」轉變為「小三陽」，並且HBV DNA陰轉，同時ALT恢復正常。治療的長期目標是防止ALT波動，防止發展至肝硬化和肝癌，最終延長患者的生存期，提高生活品質。

53 未來對B型肝炎治療的突破點在哪裡？

B型肝炎病毒複製週期中，有一種醫學上稱為超螺旋共價閉合環狀DNA的物質，英文縮寫為cccDNA。B型肝炎病毒侵入肝細胞後，在細胞核內形成cccDNA，由它作為B型肝炎病毒複製的原始範本，之後合成前基因組RNA，再以此為範本在DNA多聚酶的作用下反轉錄負鏈DNA，最後複製成部分雙鏈的環狀DNA，產生出完整的B型肝炎病毒。

目前應用的主要抗病毒藥物，如干擾素、拉米夫定等，其作用靶位均在cccDNA水準之下，並未觸及B型肝炎病毒複製的原始範本——cccDNA，這就決定了其作用的局限性。只要cccDNA殘留在體內，就留下了複製的隱患，感染過程就會長期持續。而cccDNA的特點是半衰期長，不易降解，這也給清除cccDNA增加了難度。目前研究B型肝炎治療的突破點將會在清除cccDNA這個環節上實現。

醫學科學家正把目光瞄準cccDNA，針對這個關鍵的作用靶位設計新的藥物與療法。新的抑制、降解乃至最終清除cccDNA的抗B型肝炎病毒藥物和療法將會使根治B型肝炎成為現實。

54 為什麼慢性B型肝炎難治癒？

慢性B型肝炎的藥物治療應包括病因治療（如抗病毒治療），改善病理和病理生理（如抗肝纖維化，降低門靜脈壓力），改善生化指標（如降低轉氨酶，降低血清膽紅素），調節免疫功能和治療併發症等。但在臨床

治療實踐中，往往會遇到很多難點影響治療效果。

1.當前抗病毒治療的長期療效有限，復發率高，難以達到徹底治癒的療效。所以，還沒有藥物能夠保證病毒指標的絕對陰轉。有些廣告吹噓的在短期內能使「大小三陽」轉陰的說法是偽科學的，但仍有患者由於治病心切輕信廣告而貽誤病情。

2.理想的抗B型肝炎治療是使患者能獲得持續病毒學應答，不會引起肝炎波動，絕對安全，副作用小，耐藥性小。干擾素是目前公認的抗B型肝炎病毒的首選藥物，但對於複製HBV的範本cccDNA基本上沒有抑制作用，延長干擾素療程的益處還需要作評估。從當前的研究結果分析，聚乙二醇干擾素（又稱長效干擾素）並沒有取得突破性進展。

3.當前抑制HBV DNA最有效的核苷酸藥物，如拉米夫定（賀普丁）或阿德福韋單藥治療中容易出現的耐藥現象，病毒變異現象，停藥後的反跳現象等，耐藥株的感染以及阿德福韋的腎毒性問題尚需進一步研究。該類藥物的療效並沒有達到使用初期的期望值。

4.B型肝炎病毒藥物聯合應用的臨床益處似乎明顯大於任何一種單藥的作用。例如干擾素聯合拉米夫定，干擾素聯合利巴韋林，干擾素聯合金剛烷胺，單磷酸阿糖腺苷聯合賀普丁等，效果可能大於單一用藥，但目前仍未得到確切的臨床資料。

5.抗HBV製劑很多，廣告鋪天蓋地，但魚目混雜，其臨床研究尚缺乏分子生物學方面的理論支持，更缺乏循證醫學方面的多中心、大系列、雙盲對照、前瞻性研究。其療效並沒有宣傳的那樣樂觀。

6.目前治療效果比較好的抗HBV藥物，例如干擾素、核苷酸類等的治療費用較高，很多患者因經濟因素選擇放棄，也是造成慢性B型肝炎遷延不癒的原因之一。

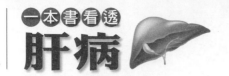

55　抗HBV的藥物主要有哪些？

慢性B型肝炎的治療目標是清除和持續抑制HBV。目前，很多國家已批准用於臨床的藥物主要有以下幾種：

1.干擾素-α：對於HBeAg陽性、ALT超過正常參考值上限2倍的患者，干擾素治療後6～12個月時的應答率約為40％。一旦HBeAg發生血清轉換，80％以上的患者可保持療效。

2.核苷類似物：目前常用的藥物包括拉米夫定、阿德福韋、恩替卡韋以及替比夫定等。其中拉米夫定最先被用於臨床，具有安全及高效抑制病毒的作用，但是易出現病毒變異和耐藥性，現已逐漸被其他核苷類似物取代。

相對來說，核苷類似物比干擾素適用人群廣，對於肝硬化失代償的患者，干擾素治療可能會導致肝功能惡化，因此不能使用干擾素而只能應用核苷類似物抗病毒。但是核苷類似物停藥後病毒複製易反彈而造成病情惡化，甚至有出現肝衰竭的危險，所以一旦使用核苷類似物抗病毒，切忌自行停藥，應該遵從醫囑停藥。

關於中草藥能否清除或抑制HBV，缺乏確切的試驗依據。有些中藥，如苦參素等目前已用於臨床，臨床觀察有一定的抗病毒效果。

56　B型肝炎病毒會否致癌？

經過系統的觀察，包括肝穿刺活組織檢查證明，HBsAg帶原者均存在不同程度的病變，隨時間長短而分別表現為急慢性B型肝炎、肝硬化或肝癌。B型肝炎病毒感染與原發性肝癌關係密切。從分子生物學角度來看，B型肝炎病毒與肝癌的發病有著重要關係。

1.B型肝炎病毒DNA整合，是病毒感染後造成肝細胞基因組嚴重失去

穩定性的標誌，可能引起DNA的重排，以及DNA的丟失，從而啟動或抑制一些與生長基因有關的表達，可能引致腫瘤的發生。

2.肝癌中游離複製型的HBV DNA多為缺陷型病毒，不能產生完整的病毒釋入血液，認為這種缺陷型病毒可能與致癌有關，亦可能為伴隨現象。

3.HBV可能相當於促癌劑，致使肝細胞增殖而造成化學致癌，引起細胞突變，經克隆選擇而獲優勢，並形成增殖的病灶。

4.HBV感染，使肝細胞在對化學致癌物的代謝及DNA修補過程中，加速了化學致癌物的改變和致癌作用。

57 B型肝炎病毒變異與重型肝炎

重型肝炎的發生可能與病毒變異相關。病毒發生變異會導致B型肝炎病毒前C區突變，形成終止密碼子後不能產生HBeAg，導致HBeAg陰性的情況，會引起重型肝炎。目前的研究還認為，基因型和病毒不同位點的突變也與疾病嚴重程度有關。例如，在B型肝炎病毒基因型為B型的患者同時存在C基因啟動子變異以及前C區基因突變的情況下，很容易發生慢加急性肝衰竭；在B型肝炎病毒基因型為C型的患者同時存在C基因啟動子突變的情況下，容易進展為肝癌。

但是比較幸運的是，現有抗病毒藥物能夠有效治療這些突變。我們能夠應用現有的口服抗病毒藥控制病毒複製，從而減緩疾病的進一步發展，並改善重型肝炎的預後。目前隨著抗病毒治療的進步以及多種抗病毒藥物的出現，當病毒耐藥性突變出現後，我們可以選擇加藥或換藥，所以病毒突變後引起的重型肝炎已經越來越少，但是本身存在重型肝炎或肝硬化的患者，出現病毒變異後如果病毒控制不佳，就可能會引起肝衰竭。

重型肝炎或肝衰竭的發生與宿主和病毒的多種因素相關，宿主因素如年齡、性別、免疫狀態和遺傳因素，病毒因素如病毒載量、HBeAg和關鍵

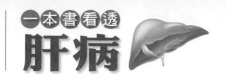

位點的變異，這些因素都可能影響疾病的發生和發展過程。

58　B型肝炎病毒帶原者的分類及對策

《慢性病B型肝炎防治指南》對B型肝炎帶原者作如下分類：

1.慢性HBV帶原者：血清HBsAg和HBV DNA陽性，HBeAg或抗-HBe陽性，但1年內連續隨訪3次以上，血清ALT和AST均在正常範圍，肝組織學檢查一般無明顯異常。

2.非活動性HBsAg帶原者：血清HBsAg陽性、HBeAg陰性、抗-HBe陽性或陰性，HBV DNA檢測不到（PCR法）或低於最低檢測限，1年內連續隨訪3次以上，ALT均在正常範圍。肝組織學檢查顯示：Knodell肝炎活動指數（HAI）＜4或其他的半定量計分系統病變輕微。

對血清HBV DNA陽性的慢性HBV帶原者，應動員其做肝穿刺檢查，以便進一步確診和進行相應治療；而對於非活動性HBsAg帶原者，可暫時不作治療，但應注意定期復查。

59　B型肝炎病毒帶原的發生機制是什麼？

慢性無症狀B型肝炎病毒帶原的發生機制主要為免疫耐受和免疫抑制。嬰幼兒B型肝炎病毒感染後的免疫應答水準很低，僅少數可清除病毒，80％以上感染持續而成為慢性無症狀B型肝炎病毒帶原者，在青春期後免疫系統逐漸成熟，無症狀B型肝炎病毒帶原可能轉為病變活動。成年期感染B型肝炎病毒，幾乎都是急性亞臨床感染或急性肝炎，只是在一些免疫抑制的患者，如在愛滋病、惡性腫瘤、慢性腎炎、其他慢性消耗性疾病，或長期應用皮質激素的患者中，可能由於細胞免疫功能降低，易發展成慢性無症狀B型肝炎病毒帶原者，這類患者在停用免疫抑制劑或原發病

緩解，免疫功能顯著提高時，須警惕發生重症肝炎。

60 ▶ B型肝炎病毒帶原者會有什麼結局？

　　絕大多數慢性無症狀B型肝炎病毒帶原者能自癒，少數人會因病變活動而發生慢性B型肝炎，病變活動大多是潛在的，可進而發展為肝硬化，甚至原發性肝癌。

　　B型肝炎表面抗原的年陰轉率隨年齡增長而增高：20歲以前罕有陰轉，40歲後超過1.5%，55歲後超過2.0%。

　　我國慢性無症狀B型肝炎病毒帶原者約有1.2億人，慢性B型肝炎2400萬人，由此推算慢性無症狀B型肝炎病毒帶原者中可能有20%在病毒帶原的不同時期發生肝炎。慢性B型肝炎病毒帶原者的亞臨床活動遠比臨床診斷的慢性B型肝炎要多，同時，可因為數年至數十年的亞臨床活動而引起肝細胞炎症壞死後過度增生，而導致肝硬化或原發性肝癌發生。

61 ▶ B型肝炎病毒帶原者應注意什麼？

　　1.建立健康檔案，定期到醫院檢查。如果出現HBV DNA陽轉（即由陰性轉為陽性）或肝功能異常，應進一步檢查治療。

　　2.血清HBV DNA陽性帶原者具有一定的傳染性，因此不能從事餐飲服務、育兒工作。婦女月經期要注意個人衛生，沖洗外陰時浴盆和毛巾要單獨使用；當有外傷出血時要妥善處理，傷口要認真包紮。

　　3.從B型肝炎表面抗原帶原者的唾液中，能檢出B型肝炎病毒，因此生活中應實行分餐制，餐具、牙刷等生活用品要專用，不可與他人互借共用，他們使用的注射器、採血針等，必須使用一次性用品。對帶原B型肝炎病毒的孕婦，分娩前後或人工流產時，要注意衛生防護，防止血液污染

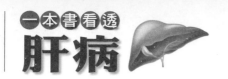
環境。新生兒在出生後24小時內要注射高效價B型肝炎免疫球蛋白。

4.忌煙酒：煙草中含有的尼古丁，被人體吸收後在肝臟中解毒，從而加重肝臟的負擔。酒精可直接損害肝細胞，同時引起脂肪代謝紊亂，使體內脂肪堆積，進而引起肝臟的纖維蛋白組織增生，促進肝硬化。

62 如何正確理解B型肝炎這個常見詞？

很多人對B型肝炎並不陌生。B型肝炎這個詞經常在各類媒體及朋友們的談論中被提到。在我國，由於B型肝炎是一種常見疾病，同時又具有一定的傳染性，提到B型肝炎往往會給人帶來神秘和恐懼感。儘管如此，真正瞭解這兩個字所包含的意義的人並不多。

從醫學上講，一方面，通常提到的B型肝炎中的絕大多數，並不是患者而僅僅是帶原者，因此他們只是潛在的B型肝炎患者，另一方面，B型肝炎並非某一種疾病的名稱，而是指與B型肝炎病毒相關的一系列疾病，包括急、慢性B型肝炎、肝硬化以及相關的原發性肝癌。這些疾病輕重不一，傳染性也不盡相同，但是具有一個共同的特點，就是可防可治。

63 在我國B型肝炎受歧視的現狀與原因是什麼？

在中國，如果包括B型肝炎病毒帶原者，這一群體約有1.2億之眾，占全國人口的1/10，也就是說，不論我們是否瞭解，在我們身邊，每十人中就有一個是B型肝炎病毒帶原者。如果加上他們的親人，至少有4億人和這種疾病息息相關。

這是一個不可忽視的群體，但是由於相關科學知識不夠普及，自20世紀90年代以來社會對於B型肝炎病毒帶原者歧視的事件愈演愈烈，他們不得不面對因帶原病毒而帶來的各種恐懼與擔憂，如對被取消受教育權、勞

動權的恐懼，對日常受歧視的擔憂與恐懼；對虛假醫療、醫藥廣告引起的不健康醫療環境的擔憂，對婚戀、生育的擔憂；對疾病本身的擔憂等等。

這對他們是極為不公正的，這種不公正的真正原因，我們認為是來自於對B型肝炎傳染性缺乏科學認識而引起的。

64 如何消除對B型肝炎病毒帶原者的歧視？

當前對於B型肝炎病毒帶原者歧視的根本原因，來自於對B型肝炎病毒傳染性的認識不正確，造成了普通人對B型肝炎的恐懼與歧視。對B型肝炎的科學認識可以從根本上消除社會對B型肝炎病毒帶原者的歧視。

由於各種原因，短時間內很難從根本上消除社會對B型肝炎病毒帶原者的歧視態度。可喜的是，為保護B型肝炎病毒帶原者隱私權，目前我國一些地方已經下發通知，B型肝炎檢查不得列入體檢常規項目，切實維護B型肝炎病毒帶原者的入學、就業權利。

65 六大治療B型肝炎騙術

慢性肝炎患者治病心切是普遍的心態，患者很希望在有限的時間內徹底清除B型肝炎病毒，所以特別容易相信一些所謂的土方、偏方和祖傳秘方，不少人吃了這些「特效藥」後病情反而越來越嚴重。總體分析，目前在市面上宣傳的治B型肝炎特效藥主要從以下幾個方面對患者進行矇騙：

1.B型肝炎病毒陽轉陰是假藥廣告的最大賣點。目前公認的抗B型肝炎病毒的藥物只有干擾素和新一代的核苷類藥物，這兩類藥物也只能起到抑制B型肝炎病毒複製的作用，並不能將B型肝炎病毒從體內完全清除，治療中也還有一定的缺點。比如療程較長，藥價較貴等，而且還有一定的不良反應。

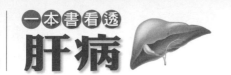
2.借用動物試驗宣傳藥品療效。

3.借助專家和權威機構做宣傳。

4.利用中草藥做文章。根據目前國內外權威研究，尚未發現某種中藥有明顯抗B型肝炎病毒作用。中藥方人人可開，正規醫生可開，自學成材者可開，江湖遊醫也可開，所開中藥往往不經任何審查，便隨意讓B型肝炎患者服用。

5.將保健品吹噓成藥品。藥品須有衛生單位核可字號。

6.低價誘惑患者上鉤。先給患者用一部分所謂免費藥，但要求患者長期服用才有效果，而長期服用的藥就要花大價錢買；另外，還有廠家以免費旅遊為誘餌，矇騙患者購藥的情況也越來越多見。

66 為什麼提倡規範B型肝炎治療？

眾多的B型肝炎病毒感染人群的藥物治療已成為我們不得不面臨的實際問題。在臨床治療中，雖然已經取得了很大的進步，多種干擾素劑型和新的核苷（酸）類似物不斷出現，但我國2010年公佈的《中國肝病的流行現狀及其相關問題分析報告》顯示，在我國慢性B型肝炎患者中真正接受正規抗病毒治療的僅為19%，不必要的治療、過度的治療、不合理的用藥等不規範的治療給患者帶來了嚴重的不良後果，很多人對「根治」B型肝炎抱有盲目的樂觀。

不規範的治療表現為：1.對無明顯肝臟炎症活動的無症狀HBV帶原者進行的無益治療；2.不能忍受干擾素所產生的不良反應而隨意停止用藥，或因拉米夫定可能導致的耐藥性而不敢用藥；3.有些患者因沒有獲得持續病毒學應答而盲目、大量用藥；4.一些經濟條件有限的患者不能及時用藥；5.有些患者偏聽偏信所謂的「祖傳秘方」而延誤治療。種種原因使臨床醫生認識到規範使用抗病毒藥物的重要性，只有及時、較好地處理不良

反應來保證最佳治療，才能最大程度達到抗病毒治療的效果。

要防制B型肝炎，這要在廣大群眾中建立預防B型肝炎的正確觀念，從新生兒做起採取積極主動的B型肝炎疫苗接種，根據實際病情合理地進行個體化治療，真正做到合理用藥，規範治療，逐步實現慢性B型肝炎治療的目標。目前，B型肝炎治療方案可分為三類：特異性抗HBV的抗病毒治療、免疫調節劑以及抗纖維化製劑治療。而我們提倡的規範治療就是指要做到下面幾點：

1.確定接受抗病毒治療的患者群：血清轉氨酶升高或肝活檢有明顯肝臟炎症病變（G2或G2以上），同時病毒活躍複製，即應開始抗病毒治療。

2.確定B型肝炎的治療目標：最大限度的長期抑制或消除B型肝炎病毒。

3.確定合理的個體化治療方案。

4.正確理解慢性B型肝炎治療的終點。關於這個問題還有待大量、長期研究加以確定。

67 預防B型肝炎應採取哪些有效措施？

主要在於控制B型肝炎傳染源、隔斷傳播途徑、保護易感人群三個方面。具體方法是以下幾點：

1.對傳染性較強（如血清HBV DNA載量高）的B型肝炎患者及病毒帶原者要注意避免密切接觸。

2.對環境衛生和食品衛生要統一監測管理，加強有關行業人員的管理。

3.加強對捐血員的管理。

4.加強個人衛生管理，集體用餐實行分餐制，少食街頭攤位食品。

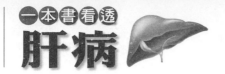

5.加強醫源性傳播的管理。

6.接種B型肝炎疫苗。

68 ▶ 疫苗是預防B型肝炎的首選

接種B型肝炎疫苗是預防B型肝炎最安全、有效的措施。全程接種B型肝炎疫苗後，80%～95%的人可產生免疫能力，保護效果可持續20年以上。由於HBV感染是導致原發性肝癌的主要因素，因此接種B型肝炎疫苗也可降低原發性肝癌的發生。HDV只有與HBV同時或在HBV感染的基礎上才會發生感染，因而接種B型肝炎疫苗還可預防HDV感染。

69 ▶ 哪些人應該接種B型肝炎疫苗？

從理論上講，凡未感染過HBV者，均應接種B型肝炎疫苗。那麼，如何證明沒有感染過HBV呢？最簡單的方法是抽血檢測HBV標誌物，俗稱「兩對半」。若均為陰性結果，為未曾感染者，應接種B型肝炎疫苗。尤其是對於以下處於HBV感染高度危險狀態的易感者，更應接種B型肝炎疫苗。

1.B型肝炎患者或病毒帶原者的家庭成員。

2.新生兒及幼稚園未接種過B型肝炎疫苗的孩子。

3.從事飲食服務行業的人員、保育工作人員。

4.新入伍的士兵、新入學的小學生。

5.經常接觸血液的傳染科、口腔科、血液室、透析室等工作人員。

70 為什麼在接種B型肝炎疫苗前後要進行化驗？

接種B型肝炎疫苗之前應篩選HBsAg、抗-HBs及抗-HBc。如果這三項陰性則為HBV易感者，應注射B型肝炎疫苗。而抗-HBs陽性，說明既往已感染過HBV並產生了保護性抗體，這種人就不必注射B型肝炎疫苗了，但再接種也無不良反應，可使原來的抗-HBs水準增高。

注射B型肝炎疫苗後再抽血化驗是為了驗證接種後是否已產生抗體。多種因素都可影響對疫苗的免疫應答，如年齡因素、人體免疫功能的狀態、疫苗的劑量等。注射3針B型肝炎疫苗後不產生表面抗體為不應答，這種情況一般不超過10%。

71 什麼原因導致B型肝炎疫苗免疫失敗？

接種B型肝炎疫苗後，有95％以上的人會產生表面抗體（即抗-HBs），這是一種保護性抗體，其預防B型肝炎的作用是可靠的。大約有5%～10%的人注射B型肝炎疫苗後不產生抗體，可能的原因有：

1.免疫接種疫苗的量不夠：現在國家免疫計畫免費接種的是5微克，但是研究表明5微克劑量偏小，10微克能夠提高抗體的應答率，所以最好注射10微克。

2.疫苗品質和效價問題：疫苗品質不過關或冷鏈保存不當均可能導致疫苗失效，從疫苗生產、運輸、保存等方面要做好品質控制工作。

3.極少數人不產生應答可能存在對B型肝炎疫苗的特異性免疫缺陷，與其T淋巴細胞表位功能有關，但這些人也不容易感染HBV。

4.低水準HBV感染，但血清學檢查B型肝炎六項中，僅抗-HBc陽性，對於這類人群應該檢查HBV DNA，如果為陽性，證明已經感染。

72 接種疫苗後還會感染B型肝炎病毒嗎？

為切斷B型肝炎病毒的母嬰傳播，要對剛出生的新生兒進行B型肝炎疫苗免疫注射，一般來說預防效果是可靠的。但是，確實有一些小兒在接種B型肝炎疫苗後，仍然會感染HBV。那是怎麼回事呢？

通過研究發現，HBsAg存在變異株（即S基因中「a」決定簇第129位氨基酸由谷氨醯胺變為亮氨酸）。正是由於這個小小的基因突變，使得目前使用的B型肝炎疫苗對部分人群失去免疫保護作用。

變異株感染人體後，造成人體免疫應答低下，有利於該毒株構成持續性感染，引起慢性肝炎、肝硬化甚至肝癌。這項發現為研究其他毒株對B型肝炎的致病性奠定了基礎，也為研製更高效、更安全的B型肝炎疫苗提供了新的理論依據。

73 如何有效使用B型肝炎疫苗？

B型肝炎疫苗是控制B型肝炎的根本途徑。目前使用HBsAg基因工程疫苗，經上億人次接種，證明該疫苗安全有效，凡HBV標記物陰性者均應接種。途徑有肌內、皮下和皮內注射多種，但不主張臀部注射。免疫方法為按0、1、6個月分別注射3針低劑量疫苗5微克。第3針後1～3個月抗-HBs陽性率可達95％以上。對以往感染HBV者接種B型肝炎疫苗既無治療作用也無不良反應。在接種三次疫苗後，5年內不需再接種。使用重組B型肝炎疫苗的免疫效果可達95％以上、圍產期母嬰阻斷效果可達90％。進行了B型肝炎疫苗全程免疫後，HBV的感染率極低。

74 B型肝炎疫苗要不要復種？

隨著對B型肝炎認識的不斷深入，很多人都進行過B型肝炎疫苗的接種，但隨之而來的問題是：接種B型肝炎疫苗要不要復種？何時復種？其免疫保護有多久？近年隨訪觀察表明，B型肝炎疫苗的免疫持久性可達15年。接種B型肝炎疫苗後，隨著時間的推移，接種者的抗體水準逐年下降，但當他們受到HBV的攻擊時，由於免疫記憶作用，抗體可再度升高。這在B型肝炎高發區和高危人群中尤為明顯。因此，從總體來說，在5年內可不復種。

非全程接種的兒童可能無B型肝炎抗體或抗體滴度較低，對此類兒童應檢測B型肝炎抗體，如抗體未產生或已消失，則應及時復種。值得指出的是：即使接種全程B型肝炎疫苗，也有5％～10％接種者不產生B型肝炎抗體或只產生低滴度的抗體，對這些無應答的兒童應多次接種疫苗直到抗體產生。此時，對一些感染B型肝炎病毒機率高的兒童，例如家庭成員中有B型肝炎病毒帶原者，應每年監測一次抗體水準和B型肝炎病毒感染指標，一旦抗體降至低水準或完全消失，應及時復種。

75 治療性B型肝炎疫苗研究進展

根據B型肝炎病毒不是溶細胞型的病毒，而且病毒常以持續感染狀態出現，慢性B型肝炎治療的主要原則是抑制病毒複製及調節人體免疫應答。調節人體免疫包括非特異性與特異性兩種不同的策略。多年來中藥以及胸腺肽、轉移因數，甚至卡介苗、短小棒狀桿菌、麻疹疫苗等均曾被用來作為非特異性治療用品。雖然非特異性免疫調節劑可增強人體的免疫應答並顯示一定的療效，但20世紀80年代後期人們已開展了調節人體特異性免疫的治療研究。

　　特異性免疫調節劑研究的基礎是，人體不能清除持續感染病毒的原因是對病毒產生了免疫耐受性。因此多數研究均選擇用B型肝炎病毒編碼的抗原，即B型肝炎疫苗。治療性B型肝炎疫苗有發展前途，但仍需聯合抗病毒治療，不要有隨意性。治療過程中可能出現肝功能衰竭，須建立預測方法並選好適應症。任何新的治療方法需要時間考驗，還要實驗與臨床研究結合，目前還沒有在臨床推廣使用。

76　什麼情況下應該注射B型肝炎免疫球蛋白？

　　B型肝炎免疫球蛋白（HBIG）系用經B型肝炎疫苗免疫健康人後，採集的高效價血漿或血清分離提取製備的免疫球蛋白製劑，其抗體效價在100國際單位/毫升以上。那麼，哪些人適合使用HBIG呢？主要有三類人：HBsAg和HBeAg陽性的母親及所生嬰兒；與B型肝炎患者、HBV帶原者密切接觸者以及皮膚意外受損者；免疫功能低下者。

　　B型肝炎疫苗和HBIG聯合應用對B型肝炎母嬰傳播的阻斷效果達95％左右，兩者合用的預防效果是可靠的。

77　HBIG聯用B型肝炎疫苗能提高預防效果嗎？

　　HBIG的主要成分是抗-HBs，提供暫時性的被動保護作用。用於血清HBsAg、HBeAg均陽性的母親所生的嬰兒以及用於被HBV污染的注射針頭刺傷皮膚和黏膜的患者預防HBV感染。每毫升HBIG含200國際單位。注射HBIG2～3小時後，血液中抗-HBs就可以達到保護水準，HBIG中的抗-HBs可以中和入侵的病毒，2～5天達到高峰。HBIG的半衰期平均為24天。注射B型肝炎疫苗，產生抗體的最快速度為4天，微量抗體對於少量入侵的HBV仍有預防作用。B型肝炎疫苗與HBIG聯合使用可使人體迅速得到被動

免疫保護，在HBV進入肝細胞前被清除。

C型肝炎

78 初識C型肝炎病毒

　　20世紀70年代初，臨床上發現一種與輸血有關的特殊致肝損傷因數，因為它通過血液而非消化道傳播，並且那時已經對捐血者進行了B型肝炎病毒（HBV）的常規篩選檢查，這意味著此特殊致肝損傷因數不是HBV，因此提出了非A非B型肝炎的新命名。1989年美國Choo等應用分子克隆技術，獲得珍貴的病毒基因克隆，使輸血相關的這種特殊致肝損傷因數研究獲得突破，並被命名為C型肝炎病毒（HCV）。其流行病學、臨床特點與B型肝炎相似。C型肝炎病毒為含脂質外殼的球形病毒，具有囊膜和刺突結構，主要在肝細胞內複製。研究還發現，C型肝炎病毒有一個多變異性特點，在同型各株間，甚至同一患者不同時期病毒亦有差異。但由於C型肝炎病毒在血液中數量極少，故目前還不能用顯微鏡觀察到此病毒顆粒。

　　據世界衛生組織統計，全球估計約1.7億人感染C型肝炎病毒，每年新發C型肝炎病例約3.5萬例。各國C型肝炎病毒感染率從7%～15%（蒙古）到0.3%（澳洲）不等，中國C型肝炎病毒感染率約0.43%。

　　C型肝炎病毒感染後慢性率超過80%，若不治療，約20%將在20～30年內進展為肝硬化，其中每年約有6%進展為終末期肝病，約4%進展為肝癌。

79 C型肝炎是如何流行傳播的？

　　1.C型肝炎病毒主要經血液傳播：一是經輸血和血製品傳播，由於

抗-HCV存在空窗期，抗-HCV檢測試劑的品質不穩定及少數感染者不產生抗-HCV，因此，無法完全篩除HCV RNA陽性者，大量輸血和血液透析仍有可能感染C型肝炎病毒；一是經破損的皮膚和黏膜傳播，這是目前最主要的傳播方式，在某些地區，因靜脈注射毒品導致C型肝炎病毒傳播占60%～90%，使用非一次性注射器和針頭、未經嚴格消毒的牙科器械、內鏡、侵入性操作和針刺等，也是經皮膚和黏膜傳播的重要途徑。一些可能導致皮膚破損和血液暴露的傳統醫療方法也與C型肝炎病毒傳播有關；共用刮鬍刀、牙刷、紋身和穿耳洞等也是C型肝炎病毒潛在的經血傳播方式。

2.性傳播：與C型肝炎病毒感染者性交及有性亂行為者感染C型肝炎病毒的危險性較高。同時伴有其他性傳播疾病者，特別是感染人類免疫缺陷病毒（HIV）者，感染C型肝炎病毒的危險性更高。

3.母嬰傳播：抗-HCV陽性母親將C型肝炎病毒傳播給新生兒的危險性為2%，若母親在分娩時HCV RNA陽性，則傳播的危險性可高達4%～7%；合併HIV感染時，傳播的危險性增至20%。C型肝炎病毒高載量可能增加傳播的危險性。

部分C型肝炎病毒感染者的傳播途徑不明，接吻、擁抱、噴嚏、咳嗽、食物、飲水、共用餐具和水杯、無皮膚破損及其他無血液暴露的接觸，一般不會傳播C型肝炎病毒。

80 慢性C型肝炎對肝臟有什麼損害？

C型肝炎通常被稱為沉默的疾病，由於肝臟巨大的代償能力，大部分人感染C型肝炎病毒後沒有任何症狀，只有偶然體檢時被發現，或者可能很多年後出現不適症狀時才發現。

感染C型肝炎病毒後1～3周，在外周血可檢測到HCV RNA。3個月後約90%患者抗-HCV陽轉。C型肝炎病毒血症持續6個月仍未清除者為慢

性感染，C型肝炎慢性化率可高達85%左右。感染後20年，中年人肝硬化發生率為20%～30%；合併B型肝炎病毒（HBV）感染、嗜酒（50克/天以上）、非酒精性脂肪肝、肝臟高鐵載量、合併血吸蟲感染、肝毒性藥物和環境污染所致的有毒物質也會使疾病進展。

一旦發展成為肝硬化，10年存活率約為80%，如出現失代償，10年的存活率僅為25%。肝癌的年發生率為1%～7%。

81 哪些人容易得C型肝炎？

接受輸血及血製品者：注射（尤其是靜脈注射）者、吸毒者、血液透析及腎移植患者，C型肝炎家庭內接觸者，尤其是配偶、有不正當性行為或同性戀者，C型肝炎孕婦所生嬰兒等，均是C型肝炎的易感入群。此外，醫務人員、實驗室工作人員、處理血或血製品者，C型肝炎的發病率也較高。

82 C型肝炎病毒會通過母嬰傳播嗎？

在C型肝炎孕婦中，一半以上的人血清HCV RNA陽性，目前認為孕婦HCV RNA水準高低與母嬰傳播有關，HCV RNA陽性孕婦的母嬰傳播率為4.3%。在產後有肝炎發作時進行母乳餵養，有可能增加C型肝炎病毒傳播給嬰兒的危險。

關於母嬰傳播C型肝炎嬰兒的預後問題，研究表明，3/4母嬰傳播C型肝炎的兒童在2歲前清除了HCV RNA。若持續陽性則通常被認為會進展到慢性C型肝炎。至於是否兒童比成人更容易清除慢性C型肝炎病毒，以及是否兒童期輸血相關的慢性肝炎和母嬰傳播的慢性C型肝炎有不同的病程，目前尚無定論。

83 ▶ 性生活會傳播C型肝炎病毒嗎？

C型肝炎病毒主要是通過被污染的血液及血製品傳播，通常又被稱為輸血後肝炎，但是生活中，實際上有不少患者是通過非輸血途徑傳播的。據統計，慢性C型肝炎在其配偶中的傳播率可高達21％左右，顯著高於其他家庭成員，並且研究表明，夫妻間感染的C型肝炎病毒，其核糖核酸（HCV RNA）基本是一樣的，對夫妻間感染C型肝炎病毒的序列分析已肯定，其同源性顯著高於其他人群。所以C型肝炎病毒會通過性生活傳播。

84 ▶ C型肝炎抗體陰性的血液還有傳染性嗎？

大家都瞭解，C型肝炎抗體陽性患者的血液，因含有C型肝炎病毒而具有傳染性，輸用後感染C型肝炎病毒的可能性很大。由於C型肝炎病毒變異及其複製水準低下，因此C型肝炎病毒感染的檢測較困難。我國近年調查發現，即使輸注C型肝炎抗體陰性的血液，也存在傳染C型肝炎的可能性。這種輸血不安全的主要因素為檢測C型肝炎抗體的市售藥盒不夠靈敏，今後採用第三代高品質試劑後，情況可以有很大改善。

85 ▶ 輸血感染HCV後有哪些形式的毒血症？

在感染HCV後1～5周內即形成病毒血症，少數患者3天後即可在血清中測到HCV RNA。病毒血症出現的早晚與臨床轉歸無直接關係，但臨床表現形式與轉歸密切關聯。常見有以下三種形式：

1.**短暫性病毒血症**：主要見於急性自限性感染。多數患者於感染後2周，在ALT升高之前就查出HCV RNA（＋），但病毒血症持續時間較短，可僅為數周或數月，而抗-HCV往往要在ALT升高後數天或數月才能檢出。

2.**持續性病毒血症**：這種情況下病毒血症一旦形成即持續6個月以上，甚至十幾年，是慢性C型肝炎的重要特徵。

3.**間歇性病毒血症**：感染的早期出現病毒血症，數月後消失，幾年以後，重新出現病毒血症。重新出現的病毒血症與急性階段性出現的病毒血症相似，一般在ALT出現升高之前。此現象提示肝內有病毒複製。

86 預防C型肝炎應採取哪些措施？

目前尚無C型肝炎疫苗用於臨床，所以預防的關鍵在於做好傳染源管理及切斷傳播途徑，主要包括以下幾條：

1.**儘量減少輸血**：不到十分關鍵時刻不要輸血。輸血時儘量用捐血者的血，而不用職業賣血者的血。

2.**對供血者進行嚴格、全面的篩選**：在需要輸血時，患者並沒有選擇餘地，醫源性預防應該放在十分重要的位置，包括對供血者的篩選，查肝功能、C型肝炎抗原和抗體。陽性者不能成為供血者。同時鼓勵無償捐血。

3.**提高血液製品的品質**：血液製品是臨床治療的重要製劑，通過血液製劑引起C型肝炎病毒感染是目前引起C型肝炎病毒經血傳播的主要致病原因。

4.**防止在接受治療時引起C型肝炎病毒傳播**：推行安全注射。對牙科器械、內鏡等醫療器具應嚴格消毒；醫務人員接觸患者血液及體液時應戴手套；對靜脈吸毒者進行心理諮詢和安全教育，勸其戒毒；不共用刮鬍刀及牙具等，理髮用具、穿刺和紋身等用具應嚴格消毒。

5.**性傳播的預防**：對有性亂史者應定期檢查，加強管理。建議C型肝炎病毒感染者在性交時使用保險套；對青少年應進行正確的性教育。

6.**母嬰傳播的預防**：對HCV RNA陽性的孕婦，應避免羊膜腔穿刺，儘量縮短分娩時間，保證胎盤的完整性，減少新生兒暴露於母血的機會。

87 C型肝炎的發病機制

C型肝炎是以肝細胞損傷為主的疾病，實驗研究表明，C型肝炎的肝臟病變部位有多數單核細胞浸潤，發生炎症和壞死，感染C型肝炎病毒後，也和B型肝炎病毒感染一樣容易發生慢性肝炎、肝硬化和肝癌。這就說明，C型肝炎病毒感染引起的肝臟病變也和HBV感染相似。

目前初步瞭解，C型肝炎病毒感染肝臟後，既可直接破壞肝細胞，也可通過細胞免疫導致肝細胞損傷。對於C型肝炎發生的更深機制，還有待進一步研究與證實。

88 C型肝炎病毒感染後有哪些臨床表現？

在臨床上40％～75％急性HCV感染者無任何不適症狀，只有患者在求治其他疾病或體檢時才被意外發現血清ALT升高，或因有輸血史、注射史，就醫時由於醫生警惕性高，檢測出抗-HCV陽性和ALT升高而被發現。臨床表現一般較輕，被稱為亞臨床型。有一半患者可自行康復，但再次暴露於HCV後，又會重新感染。

感染HCV後，會出現周身不適、乏力、食欲減退，偶有噁心，少數患者有肝區疼痛、黃疸等典型急性肝炎的症狀。但總的來說，出現黃疸的病例很少，即使有黃疸也相對較輕。ALT可正常或僅僅有輕度升高，部分患者ALT持續升高。一般將其分為三個類型。

1.反復發作型：此型為典型的HCV感染表現。ALT高於正常值，在正常值上下反復波動，時高時低，緩解期時ALT可恢復正常，肝活檢結果表明，患者肝炎病變的嚴重程度不等。

2.持續異常型：此型的ALT呈持續性升高，但ALT的數值僅比正常值高1～2倍，肝活檢同樣顯示病變輕重程度不等的慢性肝炎改變。持續型和

反復發作型，在急性期和慢性期感染均可見到。

3.健康帶原型：此型ALT正常，肝活檢可能正常或顯示不同程度的慢性肝炎改變。由於健康帶原者仍可能存在病毒血症，所以ALT正常並不能否定慢性C型肝炎的可能。

部分病例常與B型肝炎病毒重疊感染，症狀較單純C型肝炎感染重。感染的嚴重程度往往與輸多份血、輸血量大、輸入的血中肝炎病毒複製活躍有關，受血者有可能患急性肝壞死或亞急重型肝炎，預後差，死亡率高。

89 如何評估C型肝炎的嚴重程度？

C型肝炎缺乏特異性的臨床症狀及體徵，用臨床表現來評估肝病嚴重程度極不可靠，所以需採用其他的手段來加以評價。

1.肝活檢：肝組織學檢查是評價肝病嚴重程度的黃金標準，也是診斷代償期肝硬化的唯一手段，其不僅可反映肝組織炎症程度，也可診斷肝纖維化的程度，肝組織炎症分級及纖維化分期與以後進展成肝硬化的可能性密切相關。另外，肝纖維化或肝硬化嚴重程度直接影響干擾素（IFN）治療反應，是最重要的獨立預測因素之一。

2.ALT水準：HCV抗體陽性ALT異常者，肝穿刺發現嚴重肝病較持續ALT正常者為多。在ALT正常及PCR陽性人群中有30％～70％的人可能發展成慢性肝炎。ALT異常者，ALT水準與組織學診斷及活動指數相關極差，所以，ALT異常的水準不能反映肝病的嚴重程度。

3.血清HCV RNA水準：不管採用哪種方法，所有報導均認為ALT與HCV RNA水準無關。由於HCV RNA水準在各期的肝病中有重疊現象，所以HCV RNA水準不能評價肝病的嚴重程度。

90 C型肝炎病毒與肝癌的發生有關係嗎？

　　HCV與肝癌（HCC）的發生具有非常密切的關係。HCV感染是HCC主要危險因素之一。大多數HCV相關HCC血清及肝組織中可測到HCV RNA。HCV如何導致HCC的確切機制仍不清楚。HCV引起HCC是通過肝硬化發生的，HCV相關HCC絕大多數伴有肝硬化，至少有嚴重的肝纖維化。目前公認，任何原因的肝硬化均是HCC的癌前病變，發生在肝硬化中的腺瘤樣異型增生（大再生結節），可能是HCC的癌前病變。這些直徑＞1cm的結節有自主增生能力，發生小細胞異型增生區域，然後再發展成HCC。

　　由於不是所有HCV感染均發生HCC，所以HCV以外的危險因素可能有著一定的作用。HBV有直接致癌的作用，而HCV相關HCC往往也有HBV感染的證據。飲酒可加劇慢性C型肝炎過程，加速發展成肝硬化，繼而加速HCC的發生。

　　與其他原因引起的HCC一樣，採用AFP及超音波檢查對發現早期HCC非常有效，其中超音波的敏感性及特異性均高於AFP。研究認為超音波診斷HCC的敏感性為78％，特異性為93％，對高危人群普查的間隔時間仍沒有一致規定，但一般認為AFP每3～4個月檢查一次，超音波6個月做一次。

91 哪些指標可用於C型肝炎的診斷？

　　因為C型肝炎的臨床症狀和體徵以及肝功能檢查，與其他病毒性肝炎並沒有顯著區別，所以C型肝炎的診斷主要應依靠病毒學指標。C型肝炎的病毒指標包括抗原和抗體兩部分。

　　1.HCV抗原：即C型肝炎病毒的核糖核酸。HCV在血液中的滴度較低，複製出現得很早，在感染後數天即出現病毒血症，比血清抗體的出現

早幾周。可用於HCV感染的早期診斷。

2.HCV抗體：這個指標是目前診斷C型肝炎感染的主要指標。需要指出的是，這種抗體不是中和抗體，所以沒有保護作用，常出現在發病後2～6個月，故不能作為早期診斷方法，而且一次陰性也不能否定診斷，因為此時HCV抗體可能還未產生出來，需要隔一段時間再次檢查。

對抗-HCV持續陰性的有輸血及血製品病史者，HCV RNA檢測也有助於C型肝炎的明確診斷，但由於PCR方法靈敏性太高，若操作過程中有極少的HCV RNA污染即可造成假陽性結果，若能避免汙染，則實驗的準確性十分可靠，此時HCV RNA的陽性結果對HCV的診斷有著查抗體不可替代的重要意義。

92 HCV RNA檢測有什麼意義？

在C型肝炎病毒急性感染期，血漿或血清中的病毒基因組水準可達到10^5～10^7拷貝/毫升。在C型肝炎病毒慢性感染者中，HCV RNA水準在不同個體之間存在很大差異，變化範圍在$5×10^4$～$5×10^6$拷貝/毫升之間，但同一名患者的血液中HCV RNA水準相對穩定。HCV RNA的檢測方法有以下兩種：

1.HCV RNA定性檢測：對抗-HCV陽性的HCV持續感染者，需要通過HCV RNA定性試驗確證。HCV RNA定性檢測的特異度在98％以上，只要一次病毒定性檢測為陽性，即可確證HCV感染，但一次檢測陰性並不能完全排除HCV感染，應重複檢測。

2.HCV RNA定量檢測：利用先進的定量檢測試劑盒可檢測HCV RNA病毒載量。不同HCV RNA定量檢測法可用拷貝/毫升和單位/毫升兩種表示方法，兩者之間進行換算時，應採用不同檢測方法的換算公式，如羅氏公司Cobas V2.0的單位/毫升與美國國立遺傳學研究所的SuperQuant拷貝數/毫

升換算公式是：單位/毫升＝ 0.854×拷貝數/毫升+0.538。

　　HCV載量高低與疾病的嚴重程度和疾病的進展並無絕對相關，但可作為抗病毒療效評估的觀察指標。在HCV RNA檢測中，應注意可能存在假陽性和假陰性結果。

93　測定C型肝炎病毒基因型有何意義？

　　C型肝炎病毒存在著許多基因型，在世界不同地區至少存在6個基因型，50多個亞型。有研究顯示C型肝炎病毒基因型與其致病性、肝癌的發生有一定關係，也有助於判定治療的難易程度及制定抗病毒治療的個體化方案。一般認為HCV-2及3型對干擾素的反應優於HCV-1型。

　　肝硬化及肝癌患者HCV-1b型明顯高於慢性肝炎，另外慢性肝炎的HCV-1b型發現率高於無症狀捐血員及ALT正常人群，但未發現HCV基因型與肝病嚴重度、死亡率及肝癌發生率之間有關。HCV-1b型C型肝炎復發，其肝病較其他基因型為重，因此，有關HCV-1b型是否具有更嚴重的致病作用還不清楚。每一種基因型均可分佈在各期肝病中，但HCV基因型不能作為評價肝病嚴重程度的一個指標。

94　C型肝炎病毒血清載量與肝病嚴重程度有關嗎？

　　在多種臨床情況下需要測定HCV RNA的血清學滴度。很多證據表明較低的HCV RNA滴度與高滴度的患者相比，在抗病毒治療中可獲得較好的治療效果。那麼，HCV RNA血清學滴度和肝病的嚴重程度有關係嗎？研究結果表明，在HCV RNA水準和患者年齡之間沒有相關性，飲酒或飲酒量與HCV RNA滴度之間也沒有相關性，此外，根據人血白蛋白、膽紅素、ALT和AST等指標來看，HCV負荷與肝病嚴重程度之間也沒有觀察到

相關性。

95 C型肝炎治療中怎樣選擇抗病毒藥物？

急性C型肝炎，雖然有部分患者可以自癒，但患者若不及時治療，轉成慢性的機率高達50％以上，所以，對所有急性C型肝炎患者應該給予積極治療，包括適當休息、保肝、降酶及抗病毒等，其中抗病毒治療尤其重要。如果慢性C型肝炎患者的轉氨酶不正常，也要進行系統的抗病毒治療。

現在雖然用於抗病毒的藥物較多，但仍然首選干擾素。大多數肝病專家已達成共識，對於C型肝炎，不使用干擾素抗病毒治療即等於放棄治療。從中可看出干擾素在治療C型肝炎中的重要作用。

目前全世界公認的抗HCV治療方法為干擾素+利巴韋林聯合抗病毒治療。單純使用干擾素，其療效將比聯合治療降低許多。因此，如果沒有禁忌症，或者無法耐受的副作用，最好選擇聯合抗病毒治療。

干擾素每次使用的劑量一般在300～600萬單位，隔日肌注一次。療程一般為6～12個月（根據HCV基因型而定），條件許可者可使用更長時間，療程過短，肯定影響療效，且易復發。目前長效干擾素已應用於臨床，其半衰期可長達40小時，相當於目前所使用普通干擾素的10倍，對病毒可產生持續壓力，因此其療效可明顯增高。

96 對利巴韋林的主要不良反應有哪些對策？

利巴韋林的主要不良反應為溶血和致畸，還有一些其他不良反應，如噁心、皮膚乾燥、瘙癢、咳嗽和高尿酸血症等。對策包括以下幾種：

1.及時發現溶血性貧血：需定期做血液學檢測，包括血紅蛋白

（Hb）、紅血球計數和網織紅血球計數。腎功能不全者會引起嚴重溶血，應禁用利巴韋林。當Hb降至≦100克/升時應減量；Hb≦80克/升時應停藥。

2.致畸性：利巴韋林對胎兒有致畸作用。因此，男女患者在治療期間及停藥後6個月內均應採取避孕措施。

97 C型肝炎抗病毒治療的適應症

只有確診為血清HCV RNA陽性的C型肝炎患者才需抗病毒治療。

1.急性C型肝炎：IFN α 治療能顯著降低急性C型肝炎的慢性化率，因此，如果檢測到HCV RNA陽性，即應開始抗病毒治療。目前對急性C型肝炎治療尚無統一方案，建議給予普通IFN α 300萬～500萬單位，隔日1次肌內或皮下注射，療程為24周，應同時服用利巴韋林800～1000毫克/天。

2.慢性C型肝炎：1.ALT或AST持續或反復升高，或肝組織學有明顯炎症壞死（G≧2）或中度以上纖維化（S≧2）者，易進展為肝硬化，應給予積極治療；2.ALT持續正常者大多數肝臟病變較輕，應根據肝活檢病理學結果決定是否治療，對已有明顯纖維化（S2、S3）者，無論炎症壞死程度如何，均應給予抗病毒治療；對輕微炎症壞死且無明顯纖維化（S0、S1）者，可暫不治療，但每隔3～6個月應檢測肝功能；3.ALT水準並不是預測患者對IFN α 應答的重要指標，既往曾有文獻報導，用普通IFN α 治療ALT正常的C型肝炎患者無明顯效果，因而不主張應用IFN α 治療，但最近有研究發現，用PEG-IFN α -2a與利巴韋林聯合治療ALT正常的C型肝炎患者，其病毒學應答率與ALT升高的C型肝炎患者相似，因此，對於ALT正常或輕度升高的C型肝炎患者，只要HCV RNA陽性，也可進行治療，但尚需積累更多病例作進一步研究。

3.C型肝炎肝硬化：1.代償期肝硬化（Child-Pugh A級）患者，儘管對

治療的耐受性和效果有所降低，但為使病情穩定、延緩或阻止肝功能衰竭和HCC等併發症的發生，建議在嚴密觀察下給予抗病毒治療；2.失代償期肝硬化患者，多難以耐受IFN α治療的不良反應，有條件者應行肝臟移植手術。

4.肝移植後C型肝炎復發：HCV相關的肝硬化或HCC患者經肝移植後，HCV感染復發率很高。IFN α治療對此類患者有一定效果，但有增強對移植肝排斥反應的可能，可在有經驗的專科醫生指導和嚴密觀察下進行抗病毒治療。

98 如何判斷C型肝炎抗病毒藥物的療效？

臨床以「應答」作為C型肝炎抗病毒治療的療效判斷標準。

1.**早期病毒學應答（EVR）**：指治療12周時血清HCV RNA定性檢測陰性（或定量檢測小於最低檢測限），或定量檢測降低2個對數級（Log）以上。有早期EVR者易獲得持續病毒學應答（SVR），無EVR者不易獲得SVR，因此EVR可作為預測SVR的指標。

2.**治療結束時病毒學應答（ETVR）**：即治療結束時定性檢測HCV RNA為陰性（或定量檢測小於最低檢測限）。

3.**SVR**：治療結束至少隨訪24周時，定性檢測HCV RNA陰性（或定量檢測小於最低檢測限）。

4.**無應答（NR）**：指從未獲得EVR、ETVR及SVR者。

5.**復發**：指治療結束時定性檢測HCV RNA為陰性（或定量檢測小於最低檢測限），但停藥後HCV RNA又變為陽性。

6.**治療中反彈**：治療期間曾有HCV RNA載量降低或陰轉，但尚未停藥即出現HCV RNA載量上升或陽轉。

另外從最終轉歸考慮，除病毒指標和肝功能指標外，肝纖維化指標相

當重要。有時，雖然HCV RNA並未陰轉，ALT有時仍有增高，但經過治療，肝硬化的病程明顯延緩，沒有發生肝癌，也應該認為治療有一定的效果。

99 哪些因素影響治療慢性C型肝炎的療效？

一、病毒方面

1.病毒基因型可分為6型，1型對干擾素有耐藥現象，而其他2、3、4、5、6型比較敏感，但我國80%以上為1型，又稱為「難治型」。

2.血清中HCV RNA定量高者療效差：$< 2 \times 10^6$拷貝/毫升有應答者59%，$> 2 \times 10^6$拷貝/毫升應答率很低。

3.HCV RNA變異與IFN治療效果相關。

4.基因高變區變異者療效差。

二、干擾素方面

1.普通干擾素300萬單位單一治療，每週3次，標準療程應為一年，持續應答率也只有13%。

2.加大普通干擾素劑量至500萬單位，每週3次，標準療程應為一年，持久應答率為27.27%，說明加大劑量，提高持久應答率不夠顯著。

3.IFN注射頻率增加為每日一次療效肯定提高，但連續6～12個月，患者依從性差，不易耐受，目前多主張初始4周每日注射，可提高應答率。

4.普通IFN α 加利巴韋林聯合治療，可提高至43%，長效干擾素加利巴韋林聯合治療，持久應答率HCV RNA1型為46%，非1型為76%，療效明顯提高。

三、人體方面

1.病程大於5年、老年人、已有肝組織明顯纖維化和肝硬化者療效較差。

2.合併慢性B型肝炎、HIV感染免疫缺損者、服用免疫抑制劑者療效差。

3.急性C型肝炎期，應用IFN治療可得到事半功倍效果，血清HCV RNA持久應答率高達78%，比慢性期治療半年的療效提高3倍。掌握急性期治療是當務之急。

100 能預測干擾素治療C型肝炎的療效嗎？

目前，干擾素是治療C型肝炎最有效的藥物，但臨床上常出現有的患者效果很好，而有的則難令人滿意。幾項研究認為干擾素治療者應為年輕人及沒有肝硬化、非HCV-1型、病毒水準較低者。應用這個標準，治療應答率明顯提高。為此有人提出有關預測因素，下面即為應答較好的因素：

1.女性，小於30 歲，感染時間短於一年。

2.病毒含量及基因分型：低HCV RNA和基因2、3型。

3.生化檢查：ALT在80～200單位之間，γ-谷氨醯轉肽酶（γ-GT）正常或稍高，血清鐵及鐵蛋白稍低。

4.肝組織學變化：輕度慢性肝炎，無肝纖維化及肝硬化。

5.干擾素應答：ALT復常較早，HCV RNA消失早。血清ALT水準於治療開始的8～16周內降至正常是最好的指標，干擾素治療後，ALT開始下降，多數患者在第12周內下降。

101 什麼情況下C型肝炎需要干擾素再治療？

C型肝炎是一種治療比較棘手的疾病，雖然干擾素治療有一定的療效，但臨床上常有反復現象。停止干擾素治療後不久，病毒指標又恢復陽性，轉氨酶又再次升高。有些患者很苦惱，甚至喪失信心，而有的患者則

認為干擾素無效，盲目相信庸醫的神話，從而放棄抗病毒治療，這種作法是非常不明智的。那麼，對於復發者應該怎麼再治療？從臨床經驗上總結出幾種方法。

1.更換另一種亞型的干擾素：不同的干擾素存在不同的抗原性，故換用不同的類型可望能避免因抗干擾素產生所致的療效降低。再使用另一種干擾素，一般認為復發時再治療有益，以300萬單位每週3次共12個月為佳。

2.加大干擾素的治療劑量：可從300萬單位改成500萬單位，每週3次，連續使用6～12個月。

3.聯合其他抗病毒藥物治療：例如加用利巴韋林，可使血清ALT水準及HCV RNA滴度顯著下降。

4.去鐵療法：慢性C型肝炎對干擾素反應在很大程度上受肝內儲存鐵的影響，如果採取去鐵療法，可增加治療效果。

有人觀察到再治療的應答性差，組織學上也無明顯改善，因此認為對無反應患者不需再治療。我們並不贊同這種意見，因為一方面干擾素再治療能提高部分患者的應答，另一方面即使是對於那些應答不良的患者，也可改善其纖維化，也就是使用干擾素可以降低肝硬化的發生率。

102 C型與B型肝炎臨床上有何異同之處？

1.兩者感染傳播方式相似：主要均是經過血液或輸血製品等方式傳播。

2.臨床表現相似：但C型肝炎無症狀及無黃疸病例較多，有些患者不易被發現，且肝功能檢查常表現單項轉氨酶升高，持續不降或反復波動。

3.均有向慢性肝炎及肝硬化發展的傾向：其發生率C型肝炎比B型肝炎更高，C型肝炎發展為原發性肝癌的危險性更大。

4.傳播途徑相似：C型肝炎與B型肝炎會重疊感染，且重疊感染較單個感染發生重症肝炎和病死率要高，顯示C型肝炎與B型肝炎重疊感染會加劇肝臟損害。

5.C型肝炎也可能有性接觸傳播及母嬰傳播，但不如B型肝炎的發生率高。

103 如何進行抗病毒的隨訪監測？

1.治療前監測專案：治療前應檢測肝腎功能、血常規、甲狀腺功能、血糖及尿常規。開始治療後的第1個月應每週檢查1次血常規，以後每個月檢查1次直至6個月，然後每3個月檢查1次。

2.生化學檢測：治療期間每個月檢查ALT，治療結束後6個月內每兩個月檢測1次，即使患者HCV未能清除，也應定期復查ALT。

3.病毒學檢查：治療3個月時測定HCV RNA，在治療結束時及結束後6個月也應檢測HCV RNA。

4.不良反應的監測：所有患者在治療過程中每6個月、治療結束後每3～6個月檢測甲狀腺功能，如果治療前就已存在甲狀腺功能異常，則應每月檢查甲狀腺功能。對於老年患者，治療前應做心電圖檢查和心功能判斷。也應定期評估患者精神狀態，尤其是對有明顯抑鬱症和有自殺傾向的患者，應停藥並密切防護。

104 治療慢性C型肝炎有新藥嗎？

2011年5月，美國FDA批准Telaprevir（TVR）和Boceprevir（BOC）用於治療基因1型慢性C型肝炎，二者屬於直接抗病毒藥物（DAA），預計DAA藥物在亞洲上市需延遲至2016年。

目前處於不同臨床試驗階段的在研DAA藥物有30餘種，可分為NS3/4A蛋白酶抑制劑、NS5A蛋白抑制劑、核苷類與非核苷類NS5B聚合酶抑制劑、內部核糖體結合位點抑制劑及親環素抑制劑等。

TVR與BOC均屬於NS3/4A蛋白酶抑制劑，Ⅲ期臨床試驗證實，它們與標準治療方案（干擾素聯合利巴韋林）三聯應用能提高初治和既往治療失敗基因1型患者的完全病毒學應答（SVR）。如TVR與干擾素和利巴韋林聯合治療，能使初治患者的SVR從44%提高至72%，使經治患者的SVR從17%提高至65%。

總之，抗C型肝炎病毒藥物的研究方興未艾，新的藥物不斷出現，給一些難治性C型肝炎患者帶來了希望，隨著低耐藥、高療效、副作用少的藥物不斷開發，以及新藥物聯合方案的研究，相信不久的將來必將給慢性C型肝炎治療帶來新機。

105 怎樣看待感染C型肝炎的醫學和法律責任問題？

目前，因輸血而引起C型肝炎的醫療糾紛相當多。患者認為，醫院對其健康構成侵權，應承擔賠償的民事責任；醫院則認為，使用的血液及血製品由國家正規血站提供並經過嚴格檢驗，完全符合國家規定標準，不應承擔任何責任。

如何解決這種糾紛？目前還缺乏統一使用於每個個體的明確規定。主要原因是確定責任（即輸血與感染的因果關係的確認）相當困難，這是由專業技術上的特殊性和複雜性決定的。首先，目前檢驗C型肝炎病毒抗體診斷試劑的檢出率沒有100%的保證，這屬於科學技術客觀條件限制；其次，除輸血或血製品外，日常生活密切接觸，性接觸或其他途徑也有可能造成C型肝炎感染；再次，人體感染C型肝炎病毒到產生抗體，需要經過20～180天，因C型肝炎病毒在血液中的滴度較低，從血中直接查找病毒抗原

的可能性很少，只能通過抗體檢測。從輸血到查出抗體的這段時間，醫學上稱為「空窗期」。在入院時肝功能正常，但並未檢測到抗-HCV，即抗HCV陰性，仍可能是在「空窗期」，在此期的捐血者化驗檢查可能完全正常，造成受血者感染。所以，接受輸血肯定有一定的風險。

患者有生命危險必須輸血，但輸血後又有患肝炎的可能，怎麼辦？有的醫生常要求患者家屬簽字，以避免發生醫療糾紛。

D型肝炎

106 與B型肝炎病毒聯姻的D型肝炎病毒

D型肝炎病毒（HDV）是1977年由義大利學者發現的，當時命名為 δ 因數，直到1984年才稱之為HDV。

HDV以顆粒形式存在於某些B型肝炎患者的血清中，顆粒外包繞有一層來自感染了HBV的宿主HBsAg，並且以此作為HDV的外殼，HDV的裝配需要HBsAg的合成，因此這是一種有缺陷的病毒，其複製也需要HBsAg的協助。HDV與HBV是一種共生關係，這就決定了HDV只能感染HBsAg陽性者，也就是說，無HBV感染者也就不可能有HDV感染。

107 各國的D型肝炎流行情況如何？

HDV感染呈全球性分佈，但不同地區的感染率相差懸殊，南美、中東、地中海是高發區，西歐和北歐也有流行。1984年有報導在北京B型肝炎患者的血清中檢測出D型肝炎病毒抗體，不久後，又有報導武漢地區血清B型肝炎表面抗原陽性的肝組織檢測出D型肝炎病毒抗原陽性者10例。文獻報導血清D型肝炎抗原（或抗體）陽性與肝組織中D型肝炎抗原陽性

在中國華北地區分別為11.01%和6.86%，東北地區為0.57%和6.52%，華東地區為1.43%和11.63%，中南地區為13.12%和6.15%，西南地區為6.83%和10.3%，西北地方為9.5%和6.72%。由此可見，我國B型肝炎表面抗原帶原者較多，但HDV感染率較低，西南地區感染率略高，沿海則較低。我國不是D型肝炎的高發區。

108 D型肝炎的傳染源

HDV是一種有缺陷的病毒，其外殼為HBsAg，故常發生HBV和HDV聯合感染或重疊感染。既往未感染過HBV，而且同時暴露HBV/HDV，則發生聯合感染；既往已感染HBV，現為HBsAg無症狀帶原者或慢性B型肝炎患者，則發生HDV重疊感染。聯合感染可表現為重型肝炎。急性和慢性的D型肝炎患者以及HDV帶原者是本病的傳染源。

109 D型肝炎病毒是如何傳播的？

D型肝炎的傳播途徑類似於HBV的傳播，主要通過血液和其他體液排出體外，並可通過注射或非注射途徑進入易感者體內。傳播方式包括以下幾種：

1.**輸入帶有HDV的血液和血製品或使用病毒污染的注射器和針頭而發生感染**：這是傳播的主要方式。

2.**日常生活密切接觸傳播**：含有HDV的體液或分泌物，通過破損的皮膚、黏膜感染，甚至可通過蚊蟲叮咬等方式進入易感者血液。HDV有家庭聚集現象。

3.**性接觸傳播**：接觸HDV患者的唾液、尿液、精液以及陰道分泌物也會導致傳播HDV。

4.**母嬰間的垂直傳播**：HBV表面抗原和HDV抗體陽性且HBeAg陽性的母親會直接將HDV傳播給新生兒，表明HDV圍產期傳播僅在HBV活躍複製的條件下才有可能，但發生率遠沒有HBV高。

110 D型肝炎有什麼臨床特點？

HDV與HBV同時感染，可能出現下列兩種情況：

1.**急性HDV相關肝炎**：其臨床及生化特點與單純B型肝炎相似，症狀較輕，肝組織損害不十分嚴重。偶爾可見分別表示B型肝炎病毒感染及D型肝炎病毒感染的兩次轉氨酶高峰，最後可痊癒。此類患者的肝組織內D型肝炎抗原僅一過性出現，血清D型肝炎抗體免疫球蛋白M呈低滴度短暫上升，不繼發產生相應的D型肝炎抗體免疫球蛋白G，與單純的急性B型肝炎比，發生慢性肝炎的危險性較低。

2.**猛暴性肝炎**：臨床症狀及肝損害嚴重，病死率高。這是因為急性B型肝炎病毒血症時間延長，B型肝炎病毒複製增多，為D型肝炎病毒複製提供了良好的條件。D型肝炎抗原血症時間短暫，先出現D型肝炎病毒抗體免疫球蛋白M，隨後出現D型肝炎病毒抗體免疫球蛋白G，在這種情況下D型肝炎病毒引起的肝損害程度嚴重，加之B型肝炎病毒引起的肝損害，可誘發猛暴型肝炎。

111 怎樣診斷D型肝炎？

本病的實驗室診斷主要依靠檢測血清中D型肝炎病毒抗原（HDVAg）和D型肝炎病毒抗體（抗-HDV）。目前多採用酶聯免疫吸附法（ELISA法）。急性期血清中一過性地出現HDVAg，幾天後消失，繼之，血清抗-HDV IgM陽性。在慢性HDV感染時，抗-HDV滴度較高，主要是抗-HDV

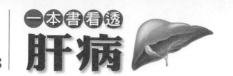
IgG。持續高滴度抗-HDV IgG是慢性HDV感染的主要血清學指標。

另外，還可用免疫組化法檢測肝組織中HDVAg以及用HDVVcDNA探針檢測血清中HDV RNA，此法靈敏度高，可提高血清HDV的檢出率。

E型肝炎

112 E型肝炎有什麼特點？

1986～1988年新疆發生11.8萬人暴發流行，我國各地均有散發性E型肝炎，占急性散發性病毒性肝炎的9.7%。其特點如下：

1.E型肝炎病毒主要經消化道傳播。

2.發病與年齡有關：幼年時感染多為亞臨床型，青壯年時期感染多為臨床型。

3.男性發病率高於女性：主要與男性感染E肝病毒機會多有關。

4.多為急性發病：一般不發展為慢性。

5.臨床表現類似A型肝炎，但病情較重，治療原則也基本與A型肝炎類似。

6.病死率較A型肝炎高，尤其是孕婦和老人。

7.發病有明顯季節性，流行多發生於雨季或洪水後。

8.病後有一定的免疫力，但持續時間較短。

113 E型肝炎是怎麼傳播流行的？

E型肝炎的傳染流行特點與A型肝炎相似，但其傳染性較A型肝炎為低。

E型肝炎的傳播方式很多，糞-口途徑傳播是E型肝炎的主要傳播途

徑。其他傳播方式還有：1.日常生活接觸的傳播：通過被污染的手和用具，或直接與口接觸傳播；2.水傳播：水源被糞便污染所致；3.食物污染：帶有HEV的糞便污染食物，特別是未煮熟就吃了的蔬菜或殼類水產品；4.媒介的傳播：蒼蠅和蟑螂可充當傳染媒介，使食物受到污染。

E型肝炎在潛伏期末和黃疸出現前數日是病毒排泄的高峰，傳染性最強。這一時期患者是最危險的傳染源，他們的糞便、尿液、嘔吐物等排泄物，如果未經消毒處理，就會污染環境，引起疾病傳播。

另有經胃腸道外的傳播途徑。E型肝炎病毒血症的持續時間較短，所以，經血或注射方式傳播的可能性很小；一般不經性傳播；母嬰之間也沒有傳播的報導，但E型肝炎孕婦常發生流產和宮內死胎。

114 E型肝炎病毒在體內是如何繁殖的？

E型肝炎病毒經口腔侵入人體，從腸道經門靜脈感染肝細胞，在肝細胞漿內增殖複製，複製後的病毒顆粒散佈於肝細胞漿基質中，並可通過毛細膽管進入膽汁中。病毒在肝內進行一次性繁殖，並在潛伏期及急性期出現短暫的病毒血症。病毒主要隨膽汁一起經糞便排出體外。在肝外是否也有E型肝炎病毒繁殖尚不清楚。肝炎發病經治療後，病毒約2周左右逐漸從糞便中消失，帶病毒的糞便可再次經口引發新的感染。

其臨床表現類似A型肝炎，但病情多數較重，病死率為2.5％，明顯高於A型肝炎。

115 E型病毒性肝炎有些什麼特點？

HEV的發病率以青少年最高，在15歲以下的兒童和40歲以上的成人中較低，與A型肝炎明顯不同，E型肝炎主要發生於幼兒期。我國的水源性流

行主要發生在新疆南部，散發性E型肝炎則各地都相當多見，人群中已有一定的免疫水準。HEV的潛伏期為16～75天，多數為1個月。

感染後22～46天可從血液中檢出HEV，34～46天可從糞便中檢出HEV。少數患者病毒血症可持續約100天，故可能發生血液傳播。E型肝炎的臨床表現與A型肝炎相似且較輕。急性起病，多有黃疸。猛暴性E型肝炎占0.5％～3％，在妊娠晚期的婦女中可高達20％。HEV不會引起慢性肝病。

116 E型肝炎有哪些臨床表現？其轉歸如何？

E型肝炎的潛伏期一般為2～9周，平均6周左右。常引起暴發或流行。當成人感染HEV後，多表現為臨床型，兒童感染後往往表現為亞臨床型。

急性E型肝炎的臨床表現與A型肝炎相似。急性發病，發熱、厭油、噁心、食欲減退、上腹不適、尿色深，熱退後症狀加重。部分患者可表現為皮膚發癢、大便灰白，嚴重者則表現為淤膽型肝炎。妊娠後期患者易併發重型肝炎和彌散性血管內凝血（DIC），病死率高。本病一般不發展為慢性肝炎，多數患者於4～6周症狀消失，肝功能恢復正常。

117 診斷E型肝炎有哪些方法？

診斷E型肝炎的方法很多，目前常用的方法有以下幾種：

1.**抗HEV IgM和HEV IgG檢測**：抗HEV IgM在發病初期產生，大多數在3個月內陰轉，故其陽性是近期E肝病毒感染的標誌。抗HEV IgG持續時間報導不一致，多數學者認為發病後6～12個月陰轉，但也有持續幾年甚至十多年的病例。抗HEV IgG在急性期滴度較高，恢復期明顯下降。因此，如果抗HEV IgG滴度較高，或由陰性轉為陽性，或由低滴度升為高滴

度，或由高滴度降至低滴度甚至轉陰，均可診斷為現症或近期E肝病毒感染。少數E型肝炎患者始終不產生HEV IgG和HEV IgM，兩者均陰性時，並不能完全排除E型肝炎。

2.免疫螢光法：檢測肝組織中E型肝炎病毒抗原。此方法必須進行肝穿活檢。

3.免疫電子顯微鏡：用患者恢復期血清作抗體，檢測急性期患者的糞便及膽汁中病毒抗原；或用已知病毒檢測患者血清中相應的抗體。

4.逆轉錄聚合酶鏈反應法（RT-PCR）：檢測膽汁、血清和糞便中E型肝炎病毒核糖核酸（HEV RNA）。

醫院裡一般採用第一種特異性抗體檢測法，該方法快速、簡便、準確、價廉。

118 如何區別E型肝炎和A型肝炎？

E型肝炎和A型肝炎都是經糞-口途徑傳播的，臨床上有相同也有不同之處。

1.E型肝炎的潛伏期為2～9周，平均6周，較A型肝炎長。

2.E型肝炎患者中青年居多，而A型肝炎以15歲左右的學生多見。

3.孕婦容易患E型肝炎，而且孕婦感染E型肝炎後病死率高。

4.兩者均以急性黃疸型為主，但E型肝炎亞急性重型和急性淤膽型較A型肝炎多見。E型肝炎發熱、肝大較A型肝炎少見，皮膚瘙癢和灰白便較A型肝炎多見。

5.E型肝炎病理損害較A型肝炎明顯，恢復緩慢。其血清膽紅素升高水準和持續時間均長於A型肝炎，因此認為A型肝炎和E型肝炎雖然都是經糞-口消化道途徑傳播的急性傳染病，臨床表現和經過類似，但兩者在年齡、性別、某些臨床表現和肝功能改變以及預後方面存在著差別。

119 預防E型肝炎應採取哪些措施？

凡未被HEV感染過的人都有可能被感染，因而各年齡組均可發病。兒童感染HEV後，多無明顯症狀，成人則表現為臨床性感染。人群易感性隨著年齡增長而下降。但抗HEV IgG在血液循環中維持時間僅一年，而且人胎盤免疫球蛋白預防E型肝炎無效，提示病後免疫不持久。目前還沒有E型肝炎疫苗用於臨床預防，所以，預防的最好方法還是注意個人飲食衛生，切斷傳播途徑。

重型肝炎

120 何為重型肝炎？病因及預後如何？

重型肝炎是由於各種原因導致肝組織大塊或亞大塊壞死，致使肝臟功能急速惡化，出現肝功能衰竭及隨後的一系列併發症狀。導致出現重型肝炎的原因很多，國外多以藥物或者酒精性因素為主，我國以各種嗜肝病毒為主要原因。

由於肝臟是人體內最重要的物質與能量代謝器官，並且重型肝炎的肝臟壞死往往難以可逆，因此一旦出現重型肝炎（尤其是急性重型肝炎），預後很差。鑑於內科治療重型肝炎效果差，因此一旦出現重型肝炎尤其是急性重型肝炎，臨床上有條件者可考慮肝移植治療。

121 急性重型肝炎有哪些臨床表現？

1.肝昏迷：是診斷的必備條件。多數患者病發後表現為性格改變、行為異常、多語、答非所問和狂躁，隨後進入昏迷狀態，表現為意識不清，

呼之不應，對疼痛刺激無反應。若出現頭痛、噁心、嘔吐、球結膜水腫、瞳孔大小不等和邊緣不整、全身肌張力增高、伸肌強直以及陣發性痙攣等，可能已經出現腦水腫。併發腦疝時，可突然出現血壓下降或呼吸停止而死亡。

2.**嚴重的全身中毒症狀**：起病後迅速出現高度乏力、高度厭食、高度腹脹和頻繁噁心等症狀。

3.**黃疸迅速加深**：血清膽紅素每天上升大於17.1微摩爾/升，短時間內出現明顯的皮膚鞏膜黃染，有濃茶樣的尿色改變。

4.**出血傾向**：早期可見皮膚淤點及淤斑，特別是注射部位及靜脈穿刺部位，口腔及牙齦出血也常見。晚期會出現嘔血及便血。

5.**肝臟絕對濁音界縮小或進行性縮小**：叩診肝臟絕對濁音界普遍在3個肋間隙內，個別病例可有叩空現象。

另外，還會出現高熱、低血糖、腹水、頑固性低血壓和休克、腎衰竭、急性肺水腫與呼吸衰竭以及DIC等。

122 為何說患急性重型肝炎是九死一生？

由於急性重型肝炎起病迅速，病情加重極快，往往短時間內由於肝臟大塊壞死而迅速進入肝衰竭期，導致隨後各種不可逆的致命性併發症出現及加重，從目前的治療效果來看，急性重型肝炎的病死率高達70%～90%，所以臨床上對急性重型肝炎患者的預後以九死一生來形容。

123 哪些指標可以診斷急性重型肝炎？

急性黃疸型肝炎起病後10天內迅速出現肝昏迷症狀（肝昏迷Ⅱ度以上症狀）而排除其他原因者；黃疸迅速加深，每天升高1毫克%以上；有嚴重

的消化道症狀及全身中毒症狀，高度乏力、高度腹脹、嚴重厭食伴有噁心嘔吐；肝濁音區縮小或進行性縮小，肝功能異常，特別是凝血酶原時間延長，凝血酶原活動度（PTA）低於40％者應考慮為急性重型肝炎。

124 亞急性重型肝炎臨床有何特點？

亞急性重型肝炎又稱亞急性肝壞死，是由於肝組織發生亞大塊壞死所致。臨床表現為急性黃疸性肝炎起病，病情在10天以上，8周以內。同時有以下表現：

1.高度乏力，嚴重的消化道症狀，如食欲極差、噁心、嘔吐、重度腹脹及腹水。

2.血清膽紅素短時間內升高，大於10毫克/100毫升，尿色如濃茶樣。

3.明顯的出血傾向。

4.II度以上的肝昏迷症狀。

本病的預後較差，病死率高達50％以上。

125 慢性重型肝炎的臨床表現有哪些？

在慢性活動性肝炎和肝硬化的基礎上，由多種因素引發的肝組織較大面積壞死，臨床上稱慢性重型肝炎。主要臨床表現有以下幾個方面：

1.既往有慢性活動性肝炎病史，或無慢性肝炎症狀體徵及ALT升高史，但有肝炎病毒血清學診斷依據者。

2.高度乏力及嚴重的消化道症狀。

3.血清膽紅素迅速上升，大於17.1微摩爾/升。

4.有面色晦暗、肝掌、蜘蛛痣及肝脾腫大等慢性肝病體徵。

5.腹水出現早，量往往較多。

6.A/G倒置或γ-球蛋白升高。

7.酶膽分離現象明顯。

8.發生肝昏迷晚，多死於消化道出血及腎衰竭等。

9.病情進展相對緩慢，PTA呈進行性下降。

126 慢性重型肝炎預後的主要標誌有哪些？

慢性重型肝炎患者因為以往有慢性活動型肝炎或肝炎肝硬化病史，發病後可加重肝功能損害，預後極差。

1.血清膽紅素短時間內迅速上升，大於17.1微摩爾/升。屬肝細胞性黃疸，且隨病情延長而黃疸加深。

2.病發早期，血清ALT升高，但隨病情發展，亞急性重型肝炎及慢性重型肝炎會出現血清膽紅素不斷升高，而ALT反而下降，形成酶膽分離現象。

3.出現高度乏力及嚴重消化道症狀。有面色晦暗、肝掌、蜘蛛痣及肝脾腫大等慢性肝病體徵。

4.由於肝功能嚴重損害及氨吸收增加，會出現血氨增高。膽固醇合成減少，導致血清膽固醇及ALT降低。是重型肝炎發展至晚期的重要標誌和預後不良的徵兆。

5.A/G倒置或γ-球蛋白升高。血液內毒素檢測大多為陽性。血漿支鏈氨基酸（BCAA）水準降低，芳香族氨基酸（AAA）水準增高，出現BCAA/AAA值失調。電解質紊亂及酸鹼平行失調，常見有低鉀、低鈉及呼吸性鹼中毒。

6.病情進展相對緩慢，PTA呈進行性下降。後期常發生肝昏迷，多死於消化道出血及腎衰竭等。

127 重型肝炎的預後與哪些因素有關？

重型肝炎的預後與多種因素有關。與患者的個體差異、病情的不同時期、併發症的有無及發生的嚴重程度、治療及時與否均有密切關係，且各型重型肝炎間的差異也很大，因此，影響預後的因素是多種因素的綜合。

1.與肝組織病理改變的關係：肝細胞壞死程度愈重，殘存肝細胞愈少，預後愈差。當肝細胞壞死程度由重變輕時，有存活希望，而當肝細胞壞死程度由輕變重時，存活希望不大。急性重型肝炎病理改變以水腫型為主者，存活率高，而以壞死型為主者，存活率極低；由水腫型轉變為壞死型者，預後極差，反之，由壞死型轉變為水腫型者，預後較好。

2.與肝昏迷的深淺度和腦水腫及腦疝存在與否有關：急性重型肝炎隨肝昏迷程度的加重及腦水腫腦疝的發生，死亡率增加，肝昏迷淺且腦水腫輕或無者，預後較好，昏迷程度重且併發腦疝者，預後極差。

3.黃疸愈深，預後愈差。

4.與PTA的關係：PTA是判斷病情輕重和預後十分敏感的指標，當PTA隨病情發展而呈進行性下降時，死亡率增加。動態觀察PTA逐升高者，多數可存活。

5.與肝臟大小的關係：肝臟縮小者存活機會不大。

6.併發其他器官系統改變者：特別是併發腦水腫、腦疝、急性腎功能及呼吸功能衰竭者，存活希望不大。

7.與肝臟原有病變基礎的關係：慢性重型肝炎患者的病死率在所有重型肝炎中最高，可能與其慢性肝炎的病理基礎有關。

8.與治療的關係：早發現、早診斷、早治療，可延緩病情的發展，挽救邊緣細胞，防止肝細胞進一步壞死，同時對併發症的預防和治療也是提高患者存活的關鍵。

小兒與老年性肝炎

128 小兒病毒性肝炎有什麼特點？

小兒的肝臟與成年人比較相對較大，其血供豐富，肝細胞再生能力強，但免疫系統不成熟，對入侵的肝炎病毒容易產生免疫耐受。因此，小兒感染B型肝炎、C型肝炎後容易成為慢性帶原者。

通過母嬰垂直傳播感染B型肝炎病毒的嬰兒有40％～70％可成為B型肝炎病毒長期帶原者；3歲以前受後天感染而成為帶原者的則占20％～30％。這些B型肝炎病毒帶原者受D型肝炎病毒感染的機會較多，使肝病加重，加速向肝硬化、肝癌方向轉移。

臨床上嬰兒急性肝炎以黃疸型為主，持續時間較短，消化道症狀明顯，起病以發熱、腹痛多見。6月齡以內的肝炎患兒發生重型肝炎較多，病情危重，病死率高。高熱、重度黃疸、肝臟縮小、出血、煩躁、抽搐、肝臭是嚴重肝功能障礙的早期特徵，病期12天左右發生肝性腦病，昏迷後4天左右死亡。年長兒童多以輕型、無黃疸型或亞黃疸型居多，起病隱匿，常在入學或查體時發現。

小兒B型肝炎的表面抗原陽性高峰在5～9歲，而抗體陽性率的高峰在10～15歲；血清中表面抗原和e抗原的陽性率高於成年人。另外20％～30％的慢性B型肝炎患兒有肝外系統表現，特別是腎損害和皮疹。

129 小兒病毒性肝炎的病原學特點是什麼？

小兒B型肝炎的發生率增高，即是由於母嬰傳播所致，也存在幼托機構、學校的水準傳播。近年小兒肝炎的病原學特點有下面幾種變化趨勢：

1.A型肝炎病毒、B型肝炎病毒重疊感染有增高趨勢，所以應對診斷、

治療及預後有新的認識。

2.C型肝炎在兒童中屢有發生，但流行率很低。

3.小兒肝炎發生率，HAV＞HBV＞HCV＞HDV。

4.小兒重症肝炎以B型重症肝炎為主，B型肝炎免疫標誌（HBV M）陽性者經肝穿刺證實以慢性肝炎為主，與前述的母嬰傳播後小兒成為B型肝炎病毒帶原者發病就是慢性肝炎的學者看法一致。

130 小兒急性黃疸型肝炎臨床是如何分期的？

小兒急性黃疸型肝炎一般發病較急，常以全身症狀或消化道症狀而就診。臨床上通常分三期：

1.**黃疸前期**：病程較短，伴有發熱者占67％，其中中等度發熱者占46％，部分病例出現高熱，發熱持續時間多為1～3天，少數可達一周。常將鼻塞、流涕、咳嗽和咽充血等呼吸道症狀的前驅期表現誤診為上呼吸道感染。消化道症狀可見噁心、嘔吐、食欲減退和厭食油膩等。嬰兒常伴腹瀉，可能與膽汁中膽酸總量減少、消化功能減弱有關。半數病例伴有腹痛，但疼痛部位並非肝區，故易診斷為腸痙攣或腸蛔蟲症。

2.**黃疸期**：患兒體溫往往已有所下降，鞏膜和皮膚出現黃染。尿色加深如茶色，重者呈醬油色。一般尿色的改變先於鞏膜和皮膚黃染3～5天。尿色改變常為引起家長注意的主要症狀之一。此時消化道症狀減輕，肝臟增大明顯。部分患兒可伴有一過性脾腫大。血清膽紅素增高，以結合膽紅素為主。

3.**恢復期**：黃疸消退、消化道症狀消失較成人為快，通常為7～14天。血清膽紅素和ALT一般經3～4周降至正常，少數病例持續1～2個月。多數患兒肝臟回縮至正常需要6周以上。

131 小兒急性肝炎有哪些臨床特點？

與成年人相比，小兒肝炎多為急性黃疸型肝炎。流行期以A型肝炎為主，有的地區急性B型肝炎佔有較高的比例。其發病較急，病程較短，預後大多良好，但嬰幼兒易發生重症肝炎，病死率高於成人。

132 小兒慢性肝炎有哪些臨床特點？

小兒慢性肝炎多有明確的接觸史或因母嬰傳播所致。臨床表現與成人不同，患兒的症狀往往不明顯。慢性肝炎無黃疸時，體檢可發現有肝大或脾腫大。發病初期肝外的表現較少。化驗檢查血清ALT升高可超過100單位，低蛋白血症γ-球蛋白偏高有出血傾向，血液中免疫複合物陽性，自身免疫抗體也可能出現陽性。由於臨床診斷比較困難，所以常要借助肝穿刺活檢才能確診。

133 小兒重型肝炎有哪些臨床特點？

小兒重型肝炎以B型肝炎為主，主要為急性重型肝炎及亞急性重型肝炎，病情兇險，尤其是嬰幼兒重型肝炎死亡率高。其前驅期症狀不典型，發展迅速，主要表現為進行性意識障礙，如無故哭鬧、尖叫、嗜睡或嗜睡與煩躁交替，意識混亂，出現反常的咀嚼動作，直至昏迷。小兒重型肝炎併發肝外臟器損害多見，受累最多的器官為腦，其次為心、肺、胃腸、血液、腎等，造成多器官功能衰竭，如腦水腫、上消化道出血，繼發肺、腸道、腹膜、尿路感染、心力衰竭、肺水腫、肺不張、彌散性血管內凝血以及腎衰竭等。

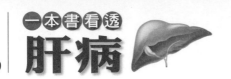

一本書看透
肝病

134 小兒B型肝炎的遠期預後如何？

觀察證實，小兒病例在發生HBeAg血清轉換之後，亦不乏HBV DNA不陰轉的慢性肝炎。血清e抗原轉陰後的小兒也不能免除發生肝癌的風險。可以說，成年時的肝癌大部分緣自小兒時期的HBV帶原。HBV帶原到發生肝癌，大約需要20年以上的潛伏期，並且也有小兒期內發生HBV相關肝癌的報導。對於已經發生HBeAg血清轉換、ALT複常、HBV DNA也已陰轉的小兒病例，亦應至少每年檢測一次肝功能、AFP和肝臟超音波，即要追蹤其至成年以後的病情變化，特別是要警惕肝癌的發生。

135 為什麼老年人也容易患肝炎？

老年肝炎的發病率，在老年人傳染病中佔據首位。老年人肝炎，在本質上與青壯年人患肝炎無差別，但在臨床的某些環節上存在著一些特點。從人體功能來講，無論是主動獲得的還是被動獲得的對某些疾病的免疫力，以及非特異性的防禦力，在老年人中都隨著年齡的增長而逐年減弱，因而老年人再患急性肝炎的可能性增大。

我國很多地區許多老年人一般多已在青少年時甚至幼兒期即遭受感染，並長期隱性緩慢地進行著。到了成年或老年，由於人體免疫狀況的變化，或出現其他誘因，表現出首次顯性發病，而實際上已屬慢性，甚至已屬肝硬化階段。但臨床很難與急性肝炎相鑑別，從而導致老年肝炎發病率上升。老年急性肝炎發病季節，冬春季略多於夏秋季，慢性肝炎及肝炎後肝硬化的復發，夏秋季稍高於冬春季。

136 如何診斷老年性肝炎？

　　老年性肝炎往往起病隱匿，病情發展緩慢，體徵明顯於症狀，不少人以腹脹來就診。很多慢性病例缺乏既往史，一旦發現即為慢性肝炎。70％～80％的患者會出現黃疸，黃疸程度較深，青壯年患急性黃疸型肝炎的黃疸多在2～4周內消退，而老年人則需1～2個月，常伴有皮膚瘙癢，病情遷延不癒。

　　肝炎症狀較重，重型肝炎發病率高，可達20％～40％。50％左右的患者合併肺、泌尿系統、腹腔等其他臟器感染，部分病例由於併發症的影響而使病情加重。

　　化驗檢查，多數患者白蛋白下降，球蛋白升高，白球蛋白比例不正常。也有不少人的鹼性磷酸酶、γ-谷氨醯轉肽酶升高，提示老年肝炎易伴輕度的淤膽。常易發生低血鈉，要與早期肝昏迷相鑑別。

　　預後與有無出現多臟器損害有關。老年性肝炎死亡率最高的為肝性腦病，其次為消化道出血、腎衰竭、腦水腫及各種感染等。

　　老年性肝炎中淤膽型肝炎多見，45％以上轉成慢性活動性肝炎，肝硬化者占25％左右。病死率高，預後較差。

　　當老年人出現肝炎同時有譫妄、幻覺、行動異常的情況時要檢查血鈉濃度，並與肝昏迷進行早期鑑別。

　　對老年人出現的肝炎症狀，首先要鑑別黃疸的性質，排除肝、膽、胰、肝周淋巴結腫大和原發性及轉移性癌的可能，並與消化系腫瘤或阻塞性黃疸鑑別。

137 老年肝炎臨床表現有什麼特點？

　　老年人患肝炎患者的常見症狀及體徵與中青年患者相比，並無實質上

的不同，但也具有一些特殊徵象，如：

1.起病緩慢：約有50％的患者於發病後2周以上方才就診，故而常常延誤早期診斷及早期治療的時機。

2.自覺症狀輕：症狀與病情嚴重程度不一致。發病後症狀不典型，常常以其他器官的症狀為主訴，掩蓋了肝炎的特有症狀，容易漏診和誤診。

3.重型肝炎患者的病情兇險，進展迅速，精神症狀發生率高。老年重型肝炎患者也易發生出血症狀，出血者的預後較非老年組者為差。

4.黃疸發生率高，程度深，持續時間長，易發生淤膽。因此，易將老年肝炎誤診為膽管系統機械性阻塞性黃疸。

5.有些老年人機體衰老，反應能力下降，臨床表現的症狀隱匿、缺乏特異性及典型性。

6.免疫器官的衰老，致使老年人易發生多重感染，對治療反應差，易發生不良藥物反應，使病程遷延，康復緩慢，慢性化率高。

138 老年肝炎容易被誤診、漏診的原因有哪些？

老年肝炎為急性黃疸型者占40％左右；無黃疸型者較少，僅占4％左右；重型肝炎所占比例較高，約占8％左右；慢性活動型者占30％左右；肝炎後肝硬化者約占30％。老年肝炎患者易發生淤膽，分析其原因，是因為老年人高膽固醇血症多，影響肝細胞內的膽紅素代謝，故而導致肝內淤膽；也可能與老年人肝臟老化、膽汁排泄功能下降有關。

老年肝炎原因複雜，易發生漏診和誤診的原因為：老年肝炎在急性感染期症狀較輕微，甚至無症狀，故易被忽略，但病理損傷卻在慢性進行著，到了老年，一旦顯性發病，已屬慢性肝炎，甚至已進入肝硬化階段。

老年肝炎患者中由病毒性肝炎引起者僅占22.7％，而非老年組占59.8％。某些外科疾病被誤診為肝炎，如外科腫瘤中膽管癌、胰腺癌、壺

腹癌等較為常見，此時應注意與老年肝炎相區別之處：一般狀況差，消瘦明顯；首發症狀多以上腹部不適、脹滿和隱痛為主；深黃疸與輕微症狀不同步的現象更加明顯等。臨床遇有此類患者，應及早進行輔助檢查加以鑑別。老年人患膽囊炎及膽石症者較多，但其反應性差，常常疼痛症狀輕微或缺如，而以黃疸、ALT升高為主要表現，易與肝炎混淆。如果能將臨床的一些細微特徵與各種有效的先進技術如超音波、CT、核磁共振等相結合，綜合分析，減少或杜絕漏診、誤診是有可能的。

139 老年肝炎的預後怎樣？

老年肝炎患者具有重症多、預後差的特點。其死亡原因以感染、腎衰竭及出血者為多見。預後差的原因有以下幾種：

1.老年人的肝臟和其他器官一樣，其形態、結構和功能，都隨年齡的增長而發生退行性變化，這些變化導致肝臟的再生能力、儲備能力、解毒能力、蛋白合成能力以及肝糖原、維生素、藥物等的代謝功能都有所降低。因此，老年肝炎易發展成重型肝炎，藥物治療效果差，患者病死率高。老年人的肝血流量明顯下降，且血液黏稠度高、有效循環量不足、微循環功能不良可能影響其病情、病程和轉歸。

2.老年人免疫功能低下，易發生感染，併發症、合併症多，同時免疫功能不全，可能也是導致易慢性化且疾病遷延不癒的原因之一。

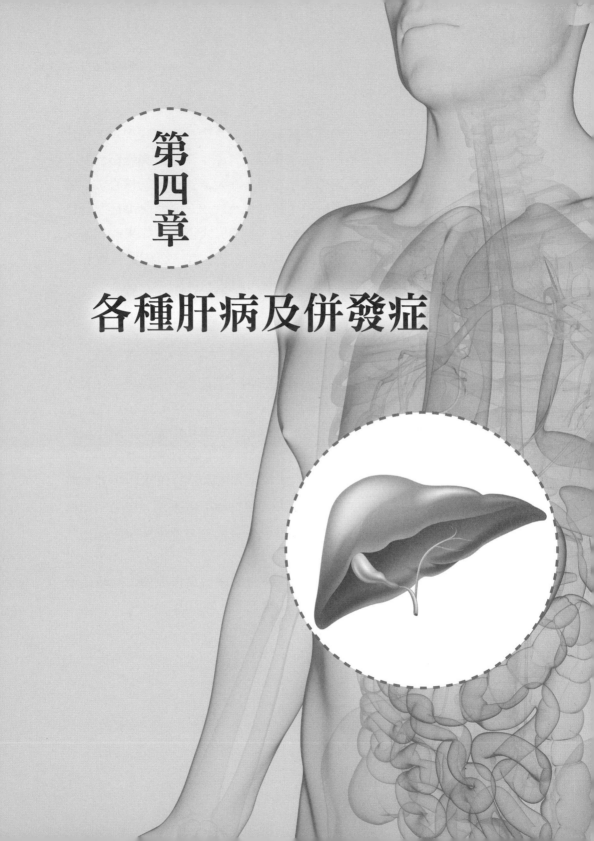

第四章

各種肝病及併發症

藥物性肝病

 什麼是藥物性肝病？

藥物性肝病是指在使用某種或幾種藥物後，由藥物本身或其代謝產物引起的肝細胞毒性損害或肝臟對藥物及代謝產物的過敏反應所致的疾病。

它可以發生在以往沒有肝病史的健康者或原來就有嚴重疾病的患者身上，一旦在使用某種藥物後發生程度不同的肝臟損害，均可稱作藥物性肝病。

2 為什麼藥物性肝病不可小視？

目前在已上市應用的化學性或生物性藥物中，有1100種以上的藥物具有潛在的肝毒性，很多藥物的賦形劑、中草藥以及保健藥亦有導致肝損傷的可能。因黃疸而住院的患者中有2%～5%是由於藥物性肝病引起的，而且一旦為藥物性肝損傷導致的黃疸，有10%～50%的死亡率；據統計，老年人的黃疸20%以上由藥物引起。急性肝損傷是藥物性肝病最常見的發病形式，約占報告病例數的90%以上，少數患者還會發生威脅生命的猛暴性或重症肝功能衰竭，在猛暴性肝衰竭的患者中有25%被認為與使用藥物不當有關。

近年來，隨著各種新藥的廣泛使用，以及多種藥物聯合應用的情形日益增多，藥物性肝病的發病率有逐年增高趨勢，因此藥物肝毒性問題也成為患者及臨床醫生都必須面對的嚴重問題。

3 藥物為什麼會損傷肝臟？

藥物本來就是治療各種疾病的，怎麼反而會引起肝臟損傷呢？事物都有雙重性。俗話說「是藥三分毒」。藥物若使用得當，能夠治療疾病；但若使用不當，其毒副作用必然致病。因為肝臟是藥物進入人體後最主要的代謝、解毒場所，特別是來自胃、腸等消化道和門靜脈的藥物，首當其衝受害的就是肝臟。

藥物引起的肝損傷取決於兩個因素，一是藥物對肝臟的損傷程度，二是身體對藥物的反應。因此，藥物性肝損傷可因藥物的固有毒性引起，也可因用藥者的特異體質導致。早期發現肝臟損傷與藥物有關是非常重要的。如果症狀出現或轉氨酶（ALT）升高後繼續使用這種藥物治療，肝損傷的嚴重程度就會大大增加。不同的藥物會引起相似的肝臟損傷，一種藥物引起的肝損傷也可能不止一種表現，並且會出現肝炎、膽汁淤積等重疊現象。所以，無論肝病患者還是非肝病患者，只要是正在用藥治療的患者都應該慎重用藥。

4 濫用哪些藥物會引起肝病？

很多肝炎患者治病心切，卻往往走入認識誤區。一是有病亂投醫，二是有病亂吃藥。認為藥吃得多，病就好得快。其實不然。藥能治病，也能致命。怎樣才能做到不濫用藥呢？首先要瞭解哪些藥物濫用會造成肝臟損傷。

下面是幾類常用藥物的濫用現象，希望能引起警覺。

1.抗生素：目前仍比較普遍。大量或長期使用廣譜抗生素，體內各種敏感細菌被抑制而條件致病菌及真菌則乘機繁殖，同時，抑制腸內有助消化的益生菌，如雙歧桿菌的繁殖，可導致消化不良、腹瀉等症狀。

2.**解熱鎮痛藥**：由於是非處方藥，濫用現象比較普遍。用得最多的是止痛片等。這類藥物如果濫用會引起溶血性貧血、粒細胞缺乏症、間質性腎炎等。

3.**中藥**：中藥內也有劇毒藥，如服用不當，一樣會引起不良反應。這些中藥包括：巴豆、蒼耳子、六神丸、雷公藤、甜瓜蒂、木通、牽牛、苦楝皮等。

4.**激素及其他類藥物**：有人以雄激素為補品，但卻不知此藥如果應用過多，效果適得其反，不僅不能促進性功能，反而使睪丸功能減退，生殖器官萎縮。雌激素同樣不可濫用，長期使用可能引起卵巢退化、萎縮。大劑量或長期使用糖皮質激素，可引起高血壓、骨質疏鬆、潰瘍、糖尿病及男性的陽痿等。

5.**補藥**：補藥是一般人對維生素及其他營養藥、補血藥或某些中藥補益藥的俗稱，人體對於這些藥物的需要大都有一定限度，不是多多益善。例如濫用維生素D會導致高鈣血症。至於中藥補益藥，比如以藥性平和著稱的人參，如長期過量應用，亦會出現興奮、失眠、欣快感、神經衰弱、咽喉刺癢、高血壓等症狀。

5 為什麼中藥引起的肝損傷不容忽視？

傳統的中草藥被認為是「綠色天然藥物」，我國民眾在看病時很多人也是首選中醫中藥，因而帶來中草藥濫用頻頻出現了毒性問題。近些年中藥及其製成品所引起的不良反應有增多之勢，中藥中毒致死的病例也有報導，這種治療的安全性也受到衝擊。

很多時候患者服用中藥及其製劑常常不向醫生說明，因此是否存在肝毒性也難以判斷。中草藥潛在的肝毒性並不新奇，早在《本草綱目》一書中就已有闡述。一些植物，例如：苦杏仁、木薯、廣豆根、北豆根、艾

葉、毛冬青、黃獨、蒼耳子、大楓子、苦楝皮、魚苦膽、千里光、天花粉
等具有肝毒性早已為人所知。中草藥的肝毒性可以是藥物本身或其代謝產
物的直接毒性作用，也可以是藥物代謝過程中出現的免疫損傷，其臨床表
現和病理表現可能是各種肝病的特點。此外，中藥致肝損害除藥物本身的
毒性作用外尚與下述因素有關：

　　1.培植藥材中農藥的殘留及品種混淆以及亂用、誤用等：新加坡國立
大學及國立大學醫院學者報導，在他們1992～2008年收治的急性肝衰竭患
者中，B型肝炎病毒感染引起者占44.5%，藥物性肝損傷引起者占36.6%，
其中中藥引起者占藥物性肝損傷的42%。

　　2.對中醫藥的認識存在誤區：如天然藥物無毒性的宣傳誤導，實際上
歷代本草藥、醫書及現代教科書中均有明確論述，如破瘀散結的中藥不宜
久服，久服易傷正氣。中醫藥不等於保健品，將中藥當維生素長期服用，
出現毒副作用是必然的。

　　3.沒有按照中醫藥辨證論治的基本理論來運用中藥或中成藥：如柴胡
製劑的應用等，1997年以後中成藥肝損害報導的新病例明顯減少。

　　4.與藥物製劑及原生藥的品質控制有關：如壯骨關節丸的不良反應主
要見於1995年之前，此後已明顯減少。

　　5.亂用、誤用或劑量過大：如一家醫院427例因服用中藥所致的肝損害
患者中，2例為誤服，15例為長期服藥，62例服用了非處方藥物。

　　中草藥並不像平常所說的那樣安全，因此，應認真地對中草藥進行
真正的治療效果和毒性評估，並且要對中草藥可能造成的肝毒性有充分認
識，以免誤診。用藥時亦必須謹慎，絕不可濫用。

6 為什麼止痛片會導致肝損傷？

　　對乙醯氨基酚是大家最常用的退熱鎮痛藥，應用範圍也很廣。近年

來，越來越多的人因為過量服用此類藥物而就醫。對乙醯氨基酚最突出的不良反應就是肝損害。過量服用甚至可造成肝衰竭，人們在同時服用這些藥物時往往沒有注意到含有同一藥物成分。適當劑量的對乙醯氨基酚是有治療作用的，一個體重為70公斤的成人一般允許每間隔4小時服用2片泰諾，用於減輕疼痛，但如果和其他含有同樣化學成分的藥物同時服用就會造成過量，導致肝臟損傷，甚至危及生命。

 藥物性肝炎的臨床表現如何？

藥物性肝病的臨床表現不一，可表現為肝細胞壞死，也可表現為膽汁淤積或慢性肝炎、肝硬化等，這主要與損傷肝臟的藥物種類及引起肝病的機制不同有關。

根據臨床特徵可分為急性和慢性兩大類。

1.以過敏反應為主的急性藥物性肝炎：常有發熱、皮疹、黃疸、淋巴結腫大，伴血清ALT、膽紅素和ALP中度升高，有藥物接觸史，並且常短至4周以內。

2.以膽汁淤積為主的藥物性肝炎：其臨床與實驗室表現與肝內淤膽、肝外膽道梗阻相似，有發熱、黃疸、上腹痛、瘙癢、右上腹壓痛及肝大伴血清ALT輕度升高、ALP明顯升高（2～10倍），結合膽紅素明顯升高（34～500微摩爾/升），膽鹽、脂蛋白X、GGT及膽固醇升高，而抗線粒體抗體陰性。一般在停藥後3個月至3年恢複，偶爾膽管損害為不可逆，進展為肝硬化。

藥物引起的慢性肝炎與自身免疫性慢性肝炎的臨床表現相似，可以無任何症狀，但也可能嚴重到發生肝功能衰竭。生化表現與慢性病毒性肝炎相同，有血清ALT、GGT的升高，若病情進展，會出現低蛋白血症及凝血功能障礙。

8 何謂急性藥物性肝損傷？

在醫學上，是根據用藥後發生血清生化檢測異常情況，將肝損傷定義為血清丙氨酸轉氨酶（ALT）或結合膽紅素（CB）升高至正常值上限2倍以上；或血清天冬氨酸轉氨酶（AST）、鹼性磷酸酶（ALP）和總膽紅素（TB）同時升高，且其中至少有一項升高至正常值上限2倍以上。

急性藥物性肝損傷是指由藥物本身或其代謝產物而引起的肝臟損害，病程在3個月以內，膽汁淤積型肝損傷病程較長，可超過1年。臨床上可表現為急性肝炎、脂肪變性、血管改變、淤膽性肝炎及急性肝壞死等，實驗室檢查依據肝臟損傷類型不同，表現出相應的檢查結果。

9 急性藥物性肝損傷如何分型？

根據用藥後血清酶學升高的特點，將急性肝損傷分為三種類型。

1.肝細胞性損傷： 主要表現為ALT水準明顯升高，常先於總膽紅素水準升高和顯著大於鹼性磷酸酶升高水準，其臨床生化的診斷標準為血清ALT升高超過正常值上限的2倍，血清ALP正常；或同期檢測的ALT/ALP比值≧5。

2.膽汁淤積性肝損傷： 主要表現為鹼性磷酸酶水準升高先於轉氨酶水準升高，或者鹼性磷酸酶水準升高比轉氨酶水準升高更明顯，其臨床生化的診斷標準是血清ALP活性超過正常值上限的2倍，血清ALT正常，或同期檢測的ALT/ALP比值≦2。

3.混合性肝損傷： 即血清ALT和ALP活性同時升高，其中ALT升高水準必須超過正常值上限的2倍，ALT/ALP比值在2～5之間。

但是，在藥物誘發的肝細胞性黃疸患者中，如果同時出現凝血酶原時間顯著延長（或其INR≧1.5）以及肝性腦病，則提示為重症肝細胞損傷；如果患者既往沒有肝硬化，病程在26周以內，則應該考慮急性肝衰竭，預

後兇險。

10 如何診斷急性藥物性肝損傷？

　　1.有與藥物性肝損傷發病規律相一致的潛伏期：初次用藥後出現肝損傷的潛伏期一般在5～90天內，有特異質反應者潛伏期可＜5天，慢代謝藥物（如胺碘酮）導致肝損傷的潛伏期可＞90天。停藥後出現肝細胞損傷的潛伏期≦15天，出現膽汁淤積性肝損傷的潛伏期≦30天。

　　2.有停藥後異常肝臟指標迅速恢復的臨床過程：肝細胞損傷型的血清ALT峰值水準在8天內下降＞50%（高度提示），或30天內下降≧50%（提示）；膽汁淤積型的血清ALP或TB峰值水準在180天內下降≧50%。

　　3.必須排除其他病因或疾病所致的肝損傷。

　　4.再次用藥反應陽性：有再次用藥後肝損傷復發史，肝酶活性水準升高至少大於正常值上限的2倍。符合以上診斷標準的1+2+3，或前3項中有2項符合，加上第4項，均可確診為藥物性肝損傷。

11 藥物性肝病應如何預防？

　　藥物性肝病的預防要注意以下幾點：首先是用藥前要詳細閱讀藥品說明書，瞭解藥物的適應症、用法、用量及不良反應，特別是過敏體質或以往有過藥物過敏史的人，更應小心；為防止肝損傷不良反應的發生，在用藥期間要注意定期檢測肝功能。各種慢性病需長期、大量服藥時，應在醫生指導下用藥，已有肝病或腎病的患者，用藥時要在醫生指導下適當減少藥物劑量。

　　預防急性藥物性肝損傷的關鍵是盡可能避免使用具有潛在肝損傷作用的藥物，在權衡利弊後仍必須應用某些可能具有肝毒性藥物時，可與外源

性谷胱甘肽或促進谷胱甘肽形成的藥物，以及具有細胞膜保護功能的磷脂醯膽鹼等合用。對老人及嚴重營養不良者更應警惕發生藥物肝毒性的可能性。

12 ▶ 藥物性肝病如何治療？

藥物性肝病的治療最關鍵步驟是立即停用有關可疑藥物，但如果某些患者的藥物是不能停用的，甚至不能以其他藥物取代，此時應權衡利弊，通過減少劑量，改變用法等達到目的。對於一些嚴重的藥物性肝病，僅僅停用相關的藥物還遠遠不夠，這時的治療包括：適當休息，加強營養，支持療法，給予高蛋白、高糖低脂飲食，補充維生素C、B和E。特殊藥物引起的肝損害可用相應的解毒藥物，應用還原型谷胱甘肽有利於藥物的生物轉化。

淤膽者可試用苯巴比妥，有利於肝細胞內運載蛋白Y和Z的生成，使間接膽紅素轉化為直接膽紅素，改善膽紅素代謝。也可短程使用糖皮質激素和甘草酸類製劑，還可應用腺苷蛋氨酸治療肝內膽汁淤積。

絕大多數患者停藥後可恢復，至於臨床症狀、肝功能檢測和組織學的改善，快者僅需幾周，慢者則需幾年。少數發生嚴重和廣泛的肝損傷，引起急性肝功能衰竭或進展為肝硬化，需要進行肝移植以挽救生命。

13 ▶ 如何減少藥物性肝損傷？

由於藥物性肝損傷的臨床表現多種多樣，診斷也主要是依靠臨床推斷，因此存在一定的局限性，甚至會影響患者的及時治療。那麼在臨床上如何減少藥物性肝損傷呢？

1.醫生在制訂治療方案時應該熟悉藥物的特性。不管是新上市還是上

市比較久的藥物，不僅要瞭解其療效，更需要瞭解其不良反應，因為在很多藥物不良反應中，可能半數左右為潛在藥物性肝損傷。

2.醫生要掌握藥物導致肝損害的潛在機制，瞭解藥物所導致肝損傷的嚴重程度。藥物性肝損傷包括直接毒性損傷，以及藥物代謝酶活性下降和免疫損傷這兩種間接損害。藥物性肝損害的免疫損傷一般潛伏期較長，持續時間也較長，直接肝損傷較短，或者為一過性，有時會比較嚴重。

3.不同的年齡、性別和疾病，不僅藥物的療效不同，藥物的不良反應也存在差異。

所以，醫生要跟蹤患者的用藥情況，最大限度避免藥物性損傷。還有，用藥並不是多多益善，因為藥物在體內的代謝情況很複雜，我們幾乎無法預測。所以醫生要簡化用藥，儘量避免過多用藥以防止包括藥物性肝損傷在內的不良反應發生。另外，用藥前要考慮肝臟的情況，肝病患者的肝臟代謝功能下降，其藥物性肝損傷的可能性大大增加，而且肝損傷的嚴重程度也會更重。

酒精性肝病

14 > 酒精中毒對人體有多大危害？

酒類生產的增加，豐富了人們的生活，但是飲酒過量對人體健康不利。其毒性作用可累及全身主要臟器，對肝臟的影響尤其大。在西方國家80％的肝硬化是由於酒精中毒引起的，我國近年也有明顯增加趨勢。另外，酒精還能與肝炎病毒起協同作用，加速肝臟疾病的發生和發展，並且對肝癌的發生和預後都有著不可忽視的影響。

酒精中毒的危害基本可歸納為四個方面：公共衛生、社會治安、家庭不和及意外事故。資料表明，長期大量嗜酒者的死亡率比一般人高1～3

倍；肝病、心血管病、精神疾患的發病率比一般人高20％～50％。酗酒對社會的影響也是最直接的，典型的酒依賴表現為患者心理上的追求，不喝不行，一旦斷酒會出現戒斷反應：全身顫抖、煩躁、激動、焦慮，甚至出現譫妄、意識不清。可以說，縱酒過度，後患無窮。

15 飲酒與酒精中毒

急性酒精中毒俗稱醉酒，是由於服入過量的乙醇引起中樞神經系統興奮及抑制狀態。長期飲酒，造成一些器官的慢性病變即慢性酒精中毒，如貧血、維生素K缺乏、肝硬化等。孕婦飲酒後可造成胎兒畸形，酒精能使70％的精子發育不全，染色體異常。我國心血管病死率調查中發現81％的人有長期飲酒史。長期飲酒還會致食道癌、咽喉癌、肝腎等臟器病變。

16 酒精在體內是如何代謝的？

攝入體內的酒精（乙醇）除極少量經呼吸和尿排泄外，95％以上在體內分解代謝，而肝臟是酒精代謝的重要器官。人對酒精的敏感性（即酒量大小）主要是遺傳因素決定的。酒精的代謝依賴於身體的兩種酶——乙醇脫氫酶和乙醛脫氫酶。酒中的酒精先在乙醇脫氫酶參與下，氧化成醛，再進一步在乙醛脫氫酶的參與下，氧化成可以被人體吸收的乙酸。80％的乙酸在周圍組織內進一步氧化為二氧化碳和水，其餘進入三羧酸循環而氧化分解。乙醇和乙醛都可以使人出現頭暈、臉紅、心跳過速，甚至神志不清等酒精中毒現象，但乙醛的作用比乙醇更大。

酒精在肝內的代謝帶來多種後果：刺激脂肪的合成，消耗大量的氧，給肝臟造成缺氧狀態，干擾肝細胞ATP的產生，影響蛋白質的合成，造成直接損傷，出現肝功能障礙。

17 酒精性肝病會有哪些臨床表現？

酒精性肝病多數無症狀。一組肝活檢證實有酒精性肝病者，僅11％有肝臟症狀，35％有胃腸道症狀，而嚴重肝損傷可以不顯示任何症狀。患者常可因其他系統的臨床表現（如消化系統的慢性胃炎、慢性胰腺炎、周圍神經炎等）就診。體檢可以完全正常，也可有肝大、黃疸、腹水、蜘蛛痣等。

18 哪些情況可以確診為酒依賴？

飲酒本不屬惡習，我國有著豐富的酒文化。常態（社會禮儀，助興娛樂等形式）的飲酒是無可厚非的，而一旦過度或無度，超過人對酒的耐受量，就成了酒濫用。下一步就會過渡到酒依賴。

鑒別酒依賴的標準：1.有強烈的飲酒要求；2.酒癮發作的時間間隔固定；3.飲酒意向高於一切活動；4.酒的耐受量不斷增高；5.清晨空腹飲酒；6.飲酒量不足時出現生理和心理症狀；7.戒酒後重蹈覆轍。只要具備了其中主要幾條，就可以確診為酒依賴。

19 臨床上如何診斷酒精性肝病？

酒精性肝病的診斷主要依據為病史、症狀、實驗室及影像學檢查。

1.有長期飲酒史，一般超過5年，折合酒精量男性≧40克/天，女性≧20克/天，或2周內有大量飲酒史，折合酒精量＞80克/天。但應注意性別、遺傳易感性等因素的影響。酒精量換算公式為：克=飲酒量（毫升）×酒精含量（％）×0.8。

2.臨床可無不適症狀，或僅有右上腹脹痛，食欲不振、乏力、體重減

輕、黃疸等。隨著病情加重，可有神經障礙、蜘蛛痣、肝掌等症狀和體徵。

3.血清AST、ALT、谷氨醯轉肽（GGT）、總膽紅素、凝血酶原時間和平均紅血球容積（MCV）等指標升高，禁酒後這些指標可明顯下降，通常4周內基本恢復正常，AST/ALT＞2，有助於診斷。

4.肝臟超音波或CT檢查有典型表現。

5.排除嗜肝病毒的感染、藥物和中毒性肝損傷等。

符合上述1、2、3和5條或1、2、4和5條的患者即可診斷為酒精性肝病，僅符合1、2和5條可疑診為酒精性肝病。

20 臨床上怎樣鑒別各種類型的酒精性肝病？

符合酒精性肝病臨床診斷標準的患者，其臨床分型診斷有如下特點，臨床上通常根據這些特點來進行診斷和鑒別診斷。

1.**輕症酒精性肝病**：肝臟生物化學、影像學和組織病理學檢查基本正常或輕微異常。

2.**酒精性脂肪肝**：酒精中毒的結果使脂肪在肝內堆積。由於酒精使脂肪酸的氧化速度減慢，而使甘油三酯的合成增加。這種肝的脂肪變性，臨床上稱為脂肪肝，是可逆的。單純的脂肪肝不會發展為肝硬化，可以伴有或不伴有肝性黃疸。其組織學特點是以脂肪變性為主。

3.**酒精性肝炎**：血清ALT、AST或GGT升高，可有血清總膽紅素增高。重症酒精性肝炎是指酒精性肝炎中，合併肝昏迷、肺炎、急性腎衰竭、上消化道出血，可伴有內毒素血症。

4.**酒精性肝纖維化**：小靜脈周圍纖維組織沉積，無特殊的症狀及影像學表現。血清纖維化標誌（透明質酸、III型膠原、IV型膠原、層黏連蛋白）、GGT、AST/ALT、膽固醇、載脂蛋白-A1等改變，這些指標並非十

分敏感，應聯合檢測。酒精性肝纖維化常是酒精性組織壞死的結果，最終可導致肝硬化。

　　5.**酒精性肝硬化**：約占重度嗜酒者的15%，在多次酒精性肝炎後才會發生，有肝硬化的臨床表現和血清生物化學指標的改變。

　　6.**肝癌**：嗜酒者伴有肝硬化並在以後發展為肝癌的人並不少見，應引起重視。

21 酒精性肝病的組織病理學會發生哪些改變？

　　酒精性肝病病理學改變主要為大泡性或大泡性為主伴小泡性的混合性肝細胞脂肪變性。根據病變肝組織是否伴有炎症反應和纖維化，可以鑑別出單純性脂肪肝、酒精性肝炎肝、纖維化和肝硬化。

22 酒精性肝病治療原則是什麼？

　　1.**戒酒**：戒酒是治療酒精性肝病的最主要措施。戒酒過程中應注意戒斷綜合症（包括酒精依賴者），神經精神症狀的出現與戒酒有關，多呈急性發作過程，常有四肢抖動及出汗等症狀，嚴重者有戒酒性抽搐或癲癇樣痙攣發作的發生。

　　2.**營養支持**：酒精性肝病患者需良好的營養支持，在戒酒的基礎上應提供高蛋白、低脂飲食，並注意補充維生素B、C、K及葉酸。

　　3.**藥物治療**：可幫助患者改善臨床症狀和肝臟生化學指標。

23 哪些藥物治療酒精性肝病有效？

　　1.有觀察顯示糖皮質類固醇可改善重症酒精性肝炎患者的生存率。

2.美他多辛可加速酒精從血清中清除，有助於改善酒精中毒症狀和行為異常。

3.多烯磷脂酸膽鹼對酒精性肝病患者有防止組織學惡化的趨勢。甘草酸製劑、水飛薊素類及多烯磷脂醯膽鹼等藥物亦有不同程度的抗氧化、抗炎、保護肝細胞膜及細胞器等作用。但不宜同時應用多種抗炎保肝藥物，以免加重肝臟負擔及因藥物間相互作用而引起不良反應。

4.酒精性肝病患者肝臟常伴有肝纖維化的病理改變，應重視使用抗肝纖維化藥物。

脂肪肝

24 ▶ 脂肪肝的概念是什麼？

脂肪肝是指由於各種原因引起的肝細胞內脂肪堆積過多的病變。正常肝內脂肪占肝重量的3％～4％，主要是構成細胞膜。如果脂肪含量超過肝重的5％，或組織學上每單位面積見1/3以上肝細胞脂變時，即為脂肪肝。脂肪滴合成大的脂肪球，可將細胞核擠向細胞的一邊。

脂肪肝包括酒精性肝病（ALD）和非酒精性脂肪性肝病（NAFLD）兩大類。酒精性肝病是由於長期大量飲酒所致的肝臟疾病，早期表現為脂肪肝，進一步可發展成酒精性肝炎、酒精性肝纖維化和酒精性肝硬化，嚴重酗酒時可誘發廣泛肝細胞壞死甚至肝功能衰竭。非酒精性脂肪性肝病是指酒精、藥物、毒物、感染或其他可識別的外源性因素以外的原因所致的明顯的脂肪性肝病，包括單純性脂肪肝以及由其演變的脂肪性肝炎（NASH）和肝硬化，隨著肥胖和糖尿病的高發，NAFLD現已成為我國十分常見的慢性肝病。

25 脂肪肝的主要病因是什麼？

脂肪肝不是一個獨立疾病，它是一種多病因引起肝細胞內脂質過多的病理狀態。肥胖、糖尿病、酒精中毒是脂肪肝的三大病因，並且無論單純性脂肪肝的成因如何，總有一部分患者發展為脂肪性肝炎和肝纖維化，甚至導致脂肪性肝硬化及其相關疾病。

肥胖不僅是指體重增加，而且還是指體內過剩的脂肪組織蓄積狀態。肥胖性脂肪肝所含脂類主要為三酸甘油酯，肝活檢還證明體重超過標準體重50%時，53%的患者有明顯的肝臟脂肪性變。

糖尿病脂肪肝的發病率為25%，主要由於貯脂組織中脂肪動用增加，大量釋放游離脂肪酸，在肝臟大量合成並貯存三酸甘油酯，形成脂肪肝。糖尿病脂肪肝多見於成年型，且與肥胖有關。

慢性酗酒常引起酒精性脂肪肝、肝炎和肝硬化，其機制是酒精及其代謝產物乙醇對肝臟的直接毒性反應。流行病學研究表明，每日飲烈酒80～120克持續10年以上時，10%～35%的患者患有酒精性肝炎與肝硬化，90%的人可能有脂肪肝。

26 脂肪肝會產生什麼危害？

1.對肝臟造成損害。

2.促進動脈粥樣硬化。

3.誘發或加重高血壓、冠心病。

4.誘發內臟脂肪變性腦病（腦病脂肪肝綜合症）。

5.導致肝硬化、肝功能衰竭、肝癌。

6.患急性妊娠期脂肪肝，病死率極高。

7.誘發或加重糖尿病。

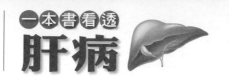
8.B型肝炎合併脂肪肝加快向肝硬化發展。

9.降低人體免疫功能、解毒功能。

10.對人體消化系統的損傷。

11.降低生活品質,影響事業發展。

27 糖尿病也會引起脂肪肝嗎?

糖尿病引起的脂肪肝發生率在50％左右。1型糖尿病患者由於缺乏胰島素使脂肪的分解代謝加強,脂蛋白合成減少,從而使血中脂肪酸增加,產生高脂血症和脂肪肝,但真正發生脂肪肝的人較少,發生率僅為4.5％。2型糖尿病患者由於血漿胰島素水準高,血中增高的未酯化脂肪酸堆積在肝內形成脂肪肝,其中50％～80％為肥胖者,亦可見脂肪肝的程度與肥胖的輕重關係密切。

28 為什麼肥胖與脂肪肝有關?

肥胖的概念絕不僅僅是體重的超重,而且還是體內過剩的脂肪組織積蓄導致一些組織病變的一種病態。一般講,體內脂肪含量在男性為25％,女性為30％左右。由於體內脂肪含量測定困難,臨床常以標準體重:男性(身高－105公分)公斤,女性(身高－100公分)公斤進行肥胖的判斷。超過標準體重20％為輕度肥胖,超過30％為中度肥胖,超過40％為重度肥胖。如果您屬於肥胖症,患脂肪肝的可能性約50％。

肥胖是一種複雜、多因素引起的以脂肪組織增多為特徵的疾病,其發生原因可分為進食過量、營養過剩、運動不足引起的單純性肥胖,也可能由於某些基礎疾病引起的症狀性肥胖。現實生活中前者居多。

肝臟是脂質合成的重要器官。在脂質合成與脂蛋白分泌平衡的基礎

上，肝臟的脂質代謝得以調控，肥胖者由於此平衡失調而導致脂肪肝發生。肥胖者內臟脂肪過量形成的危害遠遠超過皮下脂肪的堆積。肥胖性脂肪肝患者大多數呈良性經過，臨床表現不明顯，肝功能酶學及纖維化指標改變大多輕微，對患者健康和長期預後的影響可能並不嚴重，但肥胖合併存在的其他相關性併發症，例如高血糖症、高脂血症、冠心病、腦血管病等應該被高度重視。

29 為什麼脂肪肝患者易患膽石症？

膽結石的成因與非酒精性脂肪肝相似，也主要與高脂肪、高熱量膳食以及肥胖、糖尿病、高脂血症有關。最近，有學者通過隨機多級分層，抽樣數千成人肝臟和膽囊超聲檢查發現，脂肪肝和膽囊結石檢出率分別為20.8%和10.7%，兩者均隨年齡增長而增加。脂肪性肝炎患者膽囊動力下降，膽汁容易淤積，多數膽石症患者起病晚於脂肪肝，脂肪肝患者膽石症的患病率顯著高於非脂肪肝對照組（19.1%對8.5%）。無論是男性還是女性，脂肪肝與膽石症均關係密切，由此得出膽石症是脂肪肝危險因素的結論。

治療脂肪肝的某些措施，如極低熱量飲食、低飽和脂肪酸伴高不飽和脂肪酸膳食、貝特類降血脂藥物以及減肥手術等導致體重快速下降，均會促進膽固醇結石的形成。有學者在對膽石症患者膽囊切除術中肝活檢資料的研究中發現，27.9%的膽石症患者合併脂肪肝，在膽管中結石比單純膽囊結石者更為常見，顯示膽石症特別是症狀性或有併發症的膽石症對肝臟有損傷作用，而脂肪病變的肝臟對膽汁淤積損傷的敏感性較正常肝臟顯著增加。

30 藥物也會引起脂肪肝嗎？

人們普遍認為脂肪肝主要與肥胖、高血脂、糖尿病、嗜酒或營養過剩等因素有關。但是你知道藥物與脂肪肝也有關聯嗎？目前已得知大約幾十種藥物由於誘導了肝細胞線粒體功能受損，導致短鏈和中鏈脂肪酸的 β-氧化被抑制，或通過耗竭輔酶A等可引起嚴重的小泡型脂肪肝。這些藥物包括大家熟悉的阿司匹林，抗心律失常藥物胺碘酮，抗結核藥物異煙肼，抗腫瘤藥物5-氟尿嘧啶，抗病毒藥物干擾素，以及雌激素、糖皮質激素等。

藥物引起的脂肪肝是藥物性肝損害的一部分，由於沒有特異性的試驗室檢查證實，其診斷主要由有經驗的醫生詢問用藥史，藥物與肝病出現的關係。所以，一旦發現脂肪肝而且認為可能與藥物有關時，應該認真向醫生講述與用藥有關的發病過程，以便醫生識別出特異的肝毒性危險因數和藥物高敏性的全身特徵，如發熱、皮疹、黏膜炎、嗜酸粒細胞增多、骨髓抑制等有助於診斷。

肝病小常識

一般藥物性肝損傷潛伏期為2～8周，停藥後幾天或幾周肝毒性症狀有可能減輕。

31 為什麼脂肪肝患者冠心病發生率高？

有人戲稱冠心病和脂肪肝是「雙胞胎」，因為肥胖、高脂血症、糖尿病和酗酒是脂肪肝的常見病因，而這些因素也同樣與動脈粥樣硬化和冠心病的關係密切。一般來說，脂肪肝常先於冠心病而發生，是冠心病的獨立危險因素之一。臨床上，高脂血症相關性脂肪肝常合併冠心病。

　　肥胖患者隨體重的增加往往血糖、膽固醇、尿酸和轉氨酶均有不同程度升高，脂肪肝和冠心病的發生率也隨之升高。

32　脂肪肝是怎麼形成的？

　　脂肪肝的發病機制至今尚未明確，下列因素可能起一定的作用。

　　1.脂肪代謝異常：游離脂肪酸輸送入肝增多，肝合成游離脂肪酸或由碳水化合物合成甘油三酯增加。

　　2.激素影響：雌激素、皮質醇、生長激素、胰高糖素、胰島素及胰島素樣生長因數等，可能通過改變能量代謝來源而誘發脂肪肝的形成。

　　3.環境因素：飲食、營養狀態、食物污染及肝炎病毒感染等因素與脂肪肝及其併發脂肪性肝炎、肝硬化有關。

　　4.遺傳因素：無論是酒精性或非酒精性脂肪肝，都存在一定的遺傳發病因素。

　　5.免疫反應：新抗原表達、淋巴細胞表型改變、體液抗體及細胞因數出現與免疫反應有關。

　　6.游離脂肪酸的作用：肝臟脂肪氧化磷酸化和脂肪酸氧化受損，在脂肪肝的形成過程中起著關鍵作用。

　　7.缺氧和肝微循環障礙：長期嚴重的脂肪肝可因肝內代謝嚴重紊亂或者脂變，引起肝細胞缺血壞死，從而誘發肝纖維化、肝硬化。

33　脂肪肝和脂肪性肝炎有什麼區別？

　　廣義上可以統稱為脂肪肝或脂肪性肝病。其中，只有脂肪變性而肝臟炎症壞死不明顯的，稱為脂肪肝；如果合併明顯的肝臟壞死，肝功能反復異常，則稱為脂肪性肝炎。單純脂肪肝進展緩慢，預後較好；而脂肪性肝

炎就有可能進展為纖維化，個別會發生肝硬化。

34 脂肪肝有哪些臨床表現？

　　脂肪肝是各種原因引起肝脂肪蓄積過多的一種病理狀態，通常所說的脂肪肝主要指因肥胖、糖尿病和酒精等因素所致的慢性脂肪肝。這類脂肪肝多為隱匿性起病，因此缺乏特異的臨床表現。常在體檢或高血壓、膽石症、冠心病等其他疾病就診時發現。該病好發年齡為41～60歲，女性多於男性，常有各種誘致脂肪肝的危險因素存在。大多數患者無自覺症狀，少數患者有腹部不適、右上腹隱痛、乏力等，肝臟常輕度腫大。4%患者有脾大，8%有蜘蛛痣及門靜脈高壓的體徵。

肝病小常識

　　脂肪肝的臨床表現與肝臟脂肪浸潤程度成正比，在肝內過多的脂肪被移除後症狀可消失。伴隨脂肪肝的發展，可由肝纖維化進展為肝硬化。

35 如何診斷脂肪肝？

　　肝內貯脂量占肝重5%以上或組織學表現為30%～50%以上的肝細胞脂肪變性即可診斷為脂肪肝，但在臨床中多不能以肝組織活檢來診斷，血液生化指標也難與脂肪肝病變程度一致，因此超音波、CT（電腦斷層掃描）、核磁共振等影像學檢測成為十分重要而實用的臨床診斷手段。

　　1.**超音波檢查**：彌漫性脂肪肝在超音波圖像上有其獨特的表現，高回聲斑點，有人稱之為「明亮肝」，肝臟輕度或中度腫大。超音波可檢出肝

脂肪含量達30%以上的脂肪肝，肝脂肪含量達50%以上的脂肪肝，超聲診斷敏感性可達90%。

2.CT：CT值的高低與肝脂肪沉積量呈明顯負相關，因脾臟CT值常較固定，故肝/脾CT值的比值可作為衡量脂肪肝程度的參考標準。CT對脂肪肝的診斷具有優越性，其準確性優於超音波，但費用昂貴及有放射性是其不足之處。

3.核磁共振（MRI）：核磁共振及肝動脈造影主要用於超聲及CT檢查診斷困難者，特別是在局灶性脂肪肝難以與肝臟腫瘤鑒別時。

肝病小常識

　　確診脂肪肝的金標準是肝穿刺活檢組織細胞學檢查，但是對於肥胖者不必進行肝穿診斷。

36 非酒精性脂肪肝病的臨床診斷標準

非酒精性脂肪肝病是指病理上與酒精性肝炎相類似但無過量飲酒史的臨床綜合症，患者通常存在胰島素抵抗及其相關代謝紊亂。

1.無飲酒史或飲酒折合乙醇量男性每週＜140g，女性每週＜70g。

2.除外病毒性肝炎、藥物性肝病、全胃腸外營養、肝豆狀核變性等會導致脂肪肝的特定疾病。

3.除原發疾病臨床表現外，有乏力、消化不良、肝區隱痛、肝脾腫大等非特異性症狀及體徵。

4.可有體重超重和（或）內臟性肥胖、空腹血糖增高、血脂紊亂、高血壓等代謝綜合症相關組分。

5.血清轉氨酶和γ-谷氨醯轉肽酶水準可有輕至中度增高（小於5倍正

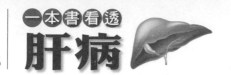
常值上限），通常以ALT增高為主。

6.肝臟影像學表現符合彌漫性脂肪肝的影像學診斷標準。

7.肝活體組織檢查組織學改變符合脂肪性肝病的病理學診斷標準。

凡具備上述第1-5項和第6或第7項中任何一項者，即可診斷為非酒精性脂肪肝病。

37 單純性脂肪肝分為幾度？

根據肝細胞脂肪變性佔據所獲取肝組織標本量的範圍，單純性脂肪肝通常被分為F0～4度：F0為＜5%肝細胞脂肪變性；F1為5%～30%肝細胞脂肪變性；F2為31%～50%肝細胞脂肪變性；F3為51%～75%肝細胞脂肪變性；F4為75%以上肝細胞脂肪變性。

38 脂肪肝實驗室檢查有什麼特點？

脂肪肝實驗室檢查的異常，視脂肪侵蝕的程度、範圍和病因而定，單純輕度脂肪肝的實驗室檢查無明顯異常，中、重度脂肪肝由於脂肪囊腫的破裂及肥大的脂肪細胞壓迫膽道，會出現血清轉氨酶升高，AST高於ALT，血清膽紅素輕至中度升高。若脂肪沉積在肝小葉中心帶，影響肝對色素的代謝，會出現磺溴酞鈉（BSP）和靛青綠（ICG）排泄異常。此外，血清脂蛋白質和量亦會發生異常，表現為α1、α2、β球蛋白比例升高，白、球蛋白比例失調，血清鹼性磷酸酶水準可以升高，有較高的敏感性，但特異性差。然而據經肝活檢證實的脂肪肝僅有20%～30%的患者有上述一項或一項以上指標異常，因而實驗室檢查並不能確切反映脂肪肝的程度。

39 超音波能確診脂肪肝嗎？

超音波診斷脂肪肝會出現假陽性或假陰性。輕度脂肪肝對超音波不敏感，但超音波沒有創傷性、價格便宜，可以作為首選的診斷方法。單純依靠超音波檢查對脂肪性肝病存在過度診斷問題，甚至造成誤判。

脂肪肝的超音波特點：

1.肝區近場回聲彌漫性增強（強於腎臟和脾臟），遠場回聲逐漸衰減。

2.肝內管道結構顯示不清。

3.肝臟輕至中度腫大，邊緣角圓鈍。

4.彩色多普勒血流顯像提示肝內彩色血流信號減少或不易顯示，但肝內血管走向正常。

5.肝右葉包膜及橫膈回聲顯示不清或不完整。

有上述第1項及第2～4項中一項者為輕度脂肪肝；具備上述第1項及第2～4項中兩項者為中度脂肪肝；具備上述第1項及第2～4項中兩項和第5項者為重度脂肪肝。

40 如何把握調血脂治療的尺度？

因部分調血脂藥物雖能有效降低血清中血脂水準，卻不能很好地清除肝臟中的脂肪沉積，且長期大劑量使用有一定肝毒性。因此，脂肪肝患者應權衡利弊，慎重考慮是否需要用降血脂藥物。

對於不伴有高脂血症的脂肪肝患者原則上不用降血脂藥物；對於酒精性脂肪肝伴有輕至中度高脂血症，徹底戒酒是最好的治療措施，一般不需要加用降血脂藥物。

對於肥胖症、糖尿病相關性脂肪肝伴有的高血脂，在治療原發病、控

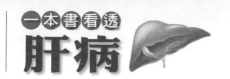
制飲食、增加運動3個月後，如果血漿總膽固醇、低密度脂蛋白或甘油三酯均明顯增高者，則應給予對肝功能影響較小的降血脂藥物。

　　常用的降脂藥物有維生素C、E和複合維生素B、膽鹼、氨基酸製劑、水飛薊素、熊去氧膽酸、還原型谷胱甘肽等。總之，治療脂肪肝應該是運動第一、飲食控制第二，藥物干預第三。

41　脂肪肝的運動治療有何特點？

　　運動對脂肪肝是一種很好的治療方法，最有效的是消耗肥胖、糖尿病、高脂血症等所致的營養過剩性脂肪肝，並且可預防高血壓症，減少動脈硬化的發生。但應注意，運動療法消耗熱量有限，一定要與飲食控制併用。對肥胖者而言，運動減肥比節食減肥更重要，其原因為運動減肥去除的主要是腹部內臟的脂肪，而腹部內臟的脂肪性肥胖比皮下脂肪性肥胖更易合併糖尿病、高脂血症、高血壓等疾病。運動療法具有以下特點：

　　1.主動療法：需要患者積極主動參與，運動絕不應該是短期的行為，提高自我控制能力，持之以恆，堅持鍛煉。

　　2.全身療法：運動療法所引起的整體性生理效應，既對局部病痛有治療作用，又對全身及各內臟器官產生積極影響。

　　3.功能恢復：通過運動，使人的精力、內臟功能以及抵抗力、適應能力均比缺乏鍛煉者強。

　　4.防病手段：運動鍛煉明顯增加體質，控制高血糖、高脂血症和高血壓。在治病的同時也有防病的效果。

42　脂肪肝的預後怎樣？

　　預後是指預測患者群體中各種疾病的可能病程和結局，主要包括判斷

疾病的特定後果，預測發生某種結局的可能性。絕大多數慢性脂肪肝預後良好，如能早期診治，可阻止脂肪肝進一步發展，甚至使其逆轉。肥胖、糖尿病、高脂血症等引起的脂肪肝，多為隱匿性起病，病程相對較長，即使已發生脂肪性肝炎和肝纖維化，如能有效控制體重和維持血脂、血糖於正常水準，肝臟病變仍有可能完全消退。

病毒性肝炎合併脂肪肝時，其預後基本上取決於肝炎本身的進程。雖然長期的肝內脂肪蓄積可能促進肝纖維化，但因肝內脂肪本身不是主要致病因素，且經過治療可吸收消散，故對預後無明顯影響。

酒精性脂肪肝如果能堅持戒酒則預後良好，但如果繼續飲酒，可經肝纖維化或酒精性肝炎而發展為肝硬化。

43 脂肪肝是可逆的嗎？

絕大多數的脂肪肝是可逆的，但亦不可掉以輕心，因為脂肪肝可提示肝毒素作用、代謝紊亂以及未知疾病的存在。因此，在日常生活中，選擇合理飲食，儘量少食含動物脂肪的高膽固醇食物，多進食高蛋白、富含維生素和各種氨基酸的食物；堅持體育鍛煉，控制體重增長，有助於防止脂肪肝，去除可能導致脂肪肝的各種因素，但切勿為防止脂肪肝而盲目減肥或禁忌某些食物，以免適得其反。

44 如何給「胖」肝瘦身？

1.應堅持以植物性食物為主、動物性食物為輔的原則：糾正不良飲食習慣，一旦三餐定時定量，早餐要吃飽，中餐要吃好，晚餐大半飽，改掉飲食過量、進零食、吃宵夜等不良習慣，忌食過甜的食物。

2.高蛋白飲食會促進肝細胞的修復與再生：優質蛋白質應占適當比

例，如豆腐及豆製品、腐竹、瘦肉、魚、蝦、脫脂奶等。低脂肪飲食，可選用富含不飽和脂肪酸的植物油，如花生油、豆油、菜籽油、玉米油等，少吃動物油。維生素要充足，最好多吃些新鮮綠葉蔬菜。

3.限制食鹽的攝入，適量飲水，促進人體代謝及代謝廢物的排泄。

4.肥胖者要控制總熱量，使體重逐漸減輕，以利肝功能的恢復。

5.避免久坐少動，堅持每天進行適量的運動。

45 ▶ 預防脂肪肝最好的方法是什麼？

在實際生活中，發生脂肪肝最多的原因就是不節飲食而致的營養過剩。而這種原因的脂肪肝，只要把肇因除掉就可以治好。那麼，堆積在肝臟中的脂肪如何除掉呢？調整飲食被認為是治療慢性脂肪肝的基本方法，也是預防和控制脂肪肝進展的重要措施。飲食療法原則上應根據患者理想的目標體重，正確調整每日食物攝入和科學分配各種營養要素，並堅持合理的飲食制度。

首先，食品中含糖較高時，其糖質被肝臟代謝後變成脂肪，因此每天應把這些食品量減少，同時還要積極攝取可除去肝臟脂肪的食品，也就是含有必需氨基酸的優質蛋白質食品；其次，要少食含脂肪高的食品；最後，應減少酒的飲用。養成高蛋白、低脂肪、每餐八分飽的好習慣，這就是預防脂肪肝最好的方法。

46 ▶ 脂肪肝患者一定要做肝穿刺活檢嗎？

進行肝活檢有助於判斷脂肪肝的病因，區分單純性脂肪肝與脂肪性肝炎，評估肝纖維化的程度。但肝活檢畢竟是一項有創性診療手段，臨床醫師應通過權衡做肝活檢所得到的資料，這種病理資料將如何影響其預後，

來考慮給哪些患者做活檢以及何時做活檢。對一般患者則無需肝活檢證實其脂肪肝的診斷。

目前認為，如果醫生認為患者存在進展性肝纖維化的危險因素，可做肝活檢來觀察肝纖維化的程度。通過生活方式改善胰島素抵抗和減少腰圍後肝功能仍持續異常者，特別是存在肝硬化的徵象，另外，局灶性脂肪肝或彌漫性脂肪肝與肝癌鑒別有困難時也應該做肝活檢。

47 營養不良也會得脂肪肝

當營養攝入不能滿足人體需要時，會影響脫輔基蛋白及磷脂的合成，致使脂蛋白生成不足，而糖皮質類固醇分泌增多，貯存脂肪動員增加，大量游離脂肪釋放到血液中，超過脂蛋白轉運能力而沉積於肝內，引發營養不良性脂肪肝。這種情況多見於重度慢性腸炎，如潰瘍性結腸炎、克羅恩病、慢性消耗性疾病等。如果一個人長期素食或厭食，同樣也會發生營養不良性脂肪肝。

營養不良性脂肪肝和其他病因導致的脂肪肝一樣，輕者可無症狀，中、重症多呈非特異性慢性肝病症狀。它的診斷和治療並不困難，只要結合患者有無造成營養不良的相關病史，化驗肝功能及血脂，或做超音波、CT檢查便可得知。患者在補充高蛋白、高維生素營養後，無需藥物治療就可痊癒。因此，治療與營養不良相關的疾病及糾正不良飲食習慣，是預防營養不良性脂肪肝的關鍵。

48 走出脂肪肝誤區

對於脂肪肝的認識，人們存在很多誤區。

1.有些脂肪肝患者不以為然，認為不是真正的疾病，看不看病無所謂

也無需治療。

2.與前者相反，一旦被醫生診斷為脂肪肝則驚恐萬分，惶惶不可終日，四處求醫問藥。

3.由於脂肪肝是一個相當大的醫療市場，所以大量治療脂肪肝的藥物通過廣告宣傳，使用吸引人的言辭，博得脂肪肝患者的信任。據粗略統計，大約五成左右脂肪肝患者存在過度治療。

4.肥胖性脂肪肝患者盲目減肥，僅以水果和蔬菜果腹，但是長期過多進食水果蔬菜而忽略高蛋白、低脂飲食，反可能導致血糖、血脂升高，甚至誘發肥胖。

5.悲觀地認為脂肪肝不可能治癒。確實目前國內外尚未發現治療脂肪肝的有效藥，需要長期加強運動、糾正不良飲食和生活習慣，非藥物治療措施需要貫徹終生，否則脂肪肝就是治好了也會復發。

6.得了脂肪肝必須降血脂。脂肪肝假如不伴有高脂血症，就一定需要用降血脂藥物。有脂肪肝又有高脂血症，需根據高脂血症的原因、程度，由醫生酌情決定是否要用降血脂藥物。切莫擅自使用降脂藥物，否則還會引起藥物性肝炎。

7.伴有轉氨酶升高的脂肪肝患者大量服用降酶藥物。實際上，轉氨酶增高主要與肥胖有關。研究表明，體重每降低1％，轉氨酶下降8％；伴腫大的肝臟回縮和脂肪肝逆轉；而體重居高不下者轉氨酶往往持續升高，即使應用保肝降酶藥物也難以奏效。

當前，脂肪肝是溫飽解決以後的富貴病，國人缺少的不是營養而是運動；急需的不是補品藥物，而是科學的生活方式。只要做到「少吃、多動，少飲酒、慎用藥」的預防原則，不要盲目跟著廣告走，走出以上幾個誤區，就能夠有效控制脂肪肝日益嚴重的流行現狀。

淤膽型肝炎

49 何謂淤膽型肝炎？

淤膽型肝炎是指各種因素引起的以肝內淤膽為主要表現的一個特殊臨床類型，過去稱之為毛細膽管性肝炎。各型病毒性肝炎不僅可表現為黃疸型，也可表現為淤膽型。會發生於急性肝炎、慢性肝炎、重型肝炎及肝炎後肝硬化患者，黃疸往往較深，且持續時間長，可伴有全身皮膚瘙癢，大便顏色淺或灰白，而消化道症狀及乏力等表現常相對較輕。臨床可分為急性淤膽型肝炎和慢性淤膽型肝炎兩類。

淤膽型肝炎應與外科阻塞性黃疸加以鑑別，以往有不少被誤診為外科梗阻而行剖腹探查，導致肝衰竭的慘痛教訓。

50 急性淤膽型肝炎的臨床表現有哪些？

正常情況下，膽汁酸在毛細膽管內的濃度很高，有增加毛細膽管滲透壓的作用，使肝細胞中的水分主動轉移到毛細膽管內，從而使毛細膽管內膽汁流量增加並促進膽汁流動。在肝細胞病變時，膽汁流量減少，流速減慢，造成膽汁淤積在肝內。

臨床上可表現為乏力、食欲減退、噁心、嘔吐、腹脹及肝區痛，但隨著病情的發展，會出現「三分離」的黃疸特徵：1.黃疸加重，消化道症狀反而減輕；2.黃疸加重，ALT反而下降，形成酶膽分離；3.黃疸加重，凝血酶原時間延長或凝血酶原活動度反而不下降或下降不明顯。

此外，還具有梗阻性黃疸的臨床表現：1.全身皮膚瘙癢及大便顏色變淺或灰白色；2.超音波等影像學檢查均無肝內外梗阻的證據，也無肝脾腫瘤徵象；3.血清AKP、總膽固醇（T-Ch）等可輕度至中度增高，血清膽紅

素以直接膽紅素為主，而尿膽原明顯減少或消失。

　　查體除有明顯黃疸外，多有明顯肝臟腫大，伴觸痛及肝區叩壓痛。部分病例伴有心率減慢及脾臟腫大等。

51 慢性淤膽型肝炎的臨床表現有哪些？

　　慢性淤膽型肝炎主要見於慢性活動型肝炎和肝炎後肝硬化的患者，發生率較急性淤膽型肝炎為高，可達10%以上。主要由於肝細胞膽汁排泌功能障礙及毛細膽管病變所致。臨床表現比較複雜，既有慢性活動性肝炎或肝硬化的表現，又有梗阻性黃疸的特徵。所以造成誤診的機會較多。

　　應該特別引起警惕的是鑒別診斷，需要排除慢性重型肝炎，肝外腫瘤或膽石梗阻。大部分患者的黃疸消退緩慢，治療棘手。由於黃疸持續不退，可導致繼發性膽汁性肝硬化。全身功能會逐漸衰竭，部分患者會導致肝功能嚴重損害，出血。還會因誤診而行剖腹探查，導致病情急劇惡化。

52 淤膽型肝炎的預後

　　淤膽型肝炎患者黃疸往往較重，眼黃、皮膚黃、尿黃如濃茶，而且持續時間也較長，但總的預後良好。患者一般都能康復出院，極少有人發展為膽汁性肝硬化。患者恢復正常的標誌是大便顏色由灰白色逐步加深而變成正常。皮膚瘙癢逐漸減輕至消失，黃疸也逐漸消退。有文獻報導，淤膽型肝炎患者黃疸病程有的可長達3年以上。

　　雖然慢性淤膽型肝炎黃疸持續的時間比急性淤膽型肝炎更長，大部分患者黃疸仍可逐漸消退。但有些黃疸消退很慢，甚至持續緩慢增長。其預後較急性者要差。由於黃疸持續不退，可導致繼發性膽汁性肝硬化，最終導致肝功能衰竭而死亡。

自身免疫性肝病

53 何謂自身免疫性肝病？

病原微生物入侵時，身體會產生一種自身保護性的蛋白類免疫物質，醫學上稱之為抗體。這種抗體專門對付病原微生物，有特殊的識別功能，當病原微生物再次入侵時，特異性的抗體就立即衝上去中和它，使病原微生物立即失去致病性，這就是神奇的人體自身免疫功能。

但在特定情況下，這種帶有記憶功能的抗體，也會發生識別錯誤，把自己身體中的某些組織誤認為對人體有害的病原微生物而發動攻擊，造成身體傷害。若這種因自身識別錯誤而發生的攻擊目標是肝細胞，就會造成各種各樣的肝功能損傷，如轉氨酶增高、血清膽紅素升高。這種不是由於肝炎病毒引起的，而是由於自身免疫系統發生紊亂造成的肝損傷，醫學上稱之為自身免疫性肝病。

臨床上常見的自身免疫性肝病包括自身免疫性肝炎、原發性膽汁性肝硬化、原發性硬化性膽管炎、重疊綜合症。這幾種疾病在病理組織學變化、臨床表現、血液生化及自身抗體方面均有各自的特點，前者主要表現為肝細胞炎症壞死，後二者主要表現為肝內膽汁淤積。但它們的表現有時不典型或相互重疊，給臨床診斷和治療帶來困難。本組疾病不包括那些因肝炎病毒感染所致的一些自身免疫現象。

54 易被誤診的自身免疫性肝病

長期以來國內醫務工作者一直認為自身免疫性肝病主要見於西方國家，而中國人十分少見，近年來發現這種看法是錯誤的，此類疾病在國內非但不少見，反而相當常見，醫生對這類疾病缺乏足夠認識，常導致

誤診。

　　發生誤診的另一個重要原因是診斷試劑的品質問題，如果試劑不好，假陰性、假陽性均有可能。自身免疫性肝炎患者抗核抗體（ANA）陽性率僅達到67％，抗平滑肌抗體陽性率也沒有高出87％，這是由於抗體是人體對抗原的一種反應，而人體的免疫功能千差萬別，所以，抗體的產生也必然會有很大的不同，有的產生多一些，有的產生少一些，有的可能完全不產生。因此，臨床上絕對不能僅依靠化驗結果，必須綜合考慮。如果臨床上非常符合自身免疫性肝病，也可進行試驗治療。在臨床上慢性B型肝炎合併自身免疫性肝炎，慢性C型肝炎合併自身免疫性肝炎都不是很罕見。因此對每一個患者還要具體分析，能夠用一個病來解釋清楚的就儘量用一個病來解釋，實在解釋不通的也要考慮合併存在的可能。但是，另一方面也必須強調，由於病毒性肝炎，特別是C型肝炎患者常常伴有某些自身抗體陽性，有時也會出現自身抗體假陽性，因此，在診斷合併存在時要特別慎重，除非真是不可能用一個病來解釋，一般不要輕易診斷合併存在。

55 自身免疫性肝炎是狼瘡性肝炎嗎？

　　自身免疫性肝炎多發於女性，男女比為1：4，有10～30歲及40歲以上兩個發病年齡高峰。臨床上絕大多數患者表現為慢性肝炎，約40％以急性肝炎起病，偶有以猛暴性肝衰竭為主要表現者。主要臨床症狀有乏力、食欲不振、腹痛（10％～20％），發熱（20％），許多患者在作出診斷時有黃疸，近半數患者有肝脾腫大。在作出診斷時30％～80％的患者已有肝硬化，10％～20％的患者已發生肝功能失代償。本病可有多種自身免疫性疾病的表現，如關節病和關節周圍腫脹，因此曾有人稱之為狼瘡性肝炎。

56 自身免疫性肝炎有哪些特點？

自身免疫性肝炎是一種肝臟的特殊炎症反應，以血清記憶體在自身抗體，高γ-球蛋白血症及肝組織呈碎屑樣壞死為特點的慢性活動性肝炎，可以發展為肝硬化。該病多見於女性，年齡一般在15～40歲之間。

自身免疫性肝炎大多數隱匿或緩慢起病，起先可有關節酸痛、低熱、乏力、皮疹或月經不調，直到出現黃疸時才被診斷是自身免疫性肝炎。20%～25%患者的起病類似急性病毒性肝炎。有些患者最初肝外表現掩蓋了原有的肝病症狀，經過一段時間才逐漸出現乏力、噁心、食欲不振、腹脹及體重減輕等肝炎症狀。

體檢時常發現患者肝臟呈進行性腫大，有肝掌、黃疸、脾腫大，面、頸、前胸可見蜘蛛痣。化驗檢查常顯示血小板和白血球減少，血清轉氨酶升高，血清膽紅素升高，血沉增快，血清球蛋白尤其是γ-球蛋白增高，自身免疫性抗體陽性，部分患者血中可找到狼瘡樣細胞。

任何年輕的肝病患者，尤其是沒有酒精、藥物、病毒病原學變化等危險因素的患者，都應考慮是否是自身免疫性肝炎。血清蛋白電泳和自身抗體的檢測對自身免疫性肝炎的診斷是非常重要的。一部分自身免疫性肝炎的患者血清C種球蛋白是正常值的兩倍。

該病的診斷應與B型和C型慢性活動性肝炎相區別，自身免疫性肝炎的病毒性肝炎血清學標誌陰性，而有多種自身抗體存在。肝活檢能夠較好地予以確診。

57 與自身免疫性肝炎相關的自身抗體

1.抗核抗體（ANA）：是第一個被測出的自身抗體，與Ⅰ型自身免疫性肝炎相關。目前將抗核抗體和（或）抗平滑肌抗體作為Ⅰ型自身免疫性

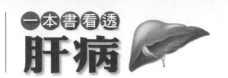

肝炎的標誌性抗體，但約有20%～30%的Ⅰ型患者上述抗體為陰性。

2.抗平滑肌抗體（SMA）：自身免疫性肝炎會出現高滴度的SMA，常與抗核抗體同時出現，為Ⅰ型自身免疫性肝炎的血清標誌物，有時也是這類肝炎的唯一血清學指標。

3.抗肝腎微粒體抗體-1（LKM-1）：是Ⅱ型自身免疫性肝炎的標誌性抗體，在診斷及其鑒別診斷中有著非常重要的作用。

4.抗線粒體抗體（AMA）：是原發性膽汁性肝硬化（PBC）特異且敏感的診斷指標，陽性率達95%。但在一部分慢性肝炎（包括慢性病毒性肝炎和自身免疫性肝炎）中也出現。

5.除上述抗體外，自身免疫性肝炎患者血清中還會出現其他自身抗體，如抗肝細胞膜脂蛋白特異性抗體、抗去唾液酸糖蛋白抗體、抗中性粒細胞胞漿抗體 （pANCA）、抗細胞骨架蛋白抗體等等，也是自身免疫性肝炎的特異性抗體，並且與自身免疫性肝炎發病密切相關，但是檢測技術較複雜，目前臨床實驗室尚未廣泛開展。

58 原發性硬化性膽管炎（PSC）也是自身免疫性肝病嗎？

原發性硬化性膽管炎是自身免疫性肝病中的一種，主要表現是進展性膽汁淤積，流行率約為130/10萬。與自身免疫性肝病不同的是，PSC主要影響男性，絕大部分的患者伴有炎症性腸病。PSC是進展性疾病，可導致肝內、肝外大膽管的破壞，引起膽汁淤積、肝纖維化和肝硬化。

在疾病的各個階段，發生膽管癌的危險性升高。目前尚無有效的治療方法，但有資料顯示大劑量熊去氧膽酸可延緩部分患者病情的進展。

PSC的診斷主要依賴獨特的膽管影像學改變，表現為肝內外膽管受累。然而，影像學不能鑒別原發性和繼發性硬化性膽管炎，而且，PSC病例中有5%僅影響小的肝內膽管。

59 為什麼原發性硬化性膽管炎總伴有黃疸？

這是一種病因不明的慢性膽汁淤積綜合症，多發於中青年男性，70％左右的病例合併潰瘍性結腸炎。其特徵性病理改變為膽管纖維化性炎症，可累及肝內、肝外膽管或肝內外膽管同時受累，診斷主要依靠典型的逆行胰膽管造影（ERCP）改變。病程進展速度變化較大，但總趨勢為進行性加重，最終可導致繼發性膽汁性肝硬化，並發生門脈高壓症和肝衰竭等嚴重後果，部分病例可併發膽管細胞癌。

60 原發性硬化性膽管炎的確切病因和發病機制尚不清楚

診斷主要依據：1.臨床症狀和體徵病史（乏力、瘙癢、黃疸、肝脾大及炎性腸病的表現）；2.血清生化改變（鹼性磷酸酶升高）；3.膽管造影上有硬化性膽管炎的典型改變（肝內外膽管狹窄與擴張相間而呈串珠狀改變）；4.除外其他引起硬化性膽管炎的病因（其他膽系腫瘤、結石、創傷、手術史、先天性膽管發育異常）。自身抗體檢查陽性支援本病的診斷，但是不具特異性。肝組織病理學檢查有助於除外其他病因和進行分期，但由於病變的局灶性分佈及肝活檢取材過小等因素，僅在30％的病例中發現典型改變，5％～10％的病例肝活檢組織學正常。然而，如果病變僅累及肝內小膽管（小膽管型PSC），膽管造影可以完全正常，此時必須依靠肝臟組織病理學檢查發現典型的纖維化性膽管炎才能確診。

61 原發性膽汁性肝硬化的臨床表現有哪些？

90％的原發性膽汁性肝硬化好發於女性，多見於40～60歲的婦女，男女比為1：8。該病起病隱匿，發病緩慢，各期的臨床表現各有不同。

1.早期：血清鹼性磷酸酶及GGT升高可能是唯一的陽性發現，日輕夜重的瘙癢作為首發症狀達47%。

2.無黃疸期：血清膽固醇可明顯升高，掌、蹠、胸背皮膚有結節狀黃疣，也有沿膝、肘、臀肌腱、神經鞘分佈者。

3.黃疸期：眼黃、皮膚黃的出現標誌著黃疸期的開始，黃疸加深預示著病程進展到晚期，壽命短於2年，此時常伴有骨質疏鬆、骨軟化、椎體壓縮，甚至發生肋骨及長骨骨折。

4.終末期：血清膽紅素直線上升，肝脾明顯腫大，瘙癢加重。伴食道胃底靜脈曲張破裂出血及腹水。由於腸腔內缺乏膽鹽，脂肪的乳化和吸收不良，會發生脂肪瀉，此時維生素A、D、K 吸收不良，會產生夜盲、皮膚角化、骨骼變化及凝血機制障礙。膽管造影顯示大膽管正常，小膽管扭曲。最後為肝功能衰竭，曲張靜脈破裂、肝性腦病、腹水、水腫伴深度黃疸，往往是終末期表現。

62 原發性膽汁性肝硬化的病理和病因

原發性膽汁性肝硬化是一種主要發生於中年婦女的慢性進行性且常可致死的淤膽性肝病，其主要特徵是肝內膽管非化膿性破壞、門脈炎症、瘢痕，最終發展為肝硬化、門脈高壓、肝功能衰竭等，常與其他自身免疫性疾病同時或先後存在。

本病的病因尚不清楚，但與病毒、細菌、真菌感染、環境毒理因素、硒缺乏、中毒及遺傳因素有關。由於病因尚不清楚，其發病機制亦不明瞭。一般認為，在原有的遺傳易感基礎上，出現持續感染或毒物作用，導致自身免疫反應，最終出現原發性膽汁性肝硬化，該病患者存在免疫系統功能異常，其中包括血清免疫球蛋白明顯升高、外周血中T淋巴細胞數目減少、功能紊亂和調節失常等。

63 如何診斷原發性膽汁性肝硬化？

原發性膽汁性肝硬化診斷程序為：

1.對於血清鹼性磷酸酶升高且無其他解釋（超音波檢查膽道系統正常）者，應測定抗線粒體抗體（AMA）。

2.如果膽汁淤積的生化改變（鹼性磷酸酶、γ-GT升高）且無其他解釋，同時AMA≧1：40，則診斷PBC有把握。

3.如果血清AMA≧1：40，但血清鹼性磷酸酶正常，則應每年復查。

4.對於血清鹼性磷酸酶升高無其他解釋（超音波檢查膽道系統正常）者，如果血清AMA陰性，則應做抗核抗體、抗平滑肌抗體及免疫球蛋白檢查，同時應做肝活檢。

對於同時具有PBC（ALP升高2倍以上，AMA陽性，肝臟有膽管損害）和自身免疫性肝炎（AIT升高5倍以上，血清IgG升高2倍以上或ASM陽性，肝臟中度以上碎屑樣壞死）主要特點各兩個以上者，應診斷為原發性膽汁性肝硬化。

64 繼發性膽汁性肝硬化有何特點？

繼發性膽汁性肝硬化主要為長期肝外梗阻所致，臨床表現及實驗室結果與原發性膽汁性肝硬化類似，但應指出以下幾個特點：1.有長期梗阻性黃疸病史；2.除膽汁性肝硬化的症狀外，尚有引起梗阻性黃疸的原發病症狀與體徵；3.發病年齡與原發病有關，發病年齡小可能是先天性膽道閉鎖，中年多由於結石，老年多數為癌腫引起；4.線粒體抗體陽性率遠低於原發性膽汁性肝硬化的患者。

65 自身免疫性肝病的治療

　　儘管最近在器官移植領域已開發出了很多免疫抑制劑，但至今糖皮質激素單獨或與硫唑嘌呤聯合治療仍是自身免疫性肝炎的主要治療方法，可顯著延長患者的生存期。然而，糖皮質激素在PBC或PSC的治療中沒有明顯的治療效果。而且，糖皮質激素治療膽汁淤積性肝病時會加重患者的骨質疏鬆程度。

　　熊去氧膽酸（UDCA）可改善PBC患者的部分生物檢驗指標。UDCA對生存期也有明顯益處，而且沒有明顯不良反應，所以，大多數臨床醫師仍將UDCA作為PBC的首選治療。大劑量UDCA或許還可改善PSC患者膽汁淤積，有一定的消退黃疸作用。

　　目前，自身免疫性肝病的治療決策相對簡單：對於肝炎成分顯著者予以免疫抑制治療，而對於膽汁淤積為主者給予UDCA治療。在PBC中，UDCA不僅對膽汁淤積指標有改善作用，血清轉氨酶水準也顯著降低。UDCA還有潛在的免疫調節和細胞保護作用。

　　應該指出的是，無論是免疫抑制劑治療還是UDCA治療，均在疾病早期階段療效較明顯，至肝硬化階段，不僅療效不明顯，糖皮質激素的不良反應也明顯加重。因此，自身免疫性肝病的早期診斷和治療是醫學界面臨的重要課題。

肝臟其他疾病

66 先天性肝內膽管擴張綜合症是怎麼回事？

　　先天性肝內膽管擴張綜合症是一種遺傳性疾病，可能與先天發育異常、胰膽管合流異常或感染等因素有關。其主要表現是腹痛、腹部腫塊和

黃疸。常伴發熱、噁心、嘔吐等。任何年齡的人均會發病，但以兒童期、青年期發病多，症狀呈間歇性表現。

本病可併發膽道感染、結石形成、膽汁性肝硬化、癌變、中毒性休克、胰腺炎等。那麼如何確診此病呢？此病的確診主要依靠逆行膽管造影（ERCP）、超音波等。如果發現肝內膽管明顯擴張，呈囊狀、球狀，患者出現明顯黃疸，但找不到膽管梗阻的證據時，可以確診上述疾病。患者若無明顯症狀時可進行內科保守治療，如利膽、消炎等；若出現頻繁發作的臨床症狀，則需要外科切除囊腫，重建膽汁引流通道。

67 先天性肝囊腫需要治療嗎？

有人在體檢中進行超音波檢查時，發現有肝囊腫，以為得了不可治癒的腫瘤，感到很害怕。請教醫生才知道這種病叫先天性肝囊腫，即因先天發育的某些異常導致了肝囊腫形成。

肝囊腫通俗點說就是肝臟中的「水泡」。後天性的因素少有，在牧區，如人們染上了包囊蟲病，在肝臟中便會產生寄生蟲性囊腫，以女性多見，大部分患者同時伴有多囊腎、多囊脾等。囊腫可以是單發的，也可以多到十來個，小至不足1公分大至幾十公分的。肝囊腫既不會影響肝功能，也不會發展為肝癌，對小於5公分的囊腫且無症狀及肝損害者，動態觀察不處理。大多數情況下可與患者一輩子「和平共處」，因此不必擔憂。

當囊腫過大時，會出現消化不良、噁心、嘔吐和右上腹不適或疼痛等症狀，可採用以下治療方法，如手術開窗引流、切除囊壁，也可經超聲引導穿刺引流後，再注入無水酒精使囊壁硬化，療效均較滿意。

68 肝囊腫會轉變為肝癌嗎？

隨著影像診斷學的發展及普及，尤其是超音波已列為體檢的常規之一，超音波對肝囊腫的檢出率可達98%，所以發現肝囊腫的患者並不少。在人們的心目中，囊腫是在肝臟裡長出來的腫瘤，儘管沒有多大的症狀，也很不放心，擔心是否有一天會轉變為肝癌呢？其實，先天性肝囊腫是絕對不會癌變的。

肝囊腫的病因大多數為肝內小膽管發育障礙所致，單發性肝囊腫的發生是由於異位膽管造成。肝囊腫生長緩慢，所以可能長期或終生無症狀，其臨床表現也隨囊腫位置、大小、數目以及有無壓迫鄰近器官和有無併發症而異。肝囊腫患者的肝功能多為正常，超音波檢查肝區可見多個液性暗區，核素掃描檢查有助於與實質性腫瘤及血管瘤相鑒別。由於肝囊腫屬於良性，又沒有嚴重症狀，所以常不予以特殊治療。

69 什麼是肝血管瘤？

肝血管瘤是肝臟的一種良性腫瘤，常見為海綿血管瘤。病理上因腫瘤質地柔軟，切面呈蜂窩狀，瘤內充滿血液，可壓縮，狀如海綿，故又稱為海綿狀血管瘤。海綿狀血管瘤會發生於任何年齡，但常見成年人出現症狀，女性為多。此病發病緩慢，病程可達數年至數十年之久，而且腫瘤大小不一。臨床上主要表現為因腫瘤增大後而出現的肝大、包塊及壓迫症狀，早期多無症狀。因本病無明顯症狀，僅表現為肝內占位性病變，故臨床上要注意與肝癌相鑒別。與原發性肝癌相比，肝血管瘤患者一般病程較長，全身狀況良好，肝功能絕大多數均在正常範圍內，很少伴有肝炎和肝硬化病史，血清甲胎蛋白為陰性。

診斷上主要根據超音波、CT、核素掃描以及肝動脈造影檢查確診。

較小的血管瘤且無症狀者不必治療，可動態觀察，有壓迫症狀者可選擇肝部分切除術。血管瘤多為單發，直徑多小於4公分。肝血管瘤常在超音波檢查時偶然發現，其大小和形狀及數量均不一定，往往屬於先天性。如果靜止不發展，無任何自覺症狀，一般無生命危險。4公分以上者約40%伴腹部不適，有肝大、食欲不振、消化不良等症狀。肝血管瘤常含機化血栓，可因血栓形成而造成腫瘤腫脹，引起肝包膜牽拉脹痛。

70 肝血管瘤需要治療嗎？

大多數小肝血管瘤沒有症狀，經過長期觀察並沒有明顯增大，一般不影響肝功能，也不會發生癌變或產生併發症，因此肝血管瘤一般可不治療。

對於巨大血管瘤且有明顯症狀，如壓迫胃、腸等鄰近器官，引起上腹部不適、腹脹、噯氣、腹痛、食欲下降、噁心時，且臨床上確認這些症狀為血管瘤所致，則可考慮手術治療。

超音波顯像呈典型邊緣清晰的回聲增強區，可見管道通入。大血管瘤可見網狀回聲不均，有時可見鈣化。CT、核磁共振、核素血池掃描等項檢查均可助診斷。腫塊很少自發破裂，如體積過大，可能壓迫周圍器官，如膽、胰、胃等，並出現一定的症狀，如上腹飽脹感。超過6公分以上，有加速增大的情況，為防止破裂大出血，應手術切除。因病變廣泛或多發腫瘤而不能切除者，可進行肝動脈結紮術或栓塞治療。患者的血管瘤診斷若不能確定，不能排除其他惡性腫瘤時，需要手術切除。

71 肝血管瘤會癌變嗎？

肝血管瘤在正常人群中的檢出率為0.5%～7%，多數患者對肝血管瘤

缺乏瞭解，認為血管瘤也是肝臟的腫瘤，擔心會癌變。實際上，血管瘤是不會癌變的。

但是，確實也有一些患者最初被診斷為肝血管瘤，後來發現明顯增大，進一步診斷是肝癌，這種情況不是血管瘤發生了癌變，而是少部分肝癌在影像學上表現類似血管瘤，而被誤診為血管瘤。因此，在診斷血管瘤時要慎重，特別小的血管瘤更需要與肝癌鑑別。一般情況下，僅憑超聲波診斷血管瘤是不夠的，尚需要做甲胎蛋白檢查、癌胚抗原測定和腹部增強CT或磁影像學檢查。

72 什麼是肝包蟲囊腫？

肝包蟲囊腫又稱肝棘球蚴病，是由細棘球條蟲的幼蟲侵入肝引起的一種傳染病，臨床表現多不明顯，中青年多見。初期可無症狀，隨著囊腫增大可觸及上腹包塊，患者會感到腹脹、腹痛。病灶位於右上肝者，可使膈肌抬高，患者會出現呼吸症狀和過敏反應，也會因壓迫膽道而出現黃疸，合併感染或穿入膽管而出現膽管炎或敗血症；穿入胸腔者會出現呼吸系統症狀或支氣管膽道瘺。體徵主要為上腹囊性腫塊。位於肝上部者僅僅表現為肝大，有併發症者會出現相應體徵。

73 什麼是阿米巴肝膿腫？

如果有一種稱之為阿米巴滋養體的寄生蟲寄生在腸道中，就會出現阿米巴腸病。腸道溶組織阿米巴可經門靜脈、淋巴管或直接侵入肝臟，引起肝臟發生膿腫。患者在發病前曾有痢疾或腹瀉史，然後有發熱、肝痛、肝大，可從糞便中找到阿米巴滋養體，超聲顯像顯示肝內有邊界不很清晰的液性占位，再加上穿刺得到典型的巧克力樣膿液，則診斷不難確立。有併

發症的患者常因此被混淆診斷，但棕褐色膿液常提示本病。這種病的起病緩慢，有長期不明原因的發熱，伴有畏寒、多汗、食欲減退等，肝區和右上腹疼痛，肝大、肝區叩擊痛、擠壓痛、右下胸壁水腫等表現。

74 什麼病因會引起肝膿腫？

肝膿腫是指肝臟受感染後因未及時治療而形成的膿腫，常見的肝膿腫有細菌性和阿米巴性兩種。

細菌性肝膿腫的病因有：1.膽道感染；2.門靜脈系統感染；3.肝癌；4.淋巴系統感染；5.鄰近臟器感染；6.外傷；7.其他不明原因。其臨床特點為：起病急，全身毒性反應嚴重，合併高熱。體檢可觸及肝大，局部壓痛，肝區叩痛；肝膿腫接近體表者可見皮膚紅腫，有凹陷性水腫；併發胸膜炎時，可聞及胸膜磨擦音；伴胸水時患者會感到呼吸困難，若不能及時治療就會有生命危險。

阿米巴肝膿腫的病因有：進食含有阿米巴包囊的食物或水後，經胃進入小腸，然後進一步增殖。其臨床特點為：起病相對緩慢，伴發熱，通常為38～39℃，呈持續或間歇熱，夜間體溫最高，併發細菌感染時可高達40℃以上。肝區疼痛呈持續鈍痛，可因咳嗽、深呼吸、右側臥位而加劇，位於頂葉者，可放射至右肩。患者有食欲不振、噁心、嘔吐等臨床表現，少數患者有黃疸，病程長者會出現消瘦、貧血、體重下降、衰弱無力等。

75 肝血吸蟲病有什麼症狀？

肝血吸蟲病是由肝血吸蟲寄生在人體肝臟膽管所引起的疾病。肝血吸蟲病主要為牛、羊的寄生蟲病，其寄生於人體引起的主要症狀為發熱、出汗、乏力、食欲減退、噁心、嘔吐、腹痛、腹脹及消瘦、貧血、水腫等。

發熱為不規則熱型，午後加重，可呈弛張熱，大於40℃，伴寒戰。腹痛部位不定，多在臍周，最後固定在右上腹，有時劇痛。患者會出現黃疸，肝臟可形成肝膿腫。體檢時肝臟進行性增大，左葉明顯，局部壓痛，嚴重時可致肝硬化，出現腹水，可有異位感染等。

其診斷方法可在糞便或十二指腸引流膽汁中找到蟲卵為依據。確診後一般不需要治療，大部分輕症患者可自癒，但重症者也可死亡。

76 肝豆狀核變性是一種什麼病？

肝豆狀核變性又稱Wilson病，是一種常染色體隱性遺傳銅代謝障礙所引起的全身性疾病，其基本的生化病變為銅代謝異常。銅的吸收正常，而肝臟合成銅藍蛋白的速度減慢，血中銅藍蛋白減低，膽汁排銅明顯減少，因而肝銅增加，肝銅達到飽和後由肝臟釋放入血，進而沉積於腦、腎等臟器。

肝豆狀核變性多發生在兒童與青少年，85%病例在10～25歲間，男性比女性多見。發病隱襲，呈慢性進行性，少數急性起病。

中樞神經系統病變最為突出，呈廣泛、對稱、退行變性改變，以腦基底部豆狀核萎縮、軟化及棕灰色沉著最顯著。臨床症狀以錐體外系運動障礙最為顯著，常見震顫、手足徐動、體肌強直，出現本病特有姿態與行動遲緩。面肌張力過強致表情呆板，如戴假面具，口半張似哭似笑，發音障礙，語言不清，吞嚥困難，涎液外流。後期常有智力低下。

肝臟病變常先於中樞神經系統損害，黃疸或肝臟腫大。在至少病後10年，才可見到典型的大結節性肝硬化與門靜脈高壓。晚期患者均有腹水、水腫、上消化道大出血或肝性腦病等表現。

角膜色素環（K-環）為該病的特徵性體徵，在神經症狀出現前幾年已存在，是早期發現無症狀型患者的重要根據。色素環經驅銅治療後，色素

變淡或消失，常作為判斷療效的根據之一。

 肝豆狀核變性的診斷

典型病例診斷不難，可根據以下特點判斷：1.發病年齡與家族歷史特點；2.錐外系症狀——不自主運動與肌強直；3.肝大、黃疸、腹水；4.角膜色素環；5.病理生化指標：血銅降低、尿銅增加、肝組織含銅量增加。

長期膽汁淤滯綜合症及部分原發性膽汁性肝硬化，亦會出現角膜色素環，且尿銅排出增多，肝銅含量亦增加。重症肝壞死、腎病綜合症、吸收不良綜合症等有低銅藍蛋白血症，如不全面考慮和鑑別，可能誤診為本病。相反，對不典型或早期的本病患者認識不足，如少年兒童患者只有肝損害，未出現有角膜色素環，與慢性活動性肝炎相類似或以精神異常為初發症狀的患者，則有可能將本病漏診。對上述幾種情況，一時不易區別時，可採用D-青黴胺排銅試驗，即口服D-青黴胺0.9連續2天後，測檢尿銅排出量，如為Wilson病，尿銅排出量每天超過1～1.5克。

78 **肝豆狀核變性如何治療？**

該病的化驗特點是：血清銅藍蛋白減低，血清非銅藍蛋白的銅增多；尿排銅增加，膽汁排銅減少，肝含銅量增加。

治療上一方面要限制銅的攝入，另一方面要促進銅的排泄。低銅飲食：避免食用含銅高的食物，如動物肝臟、堅果等。促銅排出：可應用D-青黴胺口服，同時服用維生素B_6，也可應用鋅製劑、中藥等治療。

肝豆狀核變性是可以治療的，早期診斷非常重要。治療越早，預後越好。

79 遺傳性高膽紅素血症需要治療嗎？

遺傳性高膽紅素血症即體質性黃疸，是一種由於遺傳性缺陷致肝細胞對膽紅素攝取、轉運、結合或排泌障礙而引起的高膽紅素血症。按其血中滯留膽紅素性質分為兩類：1.直接膽紅素增高型，如Gibert綜合症、Grigler-Najjar綜合症、Lucey-Driscoll綜合症和哺乳性黃疸；2.間接膽紅素增高型，如Dubin-Johnson綜合症和Rotor綜合症。本組除少數直接膽紅素增高會引起核黃疸外，共有的表現為家族性、慢性、非溶血性、間歇性黃疸，症狀輕微或缺如，一般健康狀況良好，無需治療，預後亦佳。

80 何謂慢性特發性黃疸？

慢性特發性黃疸分為遺傳性結合膽紅素增高（Dubin-Johnson綜合症）和遺傳性結合膽紅素增高 II 型（Rotor綜合症）。前者是因為先天性肝細胞排泌結合膽紅素的功能障礙，不能將結合膽紅素排入膽汁，並反流入血中，對碘造影劑排泄有缺陷，但肝細胞對膽紅素的攝取和結合功能正常。血清膽紅素濃度多在51～85毫摩爾/升（3～5毫克/分升），偶可高達257～427毫摩爾/升，其中50％以上為結合膽紅素，一般肝功能試驗正常。預後良好，不需要特殊治療。要避免誤診為其他肝膽疾病而進行手術。

Rotor綜合症也是一種慢性特發性黃疸，是常染色體隱性遺傳性疾病。發病情況和臨床症狀與Dubin-Johnson綜合症很相似，預後良好，也一樣無需治療。但在實驗室檢查上，下述四方面與 I 型顯然不同：1.BSP滯留試驗45分鐘顯著升高，常達20％～40％，90～120分鐘無再次上升曲線；2.肝臟外觀不呈現黑褐色，肝細胞內無特異色素顆粒沉著；3.24小時尿中糞卟啉總排泄增加最明顯，但糞卟啉異構體的分佈如常人；4.口服膽囊造影顯影良好。

81 先天性葡萄糖醛酸轉移酶缺乏症是一種什麼肝病？

　　先天性葡萄糖醛酸轉移酶缺乏症又稱Grigler-Najjar綜合症，表現為嚴重黃疸，根據酶缺乏程度分為Grigler-Najjar綜合症Ⅰ型和Ⅱ型。

　　Ⅰ型屬常染色體隱性基因遺傳，患者出生後1～4天即有明顯黃疸，膽紅素濃度可高達340～770毫摩爾/升（20～40毫克/分升），90％為非結合膽紅素，短期內出現驚厥、角弓反張等核黃疸，多在出生後18個月內死亡。患者無溶血現象，膽汁無色、無膽紅素；肝功能及肝穿刺活組織檢查正常。

　　Ⅱ型屬常染色體顯性基因遺傳。病情較Ⅰ型輕，血清膽紅素濃度約在102～340毫摩爾/升（6～20毫克/分升），核黃疸罕見，患者出生後不久出現黃疸，也有在幼年或成年期發病，無神經系統症狀，智力發育亦正常。膽汁色黃，有膽紅素，肝功能及肝穿刺活組織檢查正常。用苯巴比妥治療可降低血清膽紅素濃度。

82 體質性肝功能不良症也是遺傳病嗎？

　　體質性肝功能不良症又稱Gilbert綜合症，屬一種常見的遺傳性非結合膽紅素血症，發病機制涉及膽紅素攝取和結合功能障礙。

　　患者主要為青少年。平時多無自覺症狀或僅訴乏力、肝區不適等，當劇烈運動、饑餓、感染或手術後，上述症狀和黃疸加重。血清總膽紅素濃度值在34微摩爾/升左右，很少超過85.5微摩爾/升，尿膽紅素陰性，呈現典型非結合性高膽紅素血症。肝臟不腫大或剛可觸及，常規肝功能試驗正常，口服膽囊造影檢查、超音波和CT掃描及肝穿刺活組織光鏡下檢查均正常。

　　該病預後很好，無遠期後遺症，壽命不受影響，平時不需要治療，注

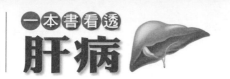
意勞逸結合，注意預防和及時治療感染，不酗酒。當黃疸加重時，可短期服用苯巴比妥。

83 介紹一種少見的血色病

血色病又稱遺傳性血色病，是先天性鐵代謝障礙致體內鐵過度蓄積，形成肝硬化、糖尿病、心肌病、性功能減退與皮膚色素沉著等多系統表現的遺傳性疾病。

血色病起病隱匿，進程緩慢，發病多在40～50歲，早期表現為一般性症狀，如乏力、體重下降、皮膚色素增加、性欲減退、腹痛或關節痛等，待症狀完全表現出來時，100%有肝大，肝硬化時肝呈現鐵鏽色或黃褐色（色素性肝硬化），表面結節狀，質硬。90%的患者出現皮膚色素沉著。皮膚損害為全身性，呈現青銅色或灰褐色。少數患者口腔黏膜（10%～15%）、眼結膜（30%）有色素沉著。

60%～80%的患者有胰腺因鐵質沉著而腫大，發生輕度糖尿病，一般對胰島素治療反應良好。20%～30%患者心臟受累，是鐵質沉著於心肌所致。心肌纖維變性、壞死或斷裂，會出現心力衰竭或各種類型心律失常。

鐵蛋白大多大於100微克/升，是診斷本病的重要依據之一。鐵蛋白水準也是療效考核指標。血清鐵濃度增高，更重要的是轉鐵蛋白飽和度測定，大於62%時強烈提示為遺傳性血色病。肝功能試驗與肝組織病理變化常不相對應，病理改變較為顯著，肝功能試驗只輕度異常，肝硬化形成後則多有白蛋白降低、凝血酶原時間延長或有膽紅素濃度升高。

84 出現什麼情況時應警惕肝結核？

肝結核係指肝臟的結核桿菌感染。感染的途徑多通過血行播散，肺結

核通過肝動脈，腸結核經門靜脈，在胎兒可經臍靜脈進入肝臟，也可經淋巴管、肛管、鄰近病灶直接蔓延感染。但只有當人體抵抗力下降且肝臟網狀內皮系統防禦功能下降、結核菌致病力較強時，才可能發生肝結核。

因肝結核臨床表現缺乏特異性，且常被肝外結核症狀所掩蓋，所以臨床診斷十分困難。因此臨床上遇到原因不明的長期發熱伴進行性肝臟腫大，持續性肝區疼痛及壓痛者要警惕此病。如果發作時伴有貧血、AKP升高、血沉增快者，應及時進行穿刺活檢，或進行血培養、抗酸染色等檢查。如高度懷疑此病，可進行診斷性治療，經治療4～8個月後，臨床症狀好轉，則利於診斷。另外，可根據其全身中毒症狀表現和肝臟局部表現以及通過超音波、CT等協助診斷。

85 肝糖原累積症是一種什麼病？

肝糖原累積症是一組因某些糖分解酶缺乏引起糖代謝紊亂性疾病，病因不詳，可能與遺傳有關。臨床上因糖原存積於肝、心、腎、肌肉、網狀內皮系統及神經系統等組織，引起肝脾腫大，血糖過低，血脂高，血乳酸高及貧血等症狀。無特殊治療，患者年齡自下而上少有超過青年期。根據糖分解酶缺乏的不同，本症有以下幾種類型：UDPG-糖原轉移酶的O型糖原累積病；葡萄糖6-磷酸酶缺乏的Gierke氏病（1型）；溶酶體酸性 α-1，4葡萄糖苷酶缺乏的Pompe氏病（II型）；澱粉酶1,6葡萄糖苷酶缺乏的Cori氏病（III型）； α-1,4多糖-6葡萄糖基轉移酶缺乏的Anderson氏病（IV型）；肌磷酸化酶缺乏的Mcardle氏型（V型）；肝磷酸化酶缺乏的Hers氏病（VI型）；肌果糖磷酸激酶缺乏的Tarui氏病（VII型）；磷酸化酶激酶缺乏的Hug病（VIII型）等。

86 什麼是布-加綜合症？

布-加綜合症是指由於肝靜脈和（或）肝後段下腔靜脈狹窄或閉塞導致肝靜脈、下腔靜脈壓力增高所引起的臨床綜合症。醫學上把這種肝後性門脈高壓所引起的病症稱為布-加綜合症。

目前比較公認的原因包括有先天性和後天性因素。先天性因素包括肝段下腔靜脈和肝靜脈，腔靜脈入口處形成完全性或不完全隔膜，形成湍流，加上此處位於肝臟和膈肌的交界處，易導致內皮損傷，產生血栓性狹窄閉塞。後天性的原因主要為血液的凝固性增高，如真性紅血球增生症和其他的髓增生疾病、血小板增多症、抗凝血酶Ⅲ缺乏、長期口服避孕藥、產後，局部腔內外腫瘤病變壓迫堵塞等。主要表現為肝大、腹水、消化道出血、下肢水腫和色素沉著，晚期導致肝硬化。

87 如何知道自己是否患有布-加綜合症？

布-加綜合症一般在早期沒有明顯的不舒服，大多數都是由於出現併發症時才有相應的症狀和體徵。常見的臨床表現為：腹水、下肢水腫、右上腹脹痛不適。體檢可發現胸壁、腹壁、後背靜脈曲張，食道靜脈曲張，脾大，肝臟淤血腫大，下肢淺靜脈曲張、色素沉著、潰瘍，這與肝性門脈高壓，肝臟硬化、萎縮變小不同。晚期患者會出現肝功能不全表現，如乏力、凝血機制異常等，嚴重時血栓累及腎靜脈，會出現少尿，肌酐、尿素氮增高等腎功能不全的表現。少數患者起病較急，會出現急性肝功能衰竭：上消化道大出血、黃疸、肝性腦病等。

88 布-加綜合症在影像學上有什麼特點？

　　布-加綜合症主要是由於肝靜脈和（或）肝後段下腔靜脈狹窄或閉塞導致肝靜脈、下腔靜脈壓力增高所引起的臨床綜合症，所以這種疾病在影像學上有一些特點。

　　1.超音波：確診率高達95%。由於腫大的肝臟壓迫或腫瘤、血栓引起梗阻，使肝後下腔靜脈受壓，肝靜脈開口管壁增厚、狹窄，不規則迂曲、梗阻或閉塞，側支循環形成；通過第三肝門直接回流至下腔靜脈，右肝萎縮。另外，脾臟腫大，腹水，奇靜脈、半奇靜脈、臍靜脈開放也可顯現。超聲的即時顯像可清晰顯示肝靜脈和下腔靜脈的血流，並可根據血流速度的不同判斷各支靜脈受累的程度。

　　2.CT：肝後段下腔靜脈受壓、扭曲、狹窄。下腔靜脈肝後段中央區域性扇形高密度區，周圍密度稍低。肝靜脈不顯影。三維CT血管重建可清楚地瞭解肝靜脈、下腔靜脈、右心房及三者之間位置關係，並提示肝靜脈、下腔靜脈梗阻、狹窄的長度及程度。

　　3.核磁共振（MRI）：是診斷布-加綜合症的重要手段，其特有的血管流空效應使其可清楚地顯示血管結構，並可進行肝臟的多平面掃描。MRI可清晰地顯示肝靜脈、下腔靜脈的結構異常，血栓或血流速度減慢，明確診斷。尤其對管腔中附壁血栓的顯示，優於超音波和靜脈造影。其缺點是不能很好地顯示小血管中的隔膜，不能進行靜脈壓力的測定。

89 布-加綜合症的血管造影有什麼特點？

　　雖然通過超音波、CT和MRI檢查，大多數患者都能確診，但仍有一部分患者不能明確，這就需要行血管造影。造影包括腔靜脈、肝靜脈造影和腸系膜上動脈造影。下腔靜脈造影可見肝後段受壓、狹窄，下腔靜脈進入

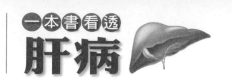

心臟處膜性阻隔或呈鳥嘴狀，也可為完全梗阻。雙向置管（分別經股靜脈和頸靜脈插管）可顯示梗阻的形態、部位及梗阻長度。側支循環開放：肝靜脈造影可見特徵性的蜘蛛網徵或肝靜脈不顯影，開口處隔膜梗阻；選擇性腹腔動脈造影顯示肝動脈彌漫性狹窄、僵硬；腸系膜上動脈造影可見腸系膜上靜脈向肝血流減少甚至出現離肝血流。下腔靜脈測壓時，梗阻遠端靜脈壓力明顯增高，一般為300mmH$_2$O左右。梗阻近端及上腔靜脈壓力甚低。手術解除梗阻後，下腔靜脈壓力頓時降低，上腔靜脈壓力回升，兩者壓力差逐漸減少。

當選擇性肝靜脈造影不成功時，可進行經皮肝靜脈造影。由右側腋中線第9或10肋間隙肋膈角下方，向胸椎上緣或劍突方向穿刺進針，找到肝靜脈後注射造影劑，使肝靜脈或門靜脈系統顯影，可清楚顯示肝內靜脈、肝靜脈流出道、下腔靜脈及側支循環的情況。血管造影是布-加綜合症診斷的金標準，可清晰顯示病變的部位、範圍、性質，為治療提供有力的依據。

病毒性肝炎的併發症

90 慢性肝病患者為什麼易得糖尿病？

肝臟是糖代謝的重要場所，慢性肝炎或肝硬化常引起糖代謝紊亂，最終導致胰腺中胰島細胞功能失調，臨床上出現尿糖、空腹血糖增高。這種繼發於肝實質損害的糖尿病稱為肝源性糖尿病。肝源性糖尿病症狀多輕微，很少出現明顯的多飲、多食、多尿和體重減輕。

慢性肝病合併糖尿病的發病率高達5%～10%，肝硬化引起糖尿病的發病率可達30%～40%。胰島素敏感性降低是葡萄糖耐量異常的主要原因。肝炎病毒有一種泛嗜性，不僅侵犯肝組織，也會侵犯胰腺，影響胰腺的內分泌功能。另外，患者在治療肝病過程中吃糖過多或輸入葡萄糖過量，造

成胰島細胞長期負擔過重，也是發生功能障礙的原因之一。

91 慢性肝病患者為什麼易發生低血糖？

　　肝臟在維持血糖穩定方面發揮著十分重要的作用。當血糖降低時，肝糖原分解使血糖回升，使人體不至於發生低血糖。慢性肝病時，由於嚴重的肝細胞損害導致肝功能不全，使肝糖原的合成或分解障礙而引起低血糖。肝硬化時由於肝功能減退，肝糖原的合成和儲備不足，以及糖異生能力降低，更容易發生低血糖。

　　這種低血糖反應常發生在空腹、劇烈運動時和禁食等情況下，患者出現心慌、出冷汗、面色蒼白、血壓下降、恐懼感等低血糖症狀，尤其是重型肝炎患者更為常見。如果出現低血糖症狀時，應立即飲用糖水、補充碳水化合物。

92 如何診斷肝源性糖尿病？

　　肝病發生在糖尿病之前或同時發生，血糖和糖耐量的好轉或惡化與肝功能改變一致；無糖尿病家族史；有明確肝功能損害臨床表現，血生化和影像學檢查證據；符合美國糖尿病協會（ADA）糖尿病標準：空腹血糖＞7.0豪摩爾/升和（或）餐後2小時血糖＞11.1豪摩爾/升；排除垂體、腎上腺、甲狀腺等引起的繼發性糖尿病。

93 肝源性糖尿病該怎樣治療？

　　對所有糖尿病患者來說，飲食控制是基礎。輕症患者通過飲食控制即可使血糖恢復正常。強調少量多餐、少吃高糖、高脂食物，可多吃一些新

鮮蔬菜和低糖水果。適宜的運動可改善人體組織對血糖的利用和轉化，有利於更好地控制血糖。一般選擇輕體力的有氧運動，如步行、太極拳，每次運動30分鐘左右，避免空腹運動。

　　肝功能損傷輕微、糖尿病早期患者可選擇口服降糖藥，大部分患者應儘早給予胰島素治療。因為口服降糖藥大都存在著肝細胞損害，而胰島素不但能有效降低血糖，還有利於肝細胞修復。

　　無論採取何種治療，自我血糖監測都是非常重要的。尤其是肝硬化患者，肝糖原貯存減少，肝糖原分解生成葡萄糖的能力遠比沒有肝病的患者低，因而容易出現低血糖。應根據血糖情況調整胰島素用量，尤其在肝病活動時。

94　B型肝炎病毒相關性腎炎是怎麼回事？

　　B型肝炎病毒侵入人體後，並不僅僅在肝細胞內複製，它還會侵犯腎組織，或產生免疫複合物並沉積在腎組織內，致使腎小球基底膜發生病變。起病年齡多為兒童及青少年，男性居多，臨床表現多樣。

　　所有B型肝炎病毒相關性腎炎患者都會出現鏡下血尿或蛋白尿，起病隱匿，多在查尿時才發現。輕者可有眼瞼水腫、腰酸痛、周身乏力、尿黃、尿少等；重者會出現高血壓、血尿、肢體水腫；腎功能嚴重受損者會出現少尿或無尿，最後常因尿毒症而危及患者生命。

　　實驗室檢查：蛋白尿明顯，可伴不同程度鏡下血尿和管型尿，表現為腎病綜合症者，有大量蛋白尿和低蛋白血症。腎功能多數正常，部分系膜毛細血管性腎炎者會有腎功能不全情形。

　　幾乎全部患者血HBsAg陽性，血清C3、C4降低，冷球蛋白增多，白蛋白減少，膽固醇輕度增高，ALT及AST可增高。有人認為球蛋白增多是B型肝炎病毒相關性腎炎的主要特徵，血IgG、IgA增高，提示病變處於活

動期。

95 B型肝炎病毒相關性腎炎能治癒嗎？

　　對於B型肝炎病毒相關性腎炎目前尚無特效治療藥物，治療原則與一般腎炎相同，合理的生活制度、恰當的營養、定期的醫療隨診很重要。

　　表現為腎病綜合症者，可用優質蛋白、低鹽飲食，予以利尿劑或靜脈補充白蛋白等非特異治療。另可試用短程糖皮質激素治療，可減輕或消除蛋白尿，但不宜單獨使用。糖皮質激素可延遲體內中和抗體產生，延緩宿主清除B型肝炎病毒的能力，並有促進B型肝炎病毒在再生細胞內複製的潛在危險，使病理改變遷延不癒或加重。所以，對B型肝炎病毒相關性腎炎患者儘量不要使用免疫抑制劑；可進行抗病毒治療，干擾素或核苷類藥物均可選用。

96 肝源性潰瘍病是怎樣發生的？

　　慢性肝病與消化性潰瘍都是十分常見的疾病，過去認為兩者同時發生的機會並不多。近年來，隨著胃鏡檢查開展，發現兩者合併發生並非少見。據研究，慢性肝病患者合併消化性潰瘍的發生率為17%～30%，顯著高於一般人群，且具有一定的特殊性，故有人將其稱之為肝源性潰瘍病。

　　慢性肝病為什麼易合併消化性潰瘍呢？許多學者認為，在門靜脈高壓症時，常伴有高胃酸分泌。幽門括約肌張力降低，十二指腸液易反流入胃，其中膽酸、溶血性卵磷脂、胰酶會損害胃黏膜屏障，這些都會導致消化性潰瘍。在肝硬化患者中，胃腸黏膜淤血、血管壁通透性增加、黏膜下廣泛水腫、組織缺氧，使胃黏膜防禦功能削弱、修復能力降低等都易導致潰瘍。肝功能受損時，人體對各種致病因素抵抗力下降，易發生幽門螺桿

菌感染。

　　肝源性潰瘍病多見於男性，臨床症狀多數不典型，以腹脹、上腹不適、食欲減退為主，劍突下疼痛不明顯，也無明顯節律性，易被慢性肝病原有症狀所掩蓋而誤診。患者應避免吃粗糙不易消化、過硬、過熱飲食；避免吸煙、飲酒及刺激性飲料；避免飲濃茶、咖啡；避免服用對胃黏膜有刺激的藥物，如消炎痛、阿司匹林、布洛芬等，以免加重或促進消化性潰瘍的發生。

97 慢性肝病為什麼易合併膽道感染？

　　慢性肝病患者經常被醫生要求進行超音波檢查，超音波檢查又往往提示有膽囊炎或膽石症。患者多表現為中上腹或右上腹疼痛，並向右肩放射，在飽餐或進食高脂肪餐後數小時內，嚴重的患者會出現膽絞痛，或在腹部受到劇烈震動（如急跑、猛騎車）後發作，絞痛劇烈，常伴有噁心、嘔吐。慢性膽道感染患者會有胃灼熱、噯氣、反酸及腹脹等消化不良症狀，有時還會出現發燒及右上腹疼痛等症狀。

　　肝病合併膽道感染的原因，是肝炎病毒侵犯膽道系統引起的無菌性炎症，還可能由於病毒性肝炎後肝細胞受到破壞，膽汁分泌不足，膽汁成分改變，膽囊收縮功能不良，致使細菌感染。

98 為什麼甲亢也會引起肝損傷？

　　甲狀腺功能亢進症（以下簡稱甲亢）系甲狀腺激素分泌過多而引起的一種常見內分泌疾病。肝臟在甲狀腺激素代謝方面有著重要作用，也是甲狀腺激素作用的靶器官之一。肝臟發生疾病時甲狀腺激素的降解及甲狀腺激素結合蛋白的合成發生障礙，可使甲狀腺激素生理效應發生改變。臨床

表現以甲亢症狀為主，肝炎症狀常不突出，在病情加重後，兩種症狀可同時存在。甲亢性肝損傷臨床症狀較輕微，多表現為輕度的消化障礙，如厭油、納差、腹瀉、乏力、肝區不適或隱痛、肝大，查體發現肝區壓痛或叩擊痛；也可以無肝損傷症狀，只表現為甲亢症狀。嚴重者會出現黃疸，如瘙癢、尿黃、球結膜、全身皮膚黃染、肝脾腫大、肝功能明顯異常，丙氨酸轉氨酶（ALT）明顯升高等。甲亢性肝損傷與患者年齡、病程及病情關係密切，即甲亢性肝損傷多見於甲亢病程長、年齡大而病情較重又長期未得到合理治療的患者。

99 甲亢性肝損傷如何治療？

甲亢性肝損傷治療原則以控制甲亢為主，同時輔以保肝治療。

1.抗甲亢以藥物為主，丙硫氧嘧啶為甲亢性肝損害的首選藥物，對暫不宜用硫脲類藥物治療的患者，可用 β-受體阻滯劑心得安等，阻抑T4轉化為T3，減少耗氧量與負氮平衡。

2.對硫脲類藥物有禁忌症的患者亦可選用131 I碘放射療法及（或）手術療法。

3.停用一切損傷肝臟的藥物。

4.積極預防和治療甲亢併發症，如心功能不全、感染、甲亢危象等。

5.加強護肝治療，充分休息，注重營養，可選用維生素、氨基酸、能量合劑等。

甲亢性肝損害如診斷及時，治療積極，預後良好，多數於2個月內恢復正常。

100 肝炎病毒會否累及心臟？

病毒性肝炎是一種全身性傳染病，它的病變不但累及肝臟，而且會累及包括心臟在內的其他臟器。

7%的急性黃疸型病毒性肝炎患者會出現心悸、心絞痛樣發作和心電圖異常。肝炎患兒年齡越小，心電圖異常率越高，89%的3歲以下小兒、43%的6～13歲兒童有心電圖變化，這種變化在疾病早期最明顯。心電圖異常主要是T波改變，其次是各種心律失常，還有心室肥大、不完全性束支傳導阻滯等。絕大多數人隨肝炎好轉而恢復。

慢性病毒性肝炎有心悸者占23.4%，氣短者占15.4%，胸悶者占8.4%。少數有心前區痛。心電圖上主要有ST和T波改變、竇性心動過速或過緩、室性期前收縮和傳導阻滯，但絕大多數不需特殊治療。心電圖異常持續時間短者1個月，長者數年，經保肝與休息可恢復，但有冠心病和個別懷疑有心臟器質損害者，則需對症予以處理。

重症肝炎會引起較嚴重的心臟病變。心電圖主要有低電壓、T波異常、心律明顯紊亂，反復發作性心律失常，少數出現心搏驟停。這些損害可能與病毒直接侵犯或免疫複合物的致病作用有關，也可能是肝壞死、嚴重繼發感染、膽血症及低血鉀等綜合作用所致。

101 肝炎為什麼會引起血液病？

肝炎病毒可引起血液系統造血、凝血功能異常。急性肝炎期可暫時出現粒細胞減少，淋巴細胞相對增多，紅血球半衰期縮短和輕度貧血；極少數出現高膽紅素血症和溶血危象。慢性病毒性肝炎發生再生障礙性貧血日漸增多，20歲左右發生全血減少的患病率約75%。

重症肝炎凝血功能紊亂很明顯，原因複雜。除血管壁損害、血小板質

和量的異常外，還有凝血因數合成不足，部分患者發生彌散性血管內凝血及纖維蛋白溶解等因素。在磕碰及注射部位易發生皮膚出血，多呈片狀紫癜或淤斑。結膜、黏膜外常有出血，有時嘔血、便血、陰道出血，可致病情加重。

102 肝源性腹瀉的原因是什麼？

腹瀉是一種常見症狀，常被認為是由腸炎、消化不良等小毛病引起的，很少引起重視，往往不經過治療，自然緩解，但慢性肝病患者常在服藥後症狀並沒有緩解。由於此種腹瀉與肝病有關，所以臨床上稱之為肝源性腹瀉。

肝源性腹瀉有以下特點：1.每日大便1～3次，清晨和早餐後連續排出，量不多，夜間不排便；2.大便稀薄不成形，多為溏瀉或脂瀉，肉眼觀察無膿血，脂瀉明顯時大便有油光；3.不伴腹痛或僅有輕度腹痛，便後即緩解，排便不暢，每次排便時間長；4.大便常規檢查多無異常發現；5.抗炎止瀉類藥物治療後效果不佳；6.可伴乏力、肝區痛、噁心、嘔吐、排氣多等肝病表現。

肝源性腹瀉產生的原因有：

1.消化不良：患肝病時肝功能低下，膽汁生成減少，膽鹽缺乏，影響了脂肪的乳化和吸收。

2.吸收障礙：腸黏膜淤血水腫或缺血缺氧而糜爛，妨礙營養物質的消化吸收，使腸腔內容物增多，滲透壓增高，促使糞便變得溏薄。

3.細菌繁殖：抵抗力降低，易引起菌群失調或細菌分泌毒素，從而影響脂肪和食物的吸收。

4.腸蠕動過快：迷走神經興奮性增強，使腸蠕動加速，食物排泄過快。

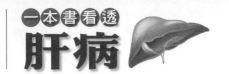
103 肝功能衰竭的概念

肝功能衰竭是多種因素引起的嚴重肝臟損害，導致其合成、解毒、排泄和生物轉化等功能發生嚴重障礙或失代償，出現以凝血機制障礙和黃疸、肝性腦病、腹水等為主要表現的一組常見嚴重臨床綜合症，病死率極高。

在我國引起肝功能衰竭的主要病因是肝炎病毒（主要是B型肝炎病毒），其次是藥物及肝毒性物質（如酒精、化學製劑等），兒童肝功能衰竭還見於遺傳代謝性疾病。

104 肝功能衰竭如何分類和診斷？

根據病理組織學特徵和病情發展速度，肝衰竭可被分為四類：急性肝衰竭、亞急性肝衰竭、慢加急性（亞急性）肝衰竭和慢性肝衰竭。

急性肝衰竭的特徵是起病急，發病2周內出現以2度以上肝性腦病為特徵的肝衰竭綜合症：1.極度乏力，並有明顯厭食、腹脹、噁心、嘔吐等嚴重消化道症狀；2.短期內黃疸進行性加深；3.出血傾向明顯，PTA＜40%，且排除其他原因；4.肝臟進行性縮小。

亞急性肝衰竭起病較急，發病15天至26周內出現肝衰竭綜合症：1.極度乏力，有明顯的消化道症狀；2.黃疸迅速加深，血清總膽紅素大於正常值上限10倍或每日上升＞17.1微摩爾/升；3.凝血酶原時間明顯延長，凝血酶原活動度＜40%，並排除其他原因者。

慢加急性（亞急性）肝衰竭是在慢性肝病基礎上出現的急性肝功能失代償的主要臨床表現。

慢性肝衰竭是在肝硬化基礎上，肝功能進行性減退導致失代償，診斷要點為：1.有腹水或其他門脈高壓表現；2.有肝性腦病；3.血清總膽紅素升

高，白蛋白明顯降低；4.有凝血功能障礙，PTA＜40％。

105 肝功能衰竭如何分期？

根據臨床表現的嚴重程度，亞急性肝衰竭和慢加急性（亞急性）肝衰竭可分為：

早期

1.極度乏力，並有明顯厭食、嘔吐和腹脹等嚴重消化道症狀。

2.黃疸進行性加深，血清總膽紅素＞171微摩爾/升或每日上升＞17.1微摩爾/升。

3.有出血傾向，30％＜凝血酶原活動度（PTA）＜40％。

4.未出現肝性腦病或明顯腹水。

中期

在肝衰竭早期表現基礎上病情進一步發展，出現以下兩條之一者：

1.出現2度以下肝性腦病和（或）明顯腹水。

2.出血傾向明顯（出血點或淤斑），且20％＜PTA＜30％。

晚期

在肝衰竭中期表現基礎上病情進一步加重，出現以下三條之一者：

1.有難治性併發症，如肝腎綜合症、上消化道大出血、嚴重感染和難以糾正的電解質紊亂等。

2.出現3度以上肝性腦病。

3.有嚴重出血傾向（注射部位淤斑等），PTA＜20％。

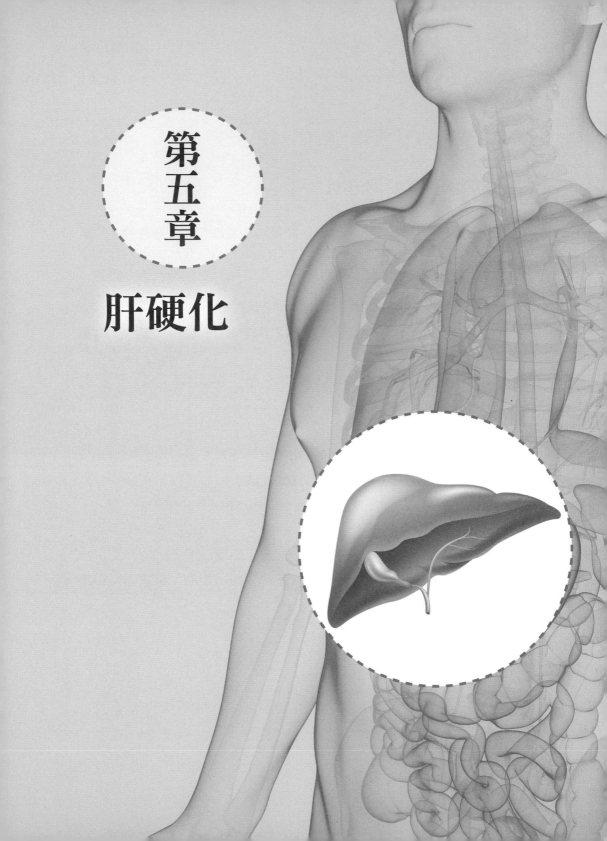

第五章

肝硬化

1 何謂肝纖維化？

就像人的皮膚破損後形成瘢痕一樣，肝臟受損後也會形成瘢痕，醫學術語就叫肝纖維化。所以肝纖維化是一種病理學概念，指肝組織內細胞外基質（ECM）成分過度增生與異常沉積，導致肝臟結構和功能異常，結構上表現為肝小葉內以及匯管區纖維化；功能上可表現為肝功能減退、門靜脈高壓等。其形成機制主要由於肝炎病毒、乙醇、藥物與毒物、血吸蟲、代謝和遺傳、膽汁淤積、自身免疫性肝病等多種損傷因素長期慢性刺激肝臟，使肝竇內肝星狀細胞活化，膠原等細胞外基質成分代謝失衡，生成大於降解，促使肝臟細胞外基質沉積與組織結構重構。

2 如何看待肝纖維化？

肝纖維化見於大多數不同病因的慢性肝臟疾病中，進一步發展可形成肝硬化，嚴重影響患者健康與生命。前瞻性研究表明，慢性B型肝炎發展為肝硬化的估計年發生率為2.1％；另一項對HBeAg陰性慢性B型肝炎患者進行平均9年的隨訪研究表明，進展為肝硬化的發生率為23％。因此，如何阻斷或減慢肝纖維化這一過程的發生與發展，是治療和預防肝硬化發生的關鍵。

肝纖維化主要的病理特徵為：匯管區有大量纖維組織增生，但無假小葉和再生結節形成，可逆轉為正常。免疫病理上將肝纖維化分為：

1.**被動性肝纖維化**：肝內發生廣泛肝細胞壞死，伴壞死後繼發性瘢痕塌陷，形成結締組織增生。

2.**主動性肝纖維化**：肝臟出現以淋巴細胞為主的細胞浸潤，持續、反復發生，結締組織逐步伸入，分割成假肝小葉。

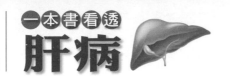

3 肝纖維化與肝硬化有什麼區別？

　　經常有人將肝硬化與肝纖維化混為一談，認為兩者定義相同，其實不然，兩者有著本質的區別。肝纖維化是指肝臟內彌漫性結締組織沉積，是炎症壞死等組織損傷的修復反應。而肝硬化是指彌漫性肝纖維化伴有異常結節形成。僅有肝纖維化而無結節形成（如先天性肝纖維化），或僅有結節形成而無纖維化（如結節性再生性增生）均不能稱為肝硬化。肝硬化的發生發展必須經過三個基本環節：

　　1.肝細胞的變性和壞死：不同的病因通過不同的機制引起肝細胞損害，這種損害彌漫性地累及整個肝臟，可伴有炎症反應，有炎症反應提示病變在活動。

　　2.肝纖維化：肝纖維化是肝細胞變性、壞死和慢性炎症後的必然結果。表現為肝細胞壞死及在炎症細胞的刺激下，血管周圍區纖維組織細胞大量增生，形成許多膠原纖維，並伸入肝小葉中形成間隔，導致肝細胞小葉周圍纖維化，肝細胞與周圍血竇間的物質交換發生障礙。

　　3.肝細胞再生結節的形成：肝細胞壞死可促使肝細胞增生，形成許多再生結節。結節壓迫了血管，從而加重了肝內血液循環的障礙。

　　由此可見，肝硬化由以上三個環節組成，缺少三個環節中的任何一個，均談不上肝硬化。肝纖維化不伴有肝細胞結節的形成，或僅僅有肝細胞結節形成而不伴有肝纖維化者都不是肝硬化。單純肝纖維化是構不成肝硬化的，但又有著一定聯繫，肝纖維化僅為肝硬化演變過程中的一個階段。除此之外，肝纖維化是病理學上的概念，而肝硬化則是一種慢性疾病的概念。

4 如何診斷肝纖維化？

　　目前，肝纖維化的診斷主要有血清學和病理學兩種診斷方法。

1.**血清學診斷**：取材方便，價格低廉，是臨床運用最廣泛的肝纖維化診斷方法，但無特異性，其他器官纖維化時也可產生。在肝纖維化診斷中，Ⅲ型前膠原氨基端前肽（PⅢP）與Ⅲ型前膠原蛋白（PCⅢ）是最重要的診斷指標，臨床運用廣泛，與肝纖維化形成的活動程度有密切相關性，但無特異性，其他器官發生纖維化時，前膠原氨基端前肽也升高。持續Ⅲ型前膠原氨基端前肽升高的慢性肝炎，提示病情趨向惡化，並向肝硬化方向發展。Ⅲ型前膠原氨基端前肽降至正常可預示病情緩解。說明Ⅲ型前膠原氨基端前肽不僅在肝纖維化早期診斷上有價值，在慢性病的預後判斷上也有意義。另外，Ⅲ型前膠原（PCⅢ）、Ⅳ型膠原及其片段、板層素（LN）、纖維蛋白連接素（FN）等，對肝纖維化的診斷均有一定的價值。

2.**病理學診斷**：肝活組織做病理學檢查是目前診斷肝纖維化的最好方法，根據纖維化程度的不同，病理上分為四級，級別高者有可能發展成肝硬化。但由於肝穿刺方法取肝臟活體組織標本存在一定的損傷性，患者存在一定的思想顧慮和壓力，因此，有些患者很難接受，如要多次反復穿刺取材更困難，故而不能動態地觀察肝纖維化及纖維化形成的情況。

近年來，有人試圖利用影像學方法來診斷肝纖維化，如核磁共振成像法來協助診斷纖維化病變。CT可發現肝包膜增厚，肝表面輪廓不規則或顯結節狀，肝實質回聲不均勻增強或CT值增高，各葉比例發生改變，脾臟厚度增加，門靜脈及脾靜脈增寬。彩色多普勒超聲，可測定肝臟動脈和門靜脈的血流量及功能性門-體分流情況。放射性核素掃描也有此功能。但總的來說，影像學檢查對於診斷早期肝硬化不夠靈敏。

5 **肝纖維化是否可治？**

大部分的慢性肝臟損傷都會引起肝纖維化，隨著肝臟細胞和分子生物學研究的不斷深入，越來越多的證據表明肝纖維化過程是可逆的。目前，

　　肝纖維化治療主要包括兩個方面：病因治療和針對肝星狀細胞（HSC）啟動途徑的抗纖維化治療。迄今為止，去除誘發因素或治療原發性疾病仍是阻止肝纖維化發生和發展的最根本途徑和最有效措施。

　　抗纖維化治療研究策略到目前為止，還沒有一種藥物被證實可以用於抗纖維化治療。去除原發致病因素是最佳的治療選擇。例如，慢性C型肝炎患者給予積極的抗病毒治療，可有效緩解纖維形成。如果原發疾病不能有效控制，那麼抗纖維化藥物就顯得特別重要。

　　目前研發的藥物都是作用於肝星狀細胞活化的各個階段：1.消弱肝星狀細胞（HSC）活化；2.抑制HSC增殖、纖維形成和收縮反應；3.加快瘢痕基質的降解；4.促進HSC凋亡。

　　氧化劑應激可以刺激HSC活化，諸如維生素E等抗氧化劑開始納入抗纖維化研究。中藥如水飛薊素（乳薊植物的活性成分）和甘草甜素被認為具有清除自由基的作用，動物實驗證明，肝細胞生長因數（HGF）也具有抗纖維化作用。

　　既然肝纖維化形成是一個需要數年甚至數十年的慢性過程，那麼短期的組織改變是否能夠代表長期病情發展首先就被質疑。而且，即使抗肝纖維化藥物治療有效，由於需要長期服藥，治療可能頗為昂貴。最佳療程是多久？這些都是需要長期進行觀察的。

　　目前，國內外大部分的抗纖維化藥物都還處於動物試驗階段，但回顧近20年來這一領域的快速發展，隨著基因技術的引入和更準確的診斷技術的發明，相信在下一個20年，肝纖維化和肝硬化的逆轉應該可以實現。

6　已存在的肝纖維化能消除嗎？

　　皮膚破損形成的輕度瘢痕，可以被體內產生專門降解這些瘢痕的酶所消除，同樣，肝纖維化也可以被體內某些特定的酶所消除，但是肝纖維

化是在慢性肝病的基礎上產生的。慢性肝病使肝臟內發生持續的炎症和壞死，肝內便有纖維組織持續不斷地生成，纖維組織在肝內縱橫交錯，改變了肝小葉的基本形態結構，使肝變得硬而小，同時壓迫肝內血管，造成肝組織缺血缺氧，進一步導致壞死和門靜脈高壓，使肝內病變加劇。所以早期肝纖維化容易逆轉，即：纖維形成後，可以被降解在膠原纖維形成的早期，也可以被水或弱酸所溶解，故稱可溶性膠原；而晚期肝纖維化因長期沉積，粗厚的膠原纖維不易被降解，因此，後期肝纖維化恢復是不容易的，但它仍可被體內某些蛋白酶切斷，打開其螺旋結構，然後再由另一些膠原酶所降解，有剩餘的碎片也被枯否細胞和內皮細胞吞噬而在細胞內降解，且纖維化的過程是由體內膠原纖維合成與降解相互作用的結果。當前者亢進時，後者被抑制，則出現纖維化過程，反之則纖維化可消退。因此，體內既然有纖維降解的生理過程，我們就完全有理由認為肝纖維化並不是不可逆的。肝纖維化是可阻止、抑制甚至逆轉的，所以，在臨床治療時一定要重視抗纖維化的藥物應用。

⑦ 什麼是肝硬化？

　　肝硬化是由肝纖維化發展而來的，其特點是一種病因或數種病因反復、長期損傷肝細胞，導致肝細胞廣泛的變性壞死，隨後變性壞死的肝細胞被肝內纖維結締組織所代替，表現為纖維組織彌漫性增生，這與人體皮膚潰爛癒合後形成瘢痕相似。同時肝細胞再生，形成結節，正常的肝小葉結構和血管分佈遭到破壞，而形成假小葉。肝細胞經過數年甚至數十年的反復變性壞死，正常的肝細胞逐漸減少，而纖維結締組織逐漸增多，從而肝臟逐漸變小，質地變硬，臨床上稱這一生理病理改變為肝硬化。

　　在我國肝硬化比較常見，大多數為肝炎後肝硬化，少部分為酒精性肝硬化和血吸蟲性肝硬化。由於肝硬化早期經過積極防治，可逆轉或不再進

展，但晚期將嚴重影響患者生活品質，甚至危及生命，因此肝硬化的防治非常重要。

8　引起肝硬化的因素有哪些？

　　1.**病毒性肝炎**：A型肝炎和E型肝炎一般不會引起肝硬化，慢性B型肝炎與C型肝炎、D型肝炎易發展成肝硬化。急性B型肝炎病毒感染者有10％～20％發生慢性肝炎，其中又有10％～20％發展為肝硬化；急性C型肝炎約一半以上患者發展為慢性肝炎，其中10％～30％會發生肝硬化；D型肝炎病毒依賴B型肝炎病毒方能發生肝炎，有部分患者發展為肝硬化。

　　2.**慢性酒精中毒**：近年來在我國有增加趨勢，其發病機制主要是酒精中間代謝產物乙醛對肝臟的直接損害。長期大量飲酒導致肝細胞損害，發生脂肪變性、壞死、肝臟纖維化，嚴重者發生肝硬化。導致肝硬化的酒精劑量為：平均每日每公斤體重超過1克，長期飲酒10年以上。

　　3.**寄生蟲感染**：血吸蟲感染可導致血吸蟲病，治療不及時會發生肝硬化。

　　4.**膽汁淤積**：長期慢性膽汁淤積，導致肝細胞炎症及膽小管反應，甚至出現壞死，形成膽汁性肝硬化。

　　5.**遺傳和代謝疾病**：由遺傳性和代謝性的肝臟病變逐漸發展而成的肝硬化，稱為代謝性肝硬化。例如由鐵代謝障礙引起的血色病，先天性銅代謝異常導致的肝豆狀核變性。

　　6.**藥物性或化學毒物因素**：長期服用某些藥物，如雙醋酚汀、辛可芬、甲基多巴等可導致藥物性肝炎，最後發展為肝硬化。長期接觸某些化學毒物，如四氯化碳、砷、磷等會引起中毒性肝炎，發展為肝硬化。

　　此外，α1-抗胰蛋白酶缺乏、糖原貯積病、酪氨酸代謝紊亂、慢性充血性心力衰竭、慢性縮窄性心包炎和各種病因引起的肝靜脈阻塞綜合症

（Budd-Chiari布-加綜合症），以及長期營養不良、營養失調等均會導致肝硬化的發生。

肝病小常識

　　引起肝硬化的原因很多，在國內以病毒性肝炎最為常見，在歐美國家則以酒精中毒最多見。

9 肝硬化會帶來哪些危害？

　　肝硬化對人體的危害太多了。肝臟是人體的一個重要器官，它不僅參與蛋白質、凝血因數等重要物質的合成，同時還是人體的解毒工廠。發生了肝硬化，意味著有廣泛的肝細胞受到破壞，必然會使肝臟的生理功能大打折扣，而且隨著病情的加重，這種折扣也越打越大。

　　在肝硬化早期，即肝功能代償期，患者的症狀和體徵均較輕微，肝功能檢查可正常或僅有輕度異常，當肝硬化發展到一定程度後，則進入肝功能失代償期，此時患者會出現食欲下降、消瘦、乏力、腹痛、腹瀉、牙齦出血、鼻出血、發燒、黃疸、脾腫大、腹壁靜脈曲張、腹水等體徵，嚴重時會出現嘔血、便血和肝昏迷等。

　　化驗檢查可發現血清膽紅素、脂肪及蛋白質代謝均發生異常，如白蛋白下降、膽紅素升高、凝血酶原時間延長等。

　　肝硬化的併發症對患者有很大的威脅，包括：1.上消化道大出血，多由於肝硬化導致肝門靜脈高壓、食道胃底靜脈曲張，當受到粗糙食物、化學物質或腹內壓升高等因素刺激時，曲張的血管破裂發生大出血，嚴重者可危及生命；2.腹水、自發性細菌性腹膜炎；3.肝性腦病、肝腎綜合症和腎衰竭，出現這些併發症後預後極差，是造成肝硬化患者死亡的重要原

因；4.肝源性胃黏膜損害，由於肝硬化門脈高壓症的長期存在，導致胃黏膜淤血、胃黏膜缺氧，再加上肝硬化時胃酸分泌增多，而出現胃十二指腸黏膜潰瘍、糜爛及門脈高壓性胃病的發生，臨床會出現上腹部或右上腹部燒心、疼痛或不適，有時易被誤診為肝痛；5.有少部分患者會轉為肝癌，另外，肝硬化患者會併發脾功能亢進，人體免疫功能減退，加之門-體靜脈間側支循環的建立，增加了感染微生物的機會，因而容易發生支氣管炎、肺炎、腹膜炎、膽道感染等。由於患者抵抗力降低，這些感染無異雪上加霜，使患者的生命受到威脅。

10 慢性肝炎患者一定會發展為肝硬化嗎？

不少慢性肝炎患者以為肝硬化是必然結果，一旦得了肝炎，肝硬化的到來那是遲早的事，因此憂心忡忡，悲觀失望，其實這種擔心是多餘的。實際上，大部分慢性肝炎患者（即使為慢性活動性肝炎患者）都不會轉為肝硬化，演變為肝硬化者畢竟是少數，多數患者在經過一段時期的正規治療後活動性病變即逐漸靜止下來，並非一定發展為肝硬化。但需要明確指出的是，在慢性肝炎期是治療的最重要階段，千萬不要錯過，要採取積極有效的治療，改善肝功能，抑制病毒複製，防止肝纖維化的形成，從而避免發展為肝硬化。如果在慢性肝炎期，一味追求所謂「祖傳妙方」，缺乏科學方法治療，並不能阻止纖維化的形成，可以肯定地說，發生肝硬化那只是時間早晚的事。

11 肝硬化患者無藥可救嗎？

肝纖維化、肝硬化是一個緩慢發展的過程，若能早期發現並積極干預治療，纖維化是可逆轉的，早期肝硬化也是可以控制的。

我國B型肝炎患者大多來自母嬰垂直傳播，儘管我國1/10的人口有B型肝炎病毒表面抗原陽性，但只有一部分人發展為有症狀的B型肝炎。在這些B型肝炎患者中，有一部分人能夠清除體內的B型肝炎病毒獲得痊癒，另一部分人則轉為慢性B型肝炎。一般來說，感染B型肝炎病毒後，在20歲以前由於處於免疫耐受期而不表現出炎症反應。20歲以後，人體免疫功能增強，開始殺滅體內的B型肝炎病毒。如果免疫力足夠強大，能夠徹底清除病毒，則可痊癒；若免疫力不足以清除B型肝炎病毒，則表現出炎性反應，受病毒損害的肝細胞發生壞死，隨之生成膠原纖維加以修復，這種膠原纖維漸漸增多，肝臟的質地也由軟變硬，最終發展為肝硬化。這一過程往往需要數十年。

從分子生物學、細胞生物學理論和方法，以及從基因水準、蛋白水平進行的大量實驗研究發現，肝臟內膠原纖維的增生與降解是一個動態平衡的過程，合成與降解孰強孰弱，決定著肝臟纖維化的發展速度，如果能夠對合成進行人為的抑制，對降解加以促進，就可以使肝纖維化逆轉。這一研究結果從根本上改變了視肝硬化為不治之症的傳統觀念。

從臨床病例追蹤觀察看，即使為肝硬化，通過適當的治療和患者的自我保養，病情是可以控制的，因此，要有戰勝疾病的信心。

12 肝炎患者如何判斷自己是否轉為肝硬化？

患了慢性肝炎的患者非常害怕自己發展成肝硬化，因此，很想知道肝硬化都有哪些臨床表現。肝硬化分早期肝硬化（代償期肝硬化）和晚期肝硬化（失代償期肝硬化），兩者的臨床表現差異較大。早期肝硬化臨床症狀多不典型，體徵也不明顯，肝脾常呈輕度腫大，肝功能正常或基本正常，因而不易與慢性肝炎鑒別，必要時可做肝穿刺取肝組織做病理來明確，而晚期肝硬化有明顯的肝細胞功能減退和門脈高壓症等臨床表現，一

般容易判斷。

判斷肝炎患者已發生肝硬化（失代償期肝硬化），主要依據為以下幾點：

1.肝功能減退的臨床表現：乏力、體重減輕、面部消瘦、無光澤、雙下肢水腫、厭食及腹脹，終末期會出現中毒性腸麻痹，男性會出現性欲減退、乳房腫大，女性有月經不調、閉經等。

2.門靜脈高壓症的臨床表現：白血球、紅血球、血小板等血細胞減少，腹壁靜脈曲張，痔核靜脈形成，腹水及胸水出現等。

3.內鏡檢查：可發現食道胃底靜脈曲張及門脈高壓性胃病、結腸靜脈曲張等。

4.超音波檢查：肝臟縮小、脾臟增大、肝硬化可有典型的臨床症狀體徵，肝包膜呈鋸齒狀、肝內質地不均，可見結節形成，肝臟血流減少，流速減慢，門脾靜脈增寬。

5.腹腔鏡檢查及因其他疾病開腹手術探察：肝臟縮小，呈暗紅色，表面有結節形成。

6.肝臟組織病理：肝臟彌漫性纖維化伴肝細胞再生結節形成以及假小葉形成。

肝硬化雖然有以上典型的臨床症狀體徵，但其臨床表現往往錯綜複雜，具體到每個患者的表現可不盡相同，有些患者可無肝硬化的臨床症狀體徵，在日常生活中並無不適，甚至個別患者可一直表現為肝功能正常，與病毒帶原者相似，因此，如果自己得了肝炎，要到正規的醫院就診，以免耽誤治療。

13 肝硬化患者為什麼面色灰暗或黝黑？

肝硬化患者的肝病面容是由於色素沉著而表現為面色灰暗或面色黝

黑，這種面色改變是長期病程形成的，原因如下：

1.失代償性肝硬化時出現肝功能減退，肝臟不能對體內雌激素完全滅活，雌激素水準增加，使得體內硫氨基對酪氨酸酶的抑制作用減弱，酪氨酸變成黑色素的量增多所致。

2.繼發性腎上腺皮質功能減退的肝硬化患者，其肝臟不能代謝垂體前葉所分泌的黑色素細胞刺激素，使黑色素分泌增加。

此外，膽汁淤積性肝硬化患者表現為皮膚暗黃，無光澤，還可有皮膚黃褐斑及黃色瘤形成，是由於血內類脂質濃度增高沉積於皮膚所致。

14 如何面對「慢性肝炎→肝硬化→肝癌」三部曲

為什麼少數患B型和C型肝炎患者，會發展成肝硬化甚至是原發性肝癌呢？有沒有很有效的辦法加以預防呢？對於這些問題，很遺憾地說，目前醫學界還不能明確解釋其發病機制，也還沒有找到十分可靠的預防措施。

既然B型肝炎和C型肝炎病毒是罪魁禍首，那麼預防、治療B型和C型肝炎顯得尤為重要。對家中有肝炎患者或與肝炎患者有密切接觸的人要及時接種疫苗，如果自己患了肝炎應儘早接受正規治療，通過綜合的措施預防肝炎慢性化。同時盡可能避免使用損害肝臟的藥物；避免有害的物理因數刺激，減少X光和放射性物質對肝臟的照射；應盡可能減少和及早治療各種感染，避免各種創傷和手術。麻醉、手術創傷都對肝臟功能恢復不利，必要時應儘量選擇在肝功能恢復後再做手術；應儘量避免飲酒和過度勞累。

無論是醫生還是患者，均應採取積極的態度，對已經有硬化表現的肝臟，應進行詳細的觀察，必要時進行肝穿刺，針對不同病情、不同階段，採用不同的綜合治療措施。只要治療及時、得當，即使發生了肝硬化，患者也能很好地生活數十年，甚至更長。

15 肝掌和蜘蛛痣是怎麼一回事？

　　肝硬化患者可見到自己手掌的大拇指和小指的根部皮膚出現紅色斑點、斑塊，片狀充血，加壓變色，醫學上稱這種與正常人不同的手掌為肝掌。在頸部和胸前皮膚表面有時會出現形態像一個小蜘蛛，顏色暗紅的充血點，稱為蜘蛛痣，仔細觀察它的搏動，用尖物壓迫其中心部位，「蜘蛛腿」消失，減壓後則又迅速出現，說明蜘蛛痣的基本結構為小動脈。

　　肝掌和蜘蛛痣發生的原因均與雌激素增多有關。當肝硬化時，由於肝功能減退，雌激素的代謝滅活功能發生不同程度的障礙，雌激素在體內積累多了，便刺激毛細動脈充血、擴張，形成了肝掌和蜘蛛痣。但需要指出的是，出現肝掌和蜘蛛痣不一定都有肝病，不少健康人也有肝掌，但經過多年後的觀察，肝臟功能一直正常，從未出現過肝臟病變。婦女的妊娠期，體內雌激素增多，因而一部分孕婦皮膚上也會出現蜘蛛痣，此種蜘蛛痣大多發生在懷孕後的2～5個月內，產後數月內會消失。還可見於少數患其他疾病的患者，如風濕性關節炎、類風濕關節炎以及B族維生素缺乏的患者，因此對於出現肝掌和蜘蛛痣者，應結合病史、體檢、肝功能、病毒學檢查、超音波等多項檢查後，進行綜合分析判斷，才能做出正確的結論。臨床上常發現蜘蛛痣的出現、消退，與肝硬化的進展和好轉有很大的關係，因此蜘蛛痣對判斷預後有一定的參考價值。

16 肝硬化有哪些臨床表現？

　　目前，臨床上仍將肝硬化分為肝功能代償期和失代償期。代償期的臨床表現缺乏特異性，症狀較輕，以乏力、食欲減退出現較早，且較突出，可伴有腹脹不適、噁心、上腹隱痛、輕微腹瀉等，常不引起重視，但在晚期（失代償期）則有明顯的症狀出現，主要有兩大類：1.門靜脈高壓所產

生的側支循環形成，包括脾大、脾功能亢進及腹水等；2.肝功能損害所引起的血漿白蛋白降低、水腫、腹水、黃疸和肝昏迷等，如面色多較病前黝黑，面頰有小血管擴張。

約1/3活動性肝硬化的患者常有不規則低熱，腹壁靜脈曲張、腸脹氣和腹水，腹水的出現常提示肝硬化已屬晚期。一般病例腹水聚積較慢，而短期內形成腹水者多有明顯的誘發因素，比如有感染、上消化道出血、門靜脈血栓形成和外科手術等誘因時，腹水形成迅速，且不易消退。由於膈肌抬高，會出現呼吸困難和心悸。腹水患者伴有右側胸水較多見。脾臟腫大。肝臟一般無壓痛，但併發肝周圍炎時可有觸痛與叩擊痛。男性乳房發育和陰毛稀少；女性患者有月經過少和閉經、不孕。蜘蛛痣可隨肝功能的改善而消失，而新的蜘蛛痣出現，則提示肝損害有發展。皮膚和黏膜常出現淤點、淤斑、血腫及新鮮出血灶，系由於肝功能減退時，某些凝血因數合成減少，和（或）脾功能亢進時血小板減少所致。

17 ▶ 肝硬化的肝外表現有哪些？

肝硬化病變雖然主要在肝臟，但由於肝臟是身體中重要的臟器，其病變會影響全身各個臟器系統的功能。

1.消化系統

消化性潰瘍病：慢性肝病合併消化性潰瘍病稱為肝源性潰瘍病，肝源性潰瘍病的發生與肝臟病變程度有關，其發病率為15%～30%，遠高於一般人群。大部分患者無典型臨床症狀。其發病機制尚不十分清楚。

膽石症：肝硬化患者膽石症發病率為20%～30%，可能與溶血及膽色素排泄障礙有關。臨床表現也不典型。

慢性膽囊炎：幾乎所有肝硬化患者都有慢性膽囊炎，大部分患者為非細菌性，臨床無特徵性表現，少部分患者有肝區不適。

門靜脈高壓性腸病：發病率為30%～40%，臨床缺乏特異性表現，部分患者會腹瀉、便血等。其發病機制可能與門靜脈高壓性胃病相似。

2.內分泌系統

糖耐量異常：60%～80%的肝硬化患者有糖耐量異常，其中15%～20%可表現為明顯糖尿病，稱為肝源性糖尿病。大部分患者無典型的臨床表現，少部分患者有口渴、多飲及慢性腎功能不全等糖尿病併發症表現。

低血糖：低血糖存在提示肝硬化患者至少80%以上肝細胞失去功能，是晚期肝硬化患者肝功能衰竭的信號，但如果合併細菌感染、肝癌時，也會發生低血糖。臨床可表現為心悸、出汗，甚至昏迷。

激素分泌功能混亂：雌激素、抗利尿激素和醛固酮增多，雄激素減少。男性表現為性欲下降、毛髮脫落及乳腺增生等女性特徵；女性表現為月經不調、閉經、不孕等。

其他：血清甲狀腺素T3減少，rT3增高，而血清促甲狀腺素水準正常，臨床無典型表現。

3.神經系統

肝性腦病：是由於肝功能嚴重受損導致的以神經、精神症狀為主要表現的綜合症。

肝性脊髓病：肝性脊髓病發生率為0.1%～10%。臨床除了肝硬化的表現外，主要有持久的神經系統異常，表現為雙下肢痙攣性截癱，起病緩慢，但進行性加重，不伴感覺障礙和肌萎縮。其發生機制與肝硬化門靜脈高壓廣泛側支循環形成，高血氨及其他代謝的毒物持續升高有關。

4.呼吸系統

肝肺綜合症：有50%～60%患者出現明顯的低氧血症及肺功能改變，臨床表現為口唇發紺，少部分患者會出現杵狀指。

肺動脈高壓症：肝硬化患者肺動脈高壓發生率約1%，門靜脈分流術後發生率更高。臨床表現為呼吸困難、心前區疼痛、暈厥，少部分患者咳

血，胸骨左緣第2肋間可聞及雜音、第二心音亢進，其原因不清楚，可能與門靜脈高壓有關。

5.泌尿系統

肝腎綜合症：表現為少尿、氮質血症、低鈉等。

HBV相關性腎炎：其發生率為5％～10％，發生機制為B型肝炎病毒引起的Ⅲ型變態反應。早期臨床主要表現為尿蛋白、血尿，晚期會出現氮質血症及腎衰竭。

黃疸腎：指由於膽汁酸或膽鹽沉積於腎小管所致的腎臟疾病。臨床無特異性表現，故診斷困難。

6.心血管系統

肝硬化患者處於體循環高動力循環狀態，血漿容量增加，外周血管阻力降低。臨床表現為手熱、毛細血管搏動、心動過速及低血壓等。少部分慢性肝病患者可併發結節性多動脈炎。臨床出現心臟擴大、心功能不全、高血壓、肌痛等多系統損害。

18 肝硬化如何分期？

肝硬化患者的臨床表現差異較大，輕者可無症狀，重者可有慢性肝衰竭表現。通常肝硬化的臨床表現分為代償期和失代償期。

代償期：症狀較輕，常缺乏特徵性。可有乏力、食欲減退、消化不良、噁心、嘔吐、右上腹隱痛和腹瀉等症狀。體徵不明顯，肝臟常腫大，部分患者伴脾腫大，並會出現蜘蛛痣和肝掌。肝功能檢查多在正常範圍內或有輕度異常。

失代償期：會出現明顯的肝細胞功能減退和門靜脈高壓症兩類臨床表現。

1.肝細胞功能減退：臨床表現為不同程度的乏力、體重減輕、面部消

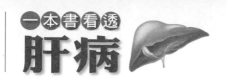
瘦、無光澤、肝掌、蜘蛛痣及毛細血管擴張、雙下肢水腫及厭食、腹脹，對脂肪、蛋白飲食耐受性差，易出現腹瀉，晚期會出現中毒性腸麻痺。由於肝功能減退影響凝血酶原和其他凝血因數的合成，脾功能亢進又引起血小板的減少，故常出現牙齦、鼻腔出血，皮膚和黏膜有紫斑，出血點或有嘔血與黑便。男性會出現性欲減退、乳房腫大，女性有月經不調、閉經等現象。

2.**門靜脈高壓症，脾功能亢進**：臨床上以白血球、紅血球、血小板減少及脾大等為主要表現。通常有側支循環形成、腹壁靜脈擴張、痔核靜脈形成、食道胃底靜脈曲張等表現。由此出現消化道出血及腹水等，且消化道出血及腹水是肝硬化失代償期最突出的表現。肝硬化出現胸水，常伴有腹水，多數患者胸水在右側，單純左側胸水者少見。肝細胞功能減退使腸道吸收的毒素不能在肝臟解毒，使毒性物質進入體循環，對大腦神經遞質產生影響，出現肝昏迷，可有嗜睡、興奮和木僵等症狀。

19 如何改善失代償期肝硬化患者的生存狀況？

肝硬化為慢性肝損傷引起的纖維間隔包圍形成的再生結節，可導致血管重建並引起門靜脈高壓和終末期肝病。代償期肝硬化患者的中位生存期為12年，而失代償期肝硬化患者僅為2年，5%～7%代償期肝硬化患者會發展成失代償。目前隨著我們對疾病自然史以及併發症治療的研究進展，失代償期肝硬化患者的生活品質和壽命將得以改善。

1.**針對病因治療**：酒精性肝硬化戒酒；B型肝炎和C型肝炎抗病毒治療；自身免疫性肝病免疫抑制治療；繼發性膽汁性肝硬化解除膽管阻力；布-加綜合症解除梗阻。

2.**降低門靜脈壓力**：門脈高壓是肝硬化比較常見的併發症，選用非選擇性 β-受體阻斷劑對於改善併發症和提高生存率有顯著作用。

3.**營養支持治療**：積極糾正肝硬化患者的營養不良。沒有肝性腦病患者，不需要限制蛋白的攝入。事實上營養支持治療可改善生存，降低感染和併發症。

4.**預防感染**：肝硬化患者的免疫功能較差，細菌感染很常見，病死率約30%。預防性口服抗生素或灌腸可改善失代償性肝硬化的長期預後。

5.**其他治療**：如抗纖維化、抗血管生成和抗凝治療可減輕纖維化、逆轉肝硬化。幹細胞治療也可能對肝硬化患者有效。

⑳ 肝硬化會出現哪些併發症？

早期肝硬化一般是沒有併發症的，出現併發症絕大部分都是失代償期的肝硬化，也就是人們常說的晚期肝硬化。併發症主要有如下幾種情況：

1.**門靜脈高壓症**：肝硬化時，由於纖維組織形成，肝小葉結構破壞，門靜脈血流受阻，致使來自胃、腸、脾等處的血流大量淤滯在門靜脈內，使門脈壓力增高，達到一定程度後，形成門靜脈高壓（出現脾腫大、側支循環形成的建立和腹水）。

2.**食道胃底靜脈曲張**：當門靜脈壓增高到一定程度，大量的門靜脈血液就分流到食道胃底靜脈叢，使食道胃底靜脈曲張，曲張靜脈張力達到一定程度時，黏膜就會變薄，加上其他外界因素的作用，如硬食、便秘等，極容易發生出血。

3.**腹水和水腫**：血漿白蛋白主要在肝臟內合成，肝硬化患者由於肝功能嚴重受損，致使蛋白合成障礙，出現低蛋白血症，當蛋白減少到一定程度時，就會出現胸腹水及雙下肢水腫。

4.**肝性腦病**：蛋白代謝產生的氨是誘發肝性腦病的原因之一。由於肝硬化對氨的代謝清除發生障礙，體內蛋白代謝產生的氨，或因一次攝取大量蛋白質食物在體內產生的氨，使血液中氨濃度增高，而誘發肝性腦病。

5.**自發性細菌性腹膜炎**：由於肝臟解毒功能障礙，人體免疫功能減退，經腸壁進入體內的細菌、毒素不能有效地清除，而形成菌血症，再入腹腔後，形成自發性細菌性腹膜炎，嚴重時會出現難治性腹水及腹痛等症狀。

6.**原發性肝癌**：肝硬化時由於肝細胞損壞嚴重，出現大量肝細胞增生來代償肝臟功能，新生的肝細胞可能因出現異常增生而發生癌變。

21 肝硬化有傳染性嗎？

肝硬化大多數由慢性B型和C型肝炎逐漸演變而成。如果由B型肝炎病毒引起的肝硬化，只要血清B型肝炎病毒表面抗原、e抗原陽性，HBV DNA陽性，仍可有一定的傳染性，如果為C型肝炎後肝硬化，HCV RNA陽性，其傳染性也是肯定的。但臨床上常見的慢性B型和C型肝炎在發展到肝硬化後，上述病毒複製指標可能轉陰，此時病毒也不再複製，所以，此時的肝硬化就沒有傳染性了。此外，酒精性肝硬化、膽汁性肝硬化等非肝炎病毒引起的肝硬化均不具有傳染性。

我國B型肝炎肝硬化占絕大多數，而B型肝炎病毒主要經血液和體液傳播，對肝炎後肝硬化的家庭成員，需要進行B型肝炎病毒五項檢查。根據具體情況決定是否注射B型肝炎疫苗加以預防，同時患者家庭中應盡可能進行隔離和生活餐具的消毒。為防止病毒傳播，肝炎後肝硬化患者也不要從事飲食業等工作。

22 肝硬化通常要做哪些化驗檢查？

肝功能檢查對肝硬化的診斷和治療具有重要意義，肝硬化患者一定要定期檢查，以便瞭解病情變化，及時進行治療。常用的肝功能項目如下：

1.**血清酶學檢查**：重要的有ALT、AST、鹼性磷酸酶、γ-谷氨酸轉肽酶。

2.**血清膽紅素代謝**：血清膽紅素並不反映是否存在肝硬化，但可揭示黃疸的性質。肝細胞性黃疸時，血中直接膽紅素和間接膽紅素均增高，以間接膽紅素增高為主。

3.**血清蛋白測定**：有血清總蛋白、白蛋白、球蛋白、白/球比值。蛋白代謝是肝臟代謝能力的重要表現，是肝臟慢性疾病損害後的反映。肝硬化時往往白蛋白合成減少，血中白/球蛋白比值降低甚至倒置，比值越低，說明肝臟代償能力越差。

4.**蛋白電泳**：蛋白電泳出現γ-球蛋白比例增加，揭示慢性肝病。肝炎後肝硬化失代償時，γ-球蛋白增高最為顯著。

5.**凝血酶原時間測定**：當肝實質細胞受損時，肝臟合成的多種凝血因數可減少。當肝功能嚴重受損時，凝血酶原時間測定是一項較為敏感的指標，肝硬化晚期時凝血酶原時間延長。

6.**免疫球蛋白測定**：肝炎後肝硬化以IgG及IgA增高多見，多以IgG增高為主。原發性膽汁性肝硬化時IgM增高，酒精性肝硬化時以IgA增高較常見。

7.**血清總膽固醇及膽固醇酯測定**：肝硬化時二者均降低。

8.**肝纖維化指標**：III型前膠原（PC III）、IV型膠原及其片段、板層素（LN）、纖維蛋白連接素（FN）等在肝硬化時都呈不同程度變化。

9.**甲胎蛋白（AFP）**：AFP是原發性肝癌的檢測指標，如進行性升高應警惕肝癌的發生，要及時做超音波、CT等檢查。

23 肝硬化超音波檢查會有哪些異常變化？

超音波能對肝實質、肝動脈、肝靜脈、門靜脈、脾臟及其他臟器進行

多方位、多角度檢測，對肝硬化和門靜脈高壓症具有較高診斷價值。

　　肝硬化時，超音波檢查異常變化，主要有以下幾個方面的改變：肝左、右葉上下徑變小，肝臟變薄，肝左葉縮小常較顯著，但也有少數患者肝左葉代償性增大；肝包膜增厚、失去光滑的纖維亮線，回聲增強，厚薄不均，肝表面尤其臟面凹凸不平，可呈鋸齒狀，出現腹水時更為清晰，肝邊緣角變鈍或不規則；肝實質出現回聲彌漫性增強，呈密集的中、小光點或粗大光點，回聲不均，可見不規則的強回聲條索、斑片回聲，在高回聲區可見小片低回聲區；肝內血管粗細不均勻，血管扭曲、閉塞而看不到，尤以肝靜脈明顯，其主幹變細，分支狹窄。門靜脈由於血流受阻，主幹、右支及左支矢狀部增粗，肝動脈代償性肥大。此時伴有脾臟腫大和腹水。膽囊可隨肝臟縮小、向後上移位，最常見的是膽囊壁增厚或是雙壁徵象，兩層高回聲帶之間存有低回聲。肝硬化時脾臟變大變厚，與門靜脈高壓程度一致。彩色多普勒超聲檢查，可瞭解門靜脈高壓的情況，如門靜脈、側支循環的血流速度，對於手術方式的選擇有重要意義。

24　自發性細菌性腹膜炎是肝硬化嚴重併發症

　　肝硬化是發生自發性細菌性腹膜炎最常見的基礎病，發生率為10%～30%，病死率高達90%。隨著對該病的早期診斷及抗生素的合理應用，目前，其病死率降為20%～40%。致病菌常為來源於腸道的大腸桿菌，厭氧菌較為罕見。

　　自發性細菌性腹膜炎係指細菌進入門靜脈系統而入肝或由側支循環直接進入體循環形成菌血症，再進入腹腔，或者細菌直接穿過腸壁進入腹腔。

　　自發性細菌性腹膜炎的臨床表現多樣，多數患者起病隱匿，病情輕，最常見的症狀是腹痛和發熱。但是，相當一部分患者表現為非特異的症狀

和體徵，如肝性腦病、嘔吐、腹瀉、胃腸道出血、休克及體溫下降。

　　血液檢查常提示外周血白血球升高以及肝功能損害嚴重。大約1/3的患者出現酸中毒和腎功能不全。

　　近來研究顯示，嚴重的脾功能亢進也是自發性腹膜炎獨立的危險因素。對於嚴重的脾功能亢進者，應預防性給予抗生素預防腹膜炎的發生。一旦診斷明確，即應予以抗生素治療，同時予以白蛋白治療可以提高療效。倖存者預後很差，合適的患者應考慮肝移植。

25 肝硬化患者為什麼需要進行胃鏡檢查？

　　肝硬化患者到醫院就診時，醫生常要求其進行胃鏡檢查。肝硬化患者進行胃鏡檢查到底有什麼意義呢？

　　當肝硬化門靜脈高壓時，胃冠狀靜脈、胃短靜脈和胃後靜脈形成短路，經賁門靜脈進入食道靜脈，形成食道靜脈曲張。對於擔心胃鏡檢查可能劃破食道靜脈造成醫源性出血完全不必要，只要在正規醫院，由經驗豐富的內鏡醫生操作，一般不會引起出血，同時對診斷有幫助。

　　肝硬化患者做胃鏡檢查的重要意義在於以下幾點：

　　1.胃鏡檢查是診斷肝硬化的重要手段之一，特別是早期肝硬化患者。在臨床中往往遇到一些患者，在做完超音波、CT等檢查後會得出這樣一個診斷：「彌漫性肝病表現，肝硬化不除外」，而相關化驗檢查結果又不能診斷肝硬化，在此情況下，胃鏡檢查對診斷肝硬化意義重大。胃鏡檢查如發現有食道靜脈曲張，而又無其他引起門靜脈高壓的因素，那麼就可診斷為肝硬化。

　　2.胃鏡檢查可直接發現食道胃底是否存在靜脈曲張，判斷曲張程度及靜脈表面有無紅色徵、糜爛和血痂及活動性出血的出血部位，可克服鋇餐檢查漏診輕度靜脈曲張的缺點。

3.急性上消化道出血時，胃鏡檢查可準確判斷出血部位和原因，還可行鏡下介入治療，如噴灑止血藥、進行硬化劑注射等。

4.確診食道、胃及十二指腸有無潰瘍、糜爛、炎症和腫瘤等病變。進行幽門螺桿菌的檢測，必要時鉗取組織進行病理檢查。

26 甲胎蛋白升高就一定是肝癌嗎？

甲胎蛋白（AFP）是由肝臟幼稚細胞產生的，AFP大於500微克/升，且持續4周者，或甲胎蛋白在200～500微克/升、持續8周者，在排除其他引起甲胎蛋白增高的因素，如急慢性肝炎、肝炎後肝硬化、胚胎瘤、消化道癌等，再結合定位檢查，即可做出肝癌診斷。

活動性慢性肝炎肝硬化患者有20％～45％的血清甲胎蛋白呈低濃度陽性，濃度多在25～200微克/升，一般在2個月內隨病情的好轉而下降，多數不會超過2個月，同時伴有轉氨酶升高。當轉氨酶下降，甲胎蛋白也隨之下降，血清甲胎蛋白濃度常與轉氨酶呈平行關系，因此甲胎蛋白增高不一定是肝癌。如果甲胎蛋白濃度在500微克/升以上，雖有轉氨酶升高，仍以肝癌可能性大，轉氨酶下降或穩定而甲胎蛋白上升也應高度懷疑肝癌。當然，有些肝癌患者甲胎蛋白並不一定升高。患者臨床上也常常遇到良性肝病的甲胎蛋白明顯升高（＞400微克/升）或原發性肝癌的甲胎蛋白值偏低（＜400微克/升），因此根據血清甲胎蛋白濃度難以鑒別良惡性肝病。

肝病小常識

近年來採用甲胎蛋白的異質體來鑒別良惡性肝病，對肝癌的診斷率為87.2％，假陽性率僅2.5％，且診斷不受甲胎蛋白濃度、腫瘤大小和病期早晚的影響。

27 肝硬化患者為什麼容易出現腹水？

　　活動性肝硬化常常容易出現腹水，表現為腹脹和少尿。腹水形成的機制是一個十分複雜的過程，因為這是多種病理因素、多種臟器、多個環節互相作用的結果。歸納起來大致有下列幾個方面的因素：

　　1.門靜脈高壓：肝門靜脈和下腔靜脈又稱門腔靜脈，它是肝臟與其他部位血液循環的聯結處，也是肝動脈和肝靜脈出入的必經之路。在正常情況下，肝血流輸入道與肝流出道的血管床大致相等，也就是說肝輸入通道和輸出通道其動靜脈血管床的容量基本相等，輸入血流和輸出血流的量處於平衡狀態。肝硬化時，由於肝小葉結構破壞，導致肝內血管床受壓迫、扭曲、狹窄，最終肝輸出通道減少，肝流出量也相應受阻，導致大量流入肝臟的血液淤積在門靜脈內，造成門靜脈內壓力增高及毛細血管靜脈壓增高，久而久之，胃腸道、腸系膜、腹膜等血液回流受阻，血管通透性升高，血液中的血漿成分外漏，形成了腹水。

　　如輸出量與輸入量呈一致性或按比例減少，則可不發生腹水或腹水多為可逆；反之當輸入量明顯大於輸出量時，門靜脈壓力增高則腹水顯著且常呈頑固性。

　　2.低蛋白血症：是由於肝臟不能將胃腸消化吸收的營養物質合成白蛋白的緣故。由於人血白蛋白的降低，血管內膠體滲透壓下降，血漿成分外滲而形成腹水。

　　3.內分泌失調：活動性肝硬化時，因肝臟對抗利尿激素的滅活作用大大減退，其含量升高，而使排尿減少，也可引起水腫和腹水。

　　4.淋巴回流障礙：人體的淋巴循環又稱第三循環，指位於動脈、靜脈、毛細血管以外的一個循環系統。正常人無處沒有淋巴循環，特別是肝竇和肝細胞之間，有著豐富的淋巴液。由於病變，肝臟不但使門靜脈壓力升高，也使淋巴管壓力升高，管腔擴張，淋巴回流障礙，使淋巴液外溢，

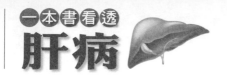
形成腹水。

28 ▶ 肝硬化為何容易發生腹水感染？

腹水是肝硬化失代償期的最突出表現。腹水和血漿一樣，含有豐富的蛋白、糖，是細菌理想的培養基。長期肝病營養不良，人體抵抗力下降，加上脾功能亢進，因而干擾和削弱了免疫機制，有利於細菌侵入與繁殖。

自發性細菌性腹膜炎係指細菌進入門靜脈系統而入肝或由側支循環直接進入體循環形成菌血症，再入腹腔，或者細菌直接穿過腸壁進入腹腔。肝硬化患者的抵抗力一般都較低，容易併發腸道、泌尿道、呼吸道以及膽道感染，也可因這些部分感染控制不及時而侵入。濫用抗生素、激素、免疫抑制劑及醫源性感染等，都可能成為本病的誘因。

感染性腹水可有發熱、腹痛、腹水進行性增多及利尿藥治療效果不佳等臨床表現，而非感染性腹水無上述表現，利尿藥治療效果較好。腹水長期不退容易引起感染，因此肝硬化出現腹水應積極治療，爭取在短期內將腹水消退。

29 ▶ 肝硬化出現腹水時怎麼辦？

肝硬化出現腹水及腹水的多少和肝功能受損程度有關。肝功能愈差，出現腹水愈多且難消退，故腹水常隨患者肝功能的惡化而發展。

治療腹水的目的在於預防可能發生的併發症，控制腹水進行性加重，以減輕因高度腹水引起的患者不適感。腹水本身危險並不迫在眉睫，且肝功能改善和腎臟對水鈉滯留的調節，需要相當長的時間才奏效。因此，以消退腹水為目的治療宜採取緩和漸進的步驟。

先限鈉限水連續觀察4天，如體重減輕少於0.3公斤，尿鈉排泄量小於

25毫摩爾/升，才給予利尿劑和其他治療。利尿劑分兩大類，即作用於腎小管管襻的利尿劑，阻止鈉和水的再吸收和作用於遠端腎小管的利尿劑，阻止電解質交換。使用利尿劑原則：先弱後強，先單一後聯合，先小劑量後大劑量，保鉀和排鉀聯用。

對難治性腹水可採用利尿劑加擴容療法、自身腹水回輸法和腹腔放腹水療法等。

肝病小常識

在腹水和周圍水腫同時存在時，每日體重下降不宜超過1公斤；僅有腹水而無周圍水腫時，每日以不超過0.5公斤為宜。

30 肝硬化腹水患者為何要做腹腔穿刺？

肝硬化患者常常容易出現腹水，很多時候單靠臨床表現和一些血液化驗不能判斷腹水的性質，不能判斷腹水是否有感染。因此，肝硬化患者如果出現腹水應儘量做腹腔穿刺，因為：1.腹腔穿刺可以抽取少量腹水進行腹水常規、生化及細菌培養等，以便查明腹水性質；2.對於因各種原因引起大量腹水而導致的胸悶、呼吸困難、腹脹難忍時，穿刺放液可以減少患者痛苦；3.腹水是細菌的良好培養基，腹水易併發腹腔感染，將有感染的腹水放出，同時在腹腔內注射抗生素，比單純靜脈使用抗生素見效快；4.做腹腔穿刺後明確腹水的性質及是否有感染，可以對症下藥，既可以讓患者節約經費又可以盡快減輕患者的痛苦。

做腹腔穿刺時應注意：

1.腹腔穿刺前常規應排尿，以防誤傷膀胱。

2.在穿刺或放腹水過程中如有心慌、呼吸困難、心率增快時要分析原

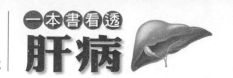

因，如因放液過快，可調節放液速度。若是患者精神緊張可少量使用鎮靜劑，心理上給予安慰。經上述治療無效時，要停止腹腔放液。

3.大量腹水的患者在穿刺放腹水後要臥床休息24小時，以免引起會陰、陰囊部水腫與穿刺傷口處腹水的外溢。如有腹水外溢者應立即告知醫護人員，及時更換敷料或應用腹帶加壓包紮，防止腹腔感染。

31 什麼情況下可進行腹水回輸？

腹水回輸對於大量腹水和難治性腹水是比較有效的治療方法，不僅可使腹水消失，並能使失效的利尿療法重新有效。本療法只適用於無感染性腹水。

1.自體腹水直接回輸：有密閉式與開放式兩種，均分為一次性全部回輸、少量多次回輸和部分腹水回輸三種。本療法對難治性腹水有效率達95％，尤其合併功能性腎衰竭者經治療後可轉危為安。腹水回輸可提高血漿白蛋白濃度。回輸前血漿白蛋白＜25克/升者的腹水再發率高，宜適當加用白蛋白以鞏固腹水回輸療效。復發的腹水量較回輸前明顯為少，且藥物的利尿效果良好。

2.腹水濃縮回輸：系將抽吸出來的大量腹水經超濾或透析濃縮，濾除大量的水和鈉，然後將由腹水濃縮出的自體蛋白靜脈回輸給患者。本療法一方面能在短期內清除患者體內大量的鈉和水，另一方面又回收自身的大量蛋白質，促進利尿，為肝硬化病勢爭取良向逆轉。腹水濃縮回輸與輸用白蛋白同樣安全有效，能提高血漿白蛋白濃度和血漿膠體滲透壓，擴張血管容量，降低腹腔內壓，改善門靜脈循環和腎血流灌注，防止功能性腎衰竭發生。本療法主要適用於經低鹽飲食和大劑量利尿劑治療無效的難治性頑固腹水病例。

但有以下情況者屬禁忌：1.肝硬化伴惡性病變者；2.近2周內有食道胃

底曲張破裂出血者；3.腹水有感染性指徵者；4.有明顯黃疸和有肝性腦病
徵兆者；5.血性腹水者；6.近期伴發急性心功能衰竭者。

32 什麼叫難治性腹水？

根據國際腹水協會的定義，難治性腹水為藥物治療後腹水消退不滿意
或經治療後（如治療性排放腹水）藥物治療不能防止腹水的早期復發。分
為兩種類型：

1.利尿劑抵抗性腹水：對嚴格限鹽飲食和強大的利尿劑缺乏反應，以
致腹水不能防止早期復發或消除。

2.利尿劑難治性腹水：在使用利尿劑時出現併發症，妨礙了利尿劑的
有效劑量。

33 自身腹水回輸療法治療頑固性腹水效果如何？

肝硬化頑固性腹水是指正規治療兩個月後腹水仍難以消退。肝硬化頑
固性腹水之所以難治，是因為本病導致有效血容量不足，引起腎臟利尿排
鈉功能障礙。片面強調利尿則療效差。一般擴容措施常可致腹水蓄積、腹
脹加重。腹水回輸是能達到積極擴容和消除腹水的良好方法。直接回輸的
輸注量一般為24小時尿量加500～1000毫升。

1.為避免過敏反應，每100毫升腹水加入地塞米松1毫克，為了防止門
靜脈壓、心臟負荷增加，加速尿40～80毫克，必要時將加輸液速度控制在
2～3毫升/分，並可用西地蘭。

2.輸注量＞4000毫升者應酌加肝素。

回輸後可使尿量增多，腹水消退，腎功能改善以及腎素血管緊張素系
統受抑制，血漿腎素下降，心鈉素水準增高，效果良好。為治療晚期肝硬

化頑固性腹水的一種有效措施。

34 肝腹水患者為什麼要控制食鹽量？

腹水形成的最基本原因是腹腔內液體的產生和吸收之間失去平衡。肝硬化腹水患者由於肝臟門脈壓力增高，導致靜脈壓力升高，加之肝硬化患者伴有低蛋白血症，膠體滲透壓降低，使肝淋巴液生成增多，從而使液體漏出，形成腹水。同時肝硬化患者亦存在水鈉滯留現象，實驗證明，限制鈉的攝入或使用排鈉利尿劑可使腹水消退，增加鈉攝入，腹水可再出現，因此限鈉在腹水治療過程中非常重要。

肝病小常識

長期限制食鹽亦會導致食欲減退，飲食減少，因此有大量腹水時宜短期限制鈉鹽攝入，以每天攝入1.3克為宜，症狀好轉後，以2.2～3.5克/天維持。而對於低鈉血症患者，應同時控制入水量，入水量以前一天尿量加500毫升為宜。

35 肝腹水患者為何需要輸白蛋白？

白蛋白對維持血容量和血漿膠體滲透壓有決定性的作用。它可以擴充血漿容量，抑制血細胞成分的聚集，降低血液黏稠度，改善血流量等。有利於組織的修復和控制腹水形成。

肝硬化腹水患者由於蛋白合成障礙，導致低蛋白血症，特別是白蛋白低到一定程度就會引起血漿膠體滲透壓降低而出現腹水及雙下肢水腫。

白蛋白一般應用於人血白蛋白低於35克/升的肝硬化腹水患者。白蛋

白的輸入量視病情輕重而定。一般說來，嚴重腹水者需要一周70克以上的白蛋白，甚至還要多一些。少量腹水者一周補充10～30克。從臨床試驗分析，肝硬化曾出現嚴重腹水的患者，可能終生需要給予外源性補充。

36 常用的利尿劑有哪些？

利尿劑是指作用於腎臟，增加電解質和水分從腎臟排出，使尿量增加的藥物。根據利尿作用強弱可分為高效、中效和低效三類。

臨床常用的高效利尿劑有速尿和利尿酸鈉，特點是作用強，主要作用是增加了鈉、氯離子從尿中的排出而利尿；中效利尿劑有雙氫克尿噻等，主要影響尿的稀釋進程，增加了鈉、氯離子的排出；低效利尿劑有安體舒通、氨苯喋啶及乙醯唑胺等，作用較弱，機制主要是保鉀離子排鈉離子而利尿。

37 利尿劑有哪些副作用？如何預防？

用於肝硬化腹水治療的利尿劑有兩類，要瞭解利尿劑的副作用，先要瞭解兩類利尿劑的作用機制。

1.醛固酮拮抗劑：主要有螺內酯（安體舒通）和氨苯喋啶。它們主要作用於腎遠曲小管，干擾醛固酮對鈉的重吸收，從而促進鈉離子和氯離子的排出而產生利尿作用。因為鈉離子和氯離子交換受抑制，尿中排鉀減少，故稱為留鉀利尿劑，因此單用此藥必然造成鉀增高和血鈉降低。

2.腎襻利尿劑：主要有呋塞米（速尿）、依他尿酸（利尿酸）和氫氯噻嗪（雙氫克尿噻）。它們的作用是抑制髓襻升支髓質和皮質部對氯離子和鈉離子的再吸收，從而促進腎臟對氯離子、鈉離子、鉀離子的排出而利尿，故稱為排鉀利尿劑。這類利尿劑往往造成低血鉀、低血氯和低鈉血

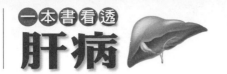
症。

由上可知，使用利尿劑必須採取針對性的預防措施。應用第一類利尿劑，必須限制鉀的攝入，以防止高血鉀的形成；應用第二類利尿劑，則需同時補充鉀鹽（如氯化鉀）等，防止低血鉀和低鉀性鹼中毒的發生。

肝病小常識

不能絕對限制氯化鈉飲食，因為兩類利尿劑均排氯和鈉。為保持電解質平衡，防止高鉀或低鉀的發生，一般兩種利尿劑宜聯合應用，可有增加療效、減少副作用的效果。

38 肝腹水患者使用利尿劑要注意什麼？

利尿劑的使用在肝硬化腹水治療中有著重要的作用。利尿劑的劑量因人、因病情而異，使用劑量合適，可達到治療目的，劑量過大，可造成電解質紊亂，誘發肝昏迷，因此，掌握劑量很重要。一般以口服為主，在使用利尿劑時患者應做到以下幾點：

1.準確記錄24小時出入量：入量包括飲水，攝入食物及水果含量。出量包括尿量、大便以及嘔吐物含水量、抽出的胸腹水量等，作為醫生治療的依據。

2.每天測腹圍：用軟尺以肚臍為中心繞腹部一周測量體圍，並以公分記錄。測量腹圍，可觀察腹水消漲情況。

3.利尿劑劑量的使用需根據每日尿量多少來調節：尿量多時減少劑量，尿量少時增加劑量。在正常日常生活水攝入量的情況下，肝硬化患者無腹水或極少量腹水時，尿量控制在1500毫升/日為宜；少量腹水者，尿量控制在1500～2000毫升/日為宜；中量腹水，尿量控制在2000～2500毫升

/日為宜；大量腹水，尿量控制在3000毫升/日以下。

肝病小常識

　　腹水消退宜慢不宜快。如出現口渴、噁心、頭暈、乏力、下肢酸軟、抽搐等電解質紊亂及血容量不足症狀時，應及時到醫院診治。

39 肝腹水患者出院後應如何使用利尿劑？

　　這是許多肝腹水患者最擔心的問題，出院後按住院時利尿劑的量使用在臨床中較為常見，也有一部分患者認為腹水消退了，而停用利尿劑。其實這兩種做法都不妥，前一種做法可能導致體內血容量不足和電解質平衡失調，後一種做法可能導致腹水再次發生。因此出院後利尿劑的使用應根據尿量情況增減，尿多時減少利尿劑的使用量，尿少時增加利尿劑的使用量。

40 肝性胸水是如何發生的？

　　晚期肝硬化伴低白蛋白血症和大量腹水者，常發生肝性胸水，伴發率約15％。無腹水而單發肝性胸水者罕見。肝性胸水多見於右側，約占60％；雙側者約30％；左側者最少，約占10％。發生機制可能主要是：1.通過淋巴管吸收，肝竇壓增高，肝淋巴流增加，淋巴管壓力升高，橫膈導向胸腔的淋巴通道、胸膜小淋巴管擴張進而破裂，遂生胸水；2.腹水穿過橫膈裂孔進入胸膜腔，腹壓增高，橫膈腱索部變薄形成小泡，一旦破裂腹水即可湧入胸腔。

　　小量胸水一般只是通過影像檢查發現，中、大量胸水會出現不同程度的咳嗽、胸悶、氣促甚至呼吸困難，少數患者可有低熱，壓縮的肺可隨體位改變。胸腔穿刺胸水可證實為漏出液並與腹水性質一致。肝性胸水須與感染性和腫瘤性胸腔積液相鑒別，在確定為漏出性胸腔積液的前提下，又須與慢性右心衰竭、慢性腎炎腎病等形成的胸水相區別。臨床上有肝硬化腹水，而無心、肺和腎等慢性疾病便可初步診斷。

41　門靜脈高壓症是怎麼回事？

　　門靜脈高壓症指門靜脈系統因多種原因（如肝硬化、肝靜脈狹窄等），使其血運受阻，引起血流淤滯和門靜脈壓力增高的一種病理狀態。

　　正常人肝內血管有兩個系統，即門靜脈系統和肝靜脈系統。門靜脈系統為肝血液流入通道，而肝靜脈系統為肝血液流出通道。門靜脈系統包括門靜脈、肝動脈和肝管。門靜脈是來自腹腔內消化道及肺、胰和膽囊等部位的靜脈血入肝的通道。肝動脈是腹腔動脈的分支，和門靜脈一同入肝。因此肝臟的血液供應是雙重的，它同時接受動脈和靜脈的血液，肝動脈將含氧豐富的血液輸入肝臟，門靜脈則把來自消化道富含營養成分的血液輸入肝臟。流入肝臟的血液80%來自門靜脈，20%來自肝動脈。

　　當肝內血運受阻，引起血流淤滯和門靜脈壓力增高時，臨床表現為肝臟腫大及脾功能亢進，食道、胃底以及腹壁靜脈曲張，肝功能減退，發生嘔血、便血及出現腹水等。它是晚期肝硬化的一種特殊臨床徵象。

42　門靜脈高壓如何診斷？

　　晚期肝硬化患者常常出現一些併發症，如門靜脈高壓就是肝硬化晚期併發症之一，其診斷一般不難，主要依據以下臨床表現：

1.**脾腫大**：為正常的2～3倍，部分可平臍或達臍下，常伴有白血球、紅血球及血小板減少等脾功能亢進。

2.**側支循環的建立與開放**：腹壁靜脈和臍靜脈曲張，痔靜脈叢形成，內鏡下可見食道胃底靜脈、結腸靜脈曲張及門脈高壓性胃病等。臨床可表現為消化不良、嘔血及便血等。

3.**腹水**：是肝硬化最突出的臨床表現。大量腹水使腹內壓增高時可形成臍疝，並使橫膈抬高致呼吸困難和心悸，部分可伴胸水。

4.**門脈高壓性胃病**：這是近年來認識的一種與肝硬化有關的胃黏膜病變，屬於肝硬化門靜脈高壓症的併發症之一。基本病理生理改變為胃黏膜被動充血、血流量增加，但灌流量減少。臨床無特異性表現，胃鏡檢查是唯一可靠的診斷方法。

5.**超音波檢查**：發現門脾靜脈增寬，多普勒超聲檢查門靜脈流量減少，流速減慢。

6.**胃鏡檢查**：胃鏡下多數患者可見有食道胃底靜脈曲張。

43 肝硬化患者為何發生脾功能亢進？應如何治療？

脾臟是一個貯存血液器官，由白髓和紅髓兩部分組成。白髓由密集的淋巴組織構成，是T細胞的主要分佈區，具有免疫作用。紅髓由脾竇和脾索組成，有大量的巨噬細胞、B淋巴細胞和漿細胞，具有血液過濾和清除異物的功能。血液中的血細胞主要通過脾索——血竇間的基膜小孔，進入血竇，到達脾靜脈。這些基膜小孔直徑僅2～3單位，而紅血球和白血球的直徑為7～12單位，故血細胞必須在極度變形情況下才能通過。而肝硬化患者的血細胞變形能力很差，常無法通過，長期阻留在脾索而被巨噬細胞所破壞。在肝硬化門脈高壓時，由於大量的血細胞在腫大的脾臟中停留而被巨噬細胞所破壞，出現白血球、紅血球、血小板等血細胞減少的脾功能

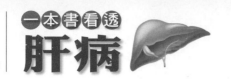

亢進表現。

脾功能亢進的治療主要有手術切脾和脾動脈栓塞兩種治療方法。手術切脾是傳統的治療方法，療效較好，但術後失去脾臟的貯血功能和免疫功能，人體一旦感染，難於控制。脾動脈栓塞具有既保留脾臟的貯血功能和免疫功能，又解決了脾功能亢進問題，它是通過對部分脾動脈栓塞，使被栓塞的部分脾臟組織因缺血壞死而達到治療目的。

44 脾功能亢進患者不可輕易切除脾臟

人的脾臟位於左上腹部的膈肌之下，呈卵圓形。成人脾臟長11～12cm，寬約7cm，厚約4cm。脾臟主要有四大生理功能：

1.破壞血細胞：脾臟內的巨噬細胞能將衰老的紅血球、血小板和退化的白血球吞噬消滅。

2.儲存血液：脾有豐富的血竇，可儲存一定量（約200毫升）的血液。

3.血液濾過作用：脾是人體最大的淋巴器官，是血液循環的一個篩檢程式。

4.免疫功能：吞噬和清除衰老的紅血球、細菌和異物，產生淋巴細胞及單核細胞，脾中的淋巴細胞還能製造抗體。

脾臟可產生一種具有生物活性的「促吞噬素」，作為一個參與免疫調節的體液因數，具有顯著的抗腫瘤作用。除此之外，脾臟還產生多種免疫因數，促進吞噬作用，清除體內外抗原，這是切脾後發生凶險感染綜合症（OPSI）的原因所在，也是保脾手術的理論依據。

脾大以往主要採用的是全脾切除的傳統方法，全脾切除術後雖可糾正脾亢引起的多種併發症，但會使人體免疫功能明顯降低。人體免疫水準下降往往使感染反復發生，進一步加重病情。所以，非萬不得已，不可輕易做脾切除。

45 哪些肝硬化患者應該進行脾動脈栓塞術？

選擇性脾動脈栓塞術能夠保留部分脾臟的完整性及其生理功能，能有效改善肝硬化患者的外周血象，減少出血傾向，併發症明顯降低，患者痛苦及創傷小，在治療脾功能亢進患者時有望替代外科脾切除法，成為首選的治療脾亢手段。

脾動脈栓塞介入治療的適應症為各種原因所致的明顯脾功能亢進的患者。介入治療術採用經皮穿刺股動脈，將導管進入脾動脈主幹行脾動脈造影。根據脾臟大小及脾內動脈分支多少估計所需明膠海綿顆粒數目。將海綿顆粒與造影劑、抗生素溶液混合，在X光監視下緩慢注入，栓塞部分脾臟。

脾動脈栓塞術後24小時白血球可升高至基礎細胞數的兩倍，1周左右降到正常水準。術後反應輕微，主要表現為左上腹疼痛、發熱等，給予對症處理即可。

脾動脈栓塞術的併發症少，脾功能亢進復發率低。手術創傷小，皮膚不留手術瘢痕，患者恢復快。介入放射技術為脾保留性手術提供了一條新的途徑，部分性脾動脈栓塞術作為一項微創、有效、安全的針對脾亢的治療措施，造福脾亢患者。

46 肝硬化患者為什麼會吐血？

很多肝硬化患者常會吐血，甚至有些患者因吐血到醫院就診時才知道患了肝硬化。那麼肝硬化患者為什麼會吐血呢？這主要是由於肝硬化常常形成門靜脈高壓，而門脈高壓常形成數個交通支，其主要的有四個：1.胃底和食道下段的交通支；2.直腸下端與肛管的交通支；3.腹壁交通支；4.腹膜後交通支。

以上四個交通支中，以胃底和食道下段的交通支在臨床上最為重要。在正常情況下，這些交通支都很細小，血流量都不大。當門靜脈回流受阻、靜脈壓增高時，因門靜脈本身無靜脈瓣，門靜脈血液可逆流入上述四個交通支中，而使交通支擴張。胃底和食道下段的靜脈由於壓力差較大，最早發生靜脈怒張。日久後，在怒張靜脈部位的食道或胃粘膜變薄，易受食物等因素損傷而造成破裂出血。食物的機械性損傷，胃液反流的化學性損傷，以及咳嗽、嘔吐、便秘等腹內壓增加因素，都會使門靜脈壓力突然上升，導致怒張靜脈的破裂出血，即構成上消化道急性出血，形成嘔血或便血。

約2/3肝硬化患者一生至少發生一次消化道出血，及嘔血和（或）便血，是肝硬化常見的臨床表現。肝硬化上消化道出血的主要原因為：

1.食道、胃底靜脈曲張破裂出血：占出血原因的首位，為60％～75％。臨床表現為嘔血和（或）便血，出血量大，可伴有程度不同的失血性休克，病情兇險。

2.消化性潰瘍出血：占15％～30％，臨床主要表現為黑便和（或）血便，很少有失血性休克。

3.門靜脈高壓性胃病出血：占10％～20％，出血量少，臨床與消化性潰瘍出血很難鑒別。

4.其他：肝硬化患者合併反流性食道炎亦會引起出血，極少數患者會合併食道癌、胃癌等出血。

47 肝硬化患者為什麼會合併食道靜脈曲張？

在肝硬化發展過程中，肝細胞壞死、再生結節形成、肝組織結構改建和彌漫性結締組織增生，造成肝臟內血液循環紊亂，表現為門靜脈小支、肝靜脈小支和肝動脈小支三者之間失去正常關係，互相之間出現許多

短路，血管床縮小和血管受到再生結節的擠壓，造成嚴重的門靜脈系統血液循環障礙。肝內血管的梗阻導致了門靜脈壓力升高，而門靜脈壓力增高後，來自消化器官及脾臟等腹腔內臟器的回心血液在門靜脈處受阻，被迫另找出路，於是在許多部位與體循環之間建立側支循環，血流通過此吻合的靜脈直接回到右心。故匯注入門靜脈的血流在未達到肝臟靜脈竇以前即已分流入這些側支循環。臨床上可形成數條比較重要的側支循環，而食道及胃底部所形成的側支循環尤為重要。

此側支循環即使在胃賁門部、門靜脈系統的胃左（冠狀）靜脈與腔靜脈系統的肋間靜脈、膈、食道靜脈及半奇靜脈相吻合，構成了食道及胃底部的靜脈曲張，尤其是食道下段的靜脈曲張最為明顯，也最容易破裂，主要原因為：1.食道靜脈距門靜脈梗阻的部位最近，最易直接受到門靜脈高壓的影響；2.食道黏膜下層結構不甚堅固，易受曲張靜脈之壓迫而萎縮；3.食道靜脈位於胸腔內，除受門靜脈高壓的影響外，在吸氣時常呈較低之負壓，使胃冠狀靜脈內的血流不斷地吸入食道靜脈；4.粗糙食物及酒類易使食道下段靜脈曲張。

48 如何判斷食道靜脈曲張程度？

判斷食道靜脈曲張程度如何，以往常採取X光食道造影的方法。這種間接的影像學檢查能有一定判斷作用，但不能直接看到曲張的靜脈徵象，對近期能否出血難以做出準確判斷。伴隨內鏡的發展，高清晰度的電子胃鏡檢查對食道靜脈曲張程度、部位、顏色、併發症等進行觀察，是目前判斷食道靜脈曲張程度最直接、最簡單、最準確的方法。

曲張程度主要分為輕、中、重三度：

輕度：胃鏡表現為曲張靜脈佔據食道下段，呈直線或迂曲，曲張靜脈直徑＜3mm。

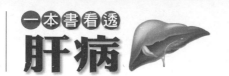
中度：曲張靜脈佔據食道中下段，呈蛇行迂曲隆起，曲張靜脈直徑在3～6mm。

重度：曲張靜脈可佔據全部食道，呈瘤狀或結節狀，靜脈直徑＞6mm。

49 哪些曲張靜脈易發生出血？

胃鏡下有時可見曲張靜脈表面出現紅色條紋或血泡狀改變，稱為「紅色徵」。這是由於血管壁變薄，表明近期有出血可能，應引起高度重視。

食道靜脈曲張程度越重，發生出血的機率越大。食道靜脈輕度曲張除併發糜爛及潰瘍外，一般不引起出血。出血患者其靜脈曲張程度幾乎在中度以上，且紅色徵多為陽性，合併食道炎、食道潰瘍者出血的發生率最高。

硬食、暴飲暴食、情緒激動、大便秘結等也是誘發出血的原因。

50 預防再出血需要服用哪些藥物？

肝硬化患者常常發生不止一次的出血（嘔血和便血），因此預防再出血是非常重要的。預防再出血需要服用的藥物必須是具有長效降門脈壓力作用的，目前多主張長期服用的藥物有：

1. **β-受體阻滯劑**：代表藥物普萘洛爾（心得安）。目前認為心得安是最佳的預防靜脈曲張破裂出血的藥物。長期服用心得安，劑量調整至心率下降約25％，肝靜脈壓力梯度可下降16％～36％（下降＞20％就有預防再出血的作用），門脈血流量下降20％～40％。主要因為心得安可減慢心率，降低心輸出量及內臟循環血容量，使腸血流量減少，導致門脈壓下降；可選擇性減少奇靜脈血流量，從而降低曲張靜脈的腔內壓和管壁的張

力，防止破裂出血。服藥方法為血停止、血流動力學恢復到出血前狀態開始服用，開始劑量10～20毫克/天，分2次。用藥1年再出血率13％～50％，2年為21％～72％。不良反應大多為輕度。

2.**硝酸鹽類擴血管劑**：代表藥物消心痛（單硝酸異山梨醇酯）。可直接鬆弛門脈側支，降低循環阻力；鬆弛動脈平滑肌，血壓下降，反射性引起內臟血管收縮，減少門脈血流；擴張靜脈系統，使心臟前負荷下降，刺激心肺壓力感受器，反射性引起內臟血管收縮。服藥劑量是20～40毫克/天。開始使用時常感覺頭痛，堅持一段時間絕大多數人可適應。

另外，有的醫生還使用利尿劑安體舒通、鈣離子拮抗劑心痛定、拜新同等用於預防出血，也有一定效果。聯合使用兩種不同機制的血管活性藥物降低門脈壓力，可更有效預防食道胃曲張靜脈再出血。聯合的方案有：β-受體阻滯劑與硝酸鹽類，β-受體阻滯劑與利尿劑，鈣離子拮抗劑與硝酸鹽類等。總之，目前預防食道靜脈第一次出血和再出血的藥物首選心得安，不能耐受或有反指徵者推薦消心痛，其他降門脈壓力藥物的療效有待臨床隨機對照研究進一步確定。

51 食道靜脈曲張出血應如何急救？

食道靜脈曲張出血來勢兇猛，出血量大，病死率高。患者在家中嘔血常因出血量過大，短期內進入失血性休克狀態，因此患者和家屬掌握急救方法十分必要。

首先，患者去枕取側平臥位，保持呼吸道通暢，謹防血液或血塊流入呼吸道使患者窒息。緊張會使曲張靜脈內壓力增加，出血速度加快，出血量增加，所以出血後一定不要緊張。出血達一定量後，靜脈內壓降低，出血速度減慢，出血量減少，部分患者出血自行停止，需及時撥打電話與急救站聯繫，爭取急救時間，送就近醫院搶救。但在急救車未來或未到醫院

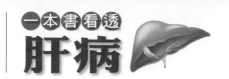
之前，應口服凝血酶。凝血酶作為一種重要的凝血因數可加速血液凝固。所以家中應預備幾支凝血酶，以備救急用。

患者到醫院後，醫生可採取多種形式搶救：如三腔二囊管壓迫療法、降門脈壓藥物、止血藥及黏膜保護劑等。有條件的醫院可進行急診內鏡下噴灑藥物止血或根據病情可採用食道曲張靜脈硬化劑、栓塞劑或套紮術等緊急止血。止血效果不好時可進行外科手術治療及經頸靜脈肝內門靜脈分流術（TIPPS）治療。

52 上消化道出血後的患者飲食應注意什麼？

上消化道出血是指十二指腸圓韌帶以上部位的消化道發生出血。要防止再出血，飲食上要注意以下幾點：

1.出血時，患者需要禁食。

2.出血停止後2～3天可開始進食，先多次少量飲些糖鹽水，然後進流食、米湯、藕粉等。

3.流食1～2天後可食半流食，如麵湯、米粥、蛋羹等無渣、易消化吸收的食物。

4.3～5天後可開始進軟食，切忌質硬、粗糙易損傷食道和胃黏膜血管的食品。

5.對出血量較大的患者，極易繼發營養不良、肝功能惡化和低蛋白血症，從而產生腹水，故應積極糾正貧血和低蛋白血症。除按需要適當輸血和白蛋白外，需要從飲食中補充高蛋白、高維生素的食物。

6.多數患者於7～10天後血容量已重新補足，此時門脈高壓力又恢復高壓狀態，應特別警惕再出血的可能。

7.對肝硬化上消化道出血的患者進行胃腸營養。因為肝硬化上消化道出血主要是食道和（或）胃底的靜脈破裂出血，而胃的黏膜卻是正常的，

這時下胃管並從胃管注入營養物質，對肝硬化上消化道出血患者的恢復是很有益的。

53 治療門脈高壓症的藥物有哪些？

肝硬化上消化道出血常常是由於門脈高壓引起食道及胃底的靜脈破裂出血，因此使用降門脈高壓的藥物治療，目的就在於預防和控制食道胃底靜脈出血，減輕門脈高壓性胃病等。常用的藥物治療主要有以下幾種：

1.血管加壓素：具有強烈收縮內臟血管的作用，使門脈血流減少，從而降低門脈壓，有利於控制出血。一般作為食道靜脈曲張出血的一線藥物。

2.生長抑素及其衍生物：通過選擇性減少內臟血流量，快速而有效地降低門脈壓，控制曲張靜脈出血。同時生長抑素及其衍生物還能抑制胃泌素、胃酸、胃蛋白酶及胰、膽的分泌，減少因胃酸及膽汁反流致曲張靜脈黏膜糜爛及出血。

3.硝基血管擴張劑：包括硝酸甘油、消心痛等。

4.鈣離子拮抗劑：有心痛定、洛活喜、拜新同等。

5.β受體阻滯劑：長期服用可降低門靜脈壓，預防食道胃底靜脈曲張出血。適用於有出血傾向或出血停止者。其機制一方面通過減慢心率，降低心輸出量，另一方面使內臟血管收縮，減少內臟高循環狀態，降低曲張靜脈透壁壓與血流量。使用心得安，劑量10～20毫克/次，2～3次/日，與消心痛等聯合用藥效果顯著。

54 內鏡下食道曲張靜脈套紮術的優缺點及術後應注意事項

內鏡下食道曲張靜脈套紮術，是近年來開展的治療食道曲張靜脈出血

和預防再出血的新方法，其機制與用彈性皮圈圈紮肛門內痔相似。使用一次性套紮器將曲張的粗大食道靜脈通過胃鏡負壓吸引後，用特製的皮圈連續進行套紮，幾天後，局部潰瘍形成，被套紮住的靜脈脫落，血管完全栓塞，曲張靜脈變細或程度減輕。此種療法無食道穿孔等併發症，無全身不良反應，療效與硬化劑療法相似。由於經過一次套紮後曲張靜脈不會完全消失，一般在10～14天後還須進一步做硬化劑注射。

套紮方法操作簡單，療效可靠，便於推廣應用。但需要指出的是，在套紮後7～14天時，套紮部位會有出血現象，有時出血量很大，甚至可能引起大出血死亡，因此患者在術後恢復期間要嚴格流食或半流食，以臥床休息為主，避免情緒波動，同時應常規給予吉胃樂、舒可捷等果膠製劑，保護食道黏膜，預防出血。

55 食道靜脈曲張硬化治療的效果如何？

硬化治療是治療食道靜脈曲張的有效方法，通過向曲張靜脈內注入硬化劑，如5％魚肝油酸鈉、1％乙氧硬化醇等，使靜脈內壁形成無菌性炎症，增強靜脈內壁的覆蓋層，使靜脈壁增厚，靜脈腔變窄或閉塞，靜脈曲張程度減輕或消失。它能有效控制出血，使曲張靜脈減輕或消失。急診止血率達90％以上，食道靜脈曲張基本消失率達50％～80％，1年存活率達70％～90％，5年存活率達40％～50％，因此，它是治療食道靜脈曲張的首選方法，但此法與醫生的操作水準有很大關係。

56 胃底靜脈曲張能做硬化治療嗎？

可以的。一般採用組織黏合劑和1％碘化油混合液治療，其具有安全性高、見效快、療效好的特點，文獻報告其急診止血率達93％～100％，但

偶有異位栓塞報導。固化組織黏合劑排出時，會再發生出血。

　　治療的當天，患者感胸骨後不適，發堵或疼痛，術後會發熱，2～3天內自行緩解。此外，可有術中出血、菌血症、短暫吞嚥困難等。術後潰瘍多見，發生率在20％～78％，通常無症狀，2～3周內自癒，少部分潰瘍會併發出血、食道狹窄等，食道穿孔少見。

57 為什麼TIPPS手術能治療食道靜脈曲張大出血？

　　經頸靜脈肝內門腔靜脈分流術的英文簡稱是TIPPS，它以介入放射學的方法，在肝內建立門靜脈與肝靜脈主要分支間分流通道，即經頸靜脈放置導管引導支撐管經肝靜脈與門靜脈之間架橋。此療法降低門脈壓顯著，創傷小且安全，在局麻下進行快速而簡便，對肝功能影響小。適用於一些危重和失去手術機會的晚期肝硬化合併食道靜脈曲張大出血，經內科治療無效者，一般在24小時內即可控制出血。

　　這種手術是在放射科進行的，對於操作者的要求較嚴格，也有一定的風險，需要家屬簽字。術後常會引起發熱、輕度黃疸、轉氨酶升高和肝昏迷。術後為防止放置的導管阻塞，需要較長期服用抗凝劑，如阿司匹林、潘生丁等。遠期療效尚待進一步觀察與評價。

58 何謂外科分流術和斷流術？

　　如果經過積極的非手術療法仍不能止血時，可考慮手術治療。手術治療可分兩類，一類是通過各種不同的分流手術來降低門靜脈壓力，另一類是阻斷門奇靜脈間的反常血流，從而達到止血目的。

　　1.分流術：將門靜脈系和腔靜脈系連通起來，使壓力較高的門靜脈系血液直接流到腔靜脈中。手術方式較多，應用較廣的有下列三種：1.完

全性門體分流術（即門腔靜脈端側或大口徑側側分流術），易引起肝性腦病，臨床上已很少作此手術；2.選擇性分流術（即遠端脾腎靜脈吻合術），此手術在降低門脈壓力的同時，保留流向肝臟的門靜脈血流，防止出血較好，發生肝性腦病也較少，是臨床應用較多的一種手術；3.部分性分流術（亦稱限制性分流術），即在門腔靜脈或腸系膜上與下腔靜脈間做側吻合或中間架接一段人造血管，吻合口或人造血管口徑限制在1公分以下，以限制分流量，防止再出血，效果亦佳，但會將部分蛋白質分解產物未經肝臟解毒而入體循環，引起肝性腦病。

2.斷流術：將門靜脈系與奇靜脈系在賁門周圍的側支循環完全阻斷，從而使曲張靜脈消退，防止再出血，加上脾切除，手術範圍較廣，且術後由於側支血管的重建，再出血的機會較高，可達10％～40％，故適用於急症手術患者、全身情況及肝功能較差的患者。

59 何謂肝性腦病？如何分度？

肝性腦病過去稱為肝性昏迷。由於肝功能受損嚴重，不能將血液中有毒的代謝產物解毒，或由於門腔靜脈分流術後，自然形成的側支循環使門靜脈中有毒物質繞過肝臟，未經肝臟加工解毒而直接進入體循環，引起中樞神經系統代謝紊亂。肝性腦病臨床表現比較複雜，一般分為五度。

Ⅰ度：患者表情欣快多語或淡漠嗜睡，行為異常（如隨地大小便），腦電圖多無異常。本期臨床表現輕微，時隱時現，可持續數日到數周，易被忽視。

Ⅱ度：上述症狀加重，意識模糊，踝陣攣陽性，不能完成簡單的計算，撲翼樣震顫明顯，腦電圖異常，可持續數小時到數周。

Ⅲ度：患者昏睡，但可叫醒，精神錯亂明顯，或躁動不安，計算力與定向力差，撲翼樣震顫仍存在，肝臭加重，病理徵可引出，腦電圖異常。

Ⅳ**度**：淺昏迷，可有抽搐，不能回答問題，撲翼樣震顫消失，但壓眶反射存在；腦電圖明顯異常，常伴有少尿及氮質血症，容易併發支氣管肺炎和敗血症。

Ⅴ**度**：深昏迷，對外界刺激無反應，壓眶反射消失，深淺反射消失。

60 肝性腦病是怎樣發生的？

肝性腦病是嚴重肝病引起的以代謝紊亂為基礎的中樞神經系統功能失調的綜合病徵，其主要臨床表現是意識障礙、行為失常和昏迷。大部分肝性腦病是由各型肝硬化引起的，也包括外科門體分流手術，小部分腦病見於重症病毒性肝炎、中毒性肝炎和藥物性肝病的急性或猛暴性肝功能衰竭階段。多數是可逆的，不留後遺症。常見的誘因有上消化道出血、大量排鉀利尿、放腹水、高蛋白飲食、安眠鎮靜藥、麻醉藥、便秘、尿毒、外科手術、感染等。

一般認為產生肝性腦病的病理生理基礎是肝細胞功能衰竭和門腔靜脈之間有手術造成的或自然形成的側支分流，主要是來自腸道的許多毒性代謝產物，未被肝臟解毒和清除，經側支進入體循環，透過血腦屏障而至腦部，引起大腦功能紊亂。肝性腦病時體內代謝紊亂是多方面的，腦病的發生可能是多種因素綜合作用的結果，但含氮物質包括蛋白質、氨基酸、氨、硫醇的代謝障礙，和抑制性神經遞質的積聚可能起主要作用。糖和水、電解質代謝紊亂以及缺氧可干擾大腦的能量代謝而加重腦病。脂肪代謝異常，特別是短鏈脂肪酸的增多也起重要作用。此外，慢性肝病患者大腦敏感性增加也是重要因素。

肝性腦病的主要原因是血氨增高。氨主要來自於食物中的蛋白質，是蛋白代謝的產物。當進食高蛋白飲食後，一方面，蛋白質在腸道細菌的作用下產生大量的氨吸收入血循環，另一方面由於肝臟嚴重受損，對氨的清

除能力減退，形成高血氨症，使神經傳導活動受阻而出現肝性腦病。所以肝性腦病患者應限制蛋白質的攝入，目的是減少氨的吸收和產生，有利於肝細胞的再生和恢復。

另外，肝衰竭時，肝臟清除功能發生障礙，假性神經遞質被腦細胞攝取並取代了觸突中的正常遞質，而產生異常抑制，出現意識障礙與昏迷。

正常人的支鏈氨基酸與芳香族氨基酸處於平衡狀態，支鏈氨基酸在骨骼內代謝，而芳香族氨基酸在肝臟中代謝，當肝功能衰竭時，芳香族氨基酸代謝受阻，血濃度增高，通過血腦屏障，抑制腦中正常的神經遞質，可能也是誘發肝性腦病的原因。在維生素人體內環境中，酸鹼平衡十分重要，酸鹼平衡失調時，可改變內環境，使一些物質代謝發生改變，且在無氧、酸中毒時，血-腦脊液屏障通透性增強，有毒物質通過血-腦脊液屏障，改變中樞神經系統的內環境，終致肝性腦病。

61 肝性腦病應該怎樣診治？

肝昏迷的主要診斷依據為：1.嚴重肝病和（或）廣泛門體側支循環；2.精神紊亂、昏睡或昏迷；3.肝性腦病的誘因；4.明顯肝功能損害或血氨增高。撲翼樣震顫和典型的腦電圖改變有重要參考價值。對肝硬化患者進行常規的簡易智力測驗可發現亞臨床肝性腦病。以精神症狀為唯一突出表現的肝性腦病易被誤診為精神病，因此凡遇精神錯亂患者，應警惕肝性腦病的可能性。肝性昏迷還應與會引起昏迷的其他疾病，如糖尿病、低血糖、尿毒症、腦血管意外、腦部感染和鎮靜劑過量等相鑒別。進一步追問肝病病史，檢查肝脾大小、肝功能、血氨、腦電圖等項，將有助於診斷與鑒別診斷。

肝昏迷目前尚無特效療法，治療應採取綜合措施。

1.消除誘因：某些因素可誘發或加重肝性腦病。肝硬化時，多數不能

耐受麻醉、止痛、安眠、鎮靜等類藥物，如使用不當，會出現昏睡，直至昏迷。當患者狂躁不安或有抽搐時，禁用嗎啡及其衍生物、副醛、水合氯醛、呱替啶及速效巴比妥類，可減量使用安定（常量的1/2或1/3）、東莨菪鹼，並減少給藥次數。非乃更、撲爾敏等抗組胺藥有時可作為安定藥代用。必須及時控制感染和上消化道出血，避免快速和大量的排鉀利尿和放腹水。注意糾正水、電解質和酸鹼平衡失調。

2.減少腸內毒物的生成和吸收：1.控制飲食：開始數日內禁食蛋白質，每日供給熱量1200～1600千卡和足量維生素，以碳水化合物為主要食物，昏迷不能進食者可經鼻胃管供食，一般認為肉類蛋白致腦病的作用最大，牛乳蛋白次之，植物蛋白最小，故糾正患者的負氮平衡，以用植物蛋白為最好；植物蛋白含蛋氨酸、芳香族氨基酸較少，含支鏈氨基酸較多，且能增加糞氮排泄；此外，植物蛋白含非吸收性纖維，被腸菌酵解產酸有利於氨的排除，且有利通便，故適用於肝性腦病患者。2.灌腸或導瀉：清除腸內積食、積血或其他含氮物質，可用生理食鹽水或弱酸性溶液（例如稀醋酸液）灌腸，或口服或鼻飼25％硫酸鎂30～60毫升導瀉；對急性門體分流性腦病昏迷患者用乳果糖500毫升加水500毫升灌腸作為首先治療，特別有用。3.抑制細菌生長：口服甲硝唑0.2克，每日4次，適用於腎功能不良者；乳果糖口服後使腸腔呈酸性，從而減少氨的形成和吸收，近年來用

肝病小常識

關於肝性腦病的預後：誘因明確且容易消除者（例如出血、缺鉀等）的預後較好；肝功能較好、做過分流手術、因進食高蛋白而引起的門體分流性腦病預後較好；有腹水、黃疸、出血傾向的患者提示肝功能很差，預後也差；猛暴性肝衰竭所致的肝性腦病預後最差。

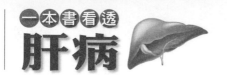

以治療肝性腦病。

3.促進有毒物質的代謝清除，糾正氨基酸代謝的紊亂：1.降氨藥物，谷氨酸鉀、谷氨酸鈉、精氨酸等；2.支鏈氨基酸，在理論上可糾正氨基酸代謝的不平衡，抑制大腦中假性神經遞質的形成。

62 肝硬化合併膽囊結石該怎麼辦？

肝硬化患者常常合併膽囊結石，這類情況既常見，在臨床處理上又有一定的難度，處理不當常引起患者死亡。肝硬化時會導致血流通過受阻、門靜脈壓力增高、淋巴回流障礙，以及膽囊壁水腫、增厚、收縮功能下降，加之肝臟的合成功能受損，膽汁成分改變等，使肝硬化患者較正常肝臟人群更易患膽囊結石。合併膽囊結石時又更易發生膽囊炎，頻發的膽囊炎又導致患者肝功能異常波動，加速肝臟硬化進程。

那麼是不是肝硬化合併膽結石就必須手術呢？那倒不一定。因為，肝硬化患者接受膽囊切除術時有更多的危險性。第一，肝硬化患者肝門部水腫較明顯，膽囊和膽管的位置有一定改變，在手術中分離膽管時，容易發生正常結構的意外損傷；第二，肝硬化患者膽囊床的血管豐富、交織，壓力高，分離時容易導致膽囊床不易控制的大出血，這種出血有時會產生嚴重的後果；第三，肝硬化患者免疫力低下，代謝異常，容易發生切口感染等併發症。所以，肝硬化合併膽結石者在治療時，醫生常把肝硬化的病因、程度、併發症，以及膽結石的症狀、膽囊的病理改變等情況綜合考慮，慎重地決定採取哪種治療方式。

63 肝硬化為什麼會影響腎功能？

肝硬化晚期常出現少尿現象，化驗檢查中尿素氮有明顯增高，患者對

利尿劑很不敏感，醫學上稱為肝腎綜合症，主要原因有以下幾方面：

1.有效血容量減少：肝硬化時心搏出量並不減少，甚至增高，但由於肝臟對舒血管活性物質滅活能力降低，門靜脈壓力增高，腹腔內臟血管大量淤血，以致有效血容量減少，腎臟灌注量也隨之降低，造成少尿。

2.腎血管收縮：肝細胞功能衰竭和側支循環形成的內毒素血症以及腎臟灌注量的不足，均會導致腎素-血管緊張素-醛固酮系統活力增強，從而使腎血管收縮。

3.腎血流量重新分配：正常時腎臟皮質血流供應占腎血流量的90％左右，腎髓質部分僅占10％左右。當肝硬化門靜脈高壓，交感神經張力增高和腎血流量減少時，腎血管強力收縮，腎皮質的血流明顯減少，而髓質部的血流相對增多。皮質缺血，腎小球濾過率降低，髓質血流增加。臨床上出現少尿或無尿，以及水、鈉滯留，嚴重者可形成所謂功能性腎衰竭。

4.肝硬化時，體內多重血管活性物質濃度和（或）活性異常，引起血管，特別是腎血管縮擴平衡的功能紊亂，如血栓素、內皮素、白三烯等縮血管物質及前列腺素、血管活性腸肽激肽釋放酶-激肽系統等擴血管物質的平衡發生紊亂，引起腎動脈血流量減少，反過來引起腎素-血管緊張素-醛固酮系統活力增強，引起少尿。

64 肝硬化出現肝腎綜合症如何處理？

在積極改善肝功能前提下，可採取以下措施：1.早期預防和消除誘發肝腎衰竭的因素，諸如感染、出血、電解質紊亂、不適當的放腹水、利尿等；2.避免使用損害腎功能的藥物；3.輸注右旋醣酐、血漿、白蛋白等提高血容量，改善腎血流量，在擴容基礎上，應用利尿劑；4.腹水濃縮靜脈回輸；5.血管活性藥物，如八肽加壓素、多巴胺等，可改善腎血流量，增加腎小球濾過率，降低腎小管阻力，對於功能性腎衰竭伴低血壓者有一定

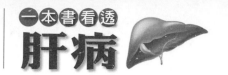
效果。

65 肝硬化對性功能有無影響？

　　一般來講，肝硬化很少影響性功能。活動性肝硬化，由於嚴重的肝臟損害，肝功能不全，使全身內分泌系統調節功能紊亂，大腦皮層神經傳遞不穩定，性激素平衡失調，雌激素增多，使性腺激素的分泌紊亂，發生某些性功能障礙。肝硬化可直接引起睪丸生髮層上皮的損傷，使患者的精子濃度和精液量顯著降低。體檢時可發現睪丸萎縮，肝功能不良時睪丸酮含量也顯著降低，特別是游離睪丸酮明顯減少，導致性功能減退。這些障礙對男性患者主要表現為性欲減退，甚至消失，陽痿、早洩、睪丸萎縮以及乳房女性化等；女性患者則表現為經期不準、月經量過多或過少、閉經、痛經、子宮出血等，一般會隨著病情的好轉而消失。

　　肝硬化患者的性生活應該儘量節制，否則不利於疾病的恢復。

66 何謂膽汁性肝硬化？

　　膽汁性肝硬化在臨床上較為少見，它是一種漸進性肝臟膽汁淤積性疾病，特徵為肝內膽管炎性損害，門脈區周圍炎性反應並逐漸壞死、增生及瘢痕形成，導致肝硬化、門靜脈高壓及肝功能衰竭。其發生與肝內膽汁淤積和肝外膽管長期梗阻有關，至今病因不明，一般認為本病是一種自身免疫性疾病。本病常與其他自身免疫性疾病，如類風濕關節炎、乾燥綜合症、硬皮病、慢性淋巴細胞性甲狀腺炎等並存，患者可有免疫球蛋白增高（IgM增高尤為明顯），以及線粒體抗體、核抗體、膽管細胞抗體等自身抗體陽性，也均提示本病與自身免疫有關。

　　本病多見於40～60歲的女性，男女發病率之比為1：9。起病隱匿，早

期症狀輕微，患者一般情況良好，食欲與體重多無明顯下降，約10％的患者無任何症狀。本病病程呈緩慢進行，常見臨床表現有：慢性進行性梗阻性黃疸膽小管的炎性梗阻，可產生不完全性梗阻性黃疸，約25％患者瘙癢與黃疸同時出現，黃疸期中尿色加深，糞色變淺，但灰白色糞便少見。由於腸道缺乏膽鹽，影響食物中脂肪的乳化與吸收，引起脂肪瀉。由於膽道梗阻，血清脂類總量和膽固醇含量持續增高，組織細胞吞噬多量膽固醇而形成黃疣，黃疣常見於眼瞼內，少見於其他部位。當肝功能衰竭，膽固醇合成障礙，血清膽固醇濃度下降時，黃疣會縮小，甚至消失。由於長期膽汁淤積，肝常顯著腫大，最大者下緣可平臍，質硬，無壓痛，表面光滑或呈細顆粒狀。脾也常明顯腫大，皮膚黏膜有出血傾向，晚期出現肝硬化和肝功能衰竭的各種表現，如蜘蛛痣、食道和胃底靜脈曲張破裂、腹水和肝性腦病等。常見的伴隨疾病有乾燥綜合症、硬皮病、腎小管酸中毒、類風濕關節炎、自身免疫性甲狀腺炎等。

67 原發性膽汁性肝硬化有何特點？

原發性膽汁性肝硬化是原因不明的肝內長期膽汁淤積所致的一種比較少見的肝硬化類型，本病的臨床表現及化驗檢查類似於梗阻性黃疸，但無梗阻性黃疸的影像學改變，多見於中年女性。本病起病緩慢，症狀輕，主要表現為皮膚瘙癢、尿色深黃、肝脾腫大、血清膽固醇增高、血清膽紅素升高、鹼性磷酸酶活力明顯增高、膽酸濃度增高、IgM增高、抗線粒體抗體陽性等。

68 繼發性膽汁性肝硬化有何特點？

繼發性膽汁性肝硬化主要為長期肝外梗阻所致，臨床表現及實驗室結

果與原發性膽汁性肝硬化類似，有以下幾個特點：1.有長期梗阻性黃疸病史；2.除膽汁性肝硬化的症狀外，尚有引起梗阻性黃疸的原發病症狀與體徵；3.發病年齡與原發病有關，發病年齡小可能是先天性膽道閉鎖，中年患者多由於結石引起，老年患者多為癌腫引起；4.線粒體抗體陽性率遠低於原發性膽汁性肝硬化患者。

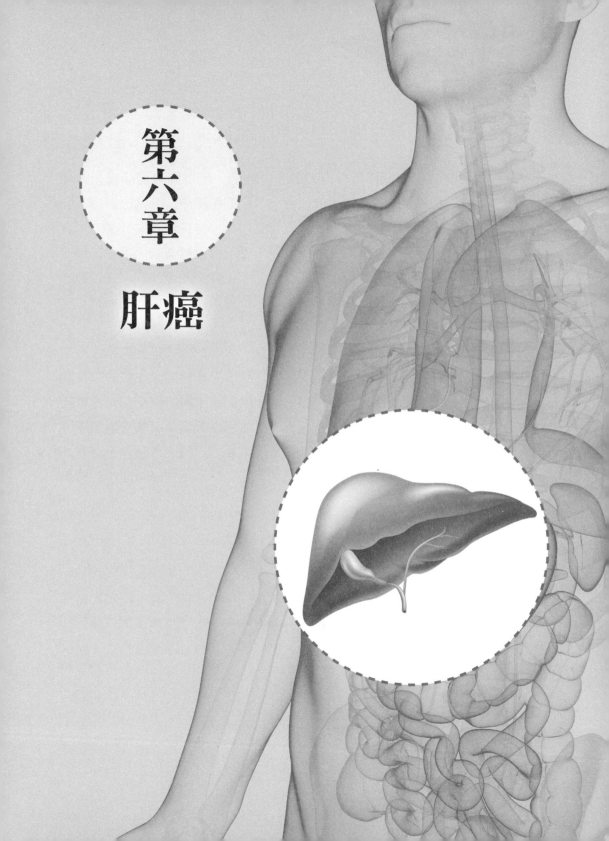

第六章

肝癌

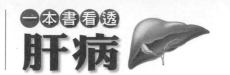
1 肝臟可能發生哪些良性和惡性腫瘤？

因為肝組織中除肝細胞外還有很多中細胞，所以肝臟可能發生多種腫瘤。肝臟的良性腫瘤主要有：肝血管瘤、肝細胞腺瘤、肝淋巴管瘤、肝纖維瘤、肝畸胎瘤、肝平滑肌瘤、肝膽管腺瘤等，當良性腫瘤較小時，臨床上可能無任何症狀，當腫瘤逐漸增大後，壓迫鄰近臟器時，就會出現症狀。良性腫瘤在手術及檢查前很難完全排除惡性腫瘤的可能性，良性腫瘤本身也有惡變的可能性，腫瘤體積過大可產生壓迫症狀，症狀明顯時，應儘早作局部切除或肝葉切除，或定期復查。

肝臟的惡性腫瘤發病率較高，預後不良。來源於上皮細胞的惡性腫瘤有肝癌、膽管細胞癌、膽管和肝細胞混合性癌；來源於間葉組織的惡性腫瘤有血管內皮細胞肉瘤、惡性淋巴瘤、纖維肉瘤、平滑肌肉瘤；來源於胚胎組織的惡性腫瘤有肝母細胞瘤；其他少見的惡性腫瘤還有膽管囊腺癌、鱗癌等。在所有肝臟惡性腫瘤中，肝癌是最常見的一種，占75％～85％，其餘的惡性腫瘤比較罕見，此外肝臟是其他器官特別是胃腸道惡性腫瘤最易轉移的部位。

2 為什麼稱肝癌是癌中之王？

一直以來，原發性肝癌（簡稱肝癌）是一種惡性程度高、浸潤和轉移性強的癌症，發展迅速，生存期短，併發症多，生活品質差，所以被公認為「癌中之王」。當被確診為肝癌後，患者所面對的心理挑戰是常人所不能想像的。

肝癌全球發病率逐年增長，已超過62.6萬人/年，居於惡性腫瘤的第5位；死亡接近60萬人/年，位居腫瘤相關死亡的第3位。

目前，我國醫學專家已經對肝癌達成了診療共識，尊重循證醫學證據

的原則，與國際上的診治理念接軌，對肝癌的診斷、手術治療（肝切除與肝移植）、介入治療、局部消融治療（主要包括射頻消融、微波消融和高強度聚焦超聲治療）、放射治療、生物治療、分子靶向治療、系統化療以及中醫藥治療等一系列問題進行了規範化管理，以便為患者在確診後選擇最適合的首選治療和綜合治療措施。

 哪些原因會引起原發性肝癌？

　　肝臟外界環境中的各種有害因素（主要是化學致癌物）和體內某些致癌物的長期作用，使肝細胞（或膽管細胞等）發生過度增生，導致正常結構遭受破壞而形成的一種惡性腫瘤。其發生原因主要有以下幾種：

　　1.**病毒性肝炎**：主要是B型與C型肝炎病毒感染，尤其是B型肝炎與B型肝炎病毒帶原者，其原發性肝癌的發生率要比正常人高出12～100倍。

　　2.**黃麴黴素（AFT）**：黃麴黴素是最重要的致癌物質。最易產生黃麴黴毒素的有黴變食物及穀物、飼料等，長期食用含此毒素的食物可誘發肝癌。

　　3.**水源污染**：飲用嚴重污染的水是肝癌發生的重要誘因之一，尤其是污染的溝水，其次為河水，井水最低。

　　4.**化學致癌物質**：主要以亞硝基化合物為主，如亞硝胺和亞硝酸胺等。此外，農藥、酒精、黃樟素等亦均能誘發肝癌。

　　5.**其他因素**：營養過剩（大量營養素）或營養缺乏（如維生素A、B2缺乏）、血色病、寄生蟲感染及遺傳等，也是誘發肝癌的危險因素。

　　6.**免疫狀態**：肝癌患者血漿中含有一種封閉因數，能抑制細胞免疫並保護肝癌細胞不受免疫細胞殺傷。現已證明，甲胎蛋白（AFP）就能抑制淋巴細胞和巨噬細胞的吞噬作用。

　　7.**基因突變**：環境中的突變原和病毒作用激發肝細胞分裂反應途徑的

活化，引起細胞的點突變和基因易位，是加速癌細胞增殖的可能因素。

此外，肝癌的發生還與非血蛋白的核蛋白對細胞週期的調控失常，以及與細胞內外因素如環核著酸、激素、多肽、生長因數及多胺等有關。

4 B型肝炎與C型肝炎病毒為什麼會引起肝癌？

大量流行病學調查與實驗研究已證明HBV、HCV與肝癌的發生有密切關係，這已為人們所公認，但其致癌機制至今尚不清楚。過去認為HBV的致癌機制是HBV基因組中含有癌基因，關於HBV整合後啟動啟動子或增強子的機制亦未能被證實；近年來認為X基因與肝癌的發生密切相關。HCV是一種RNA病毒，據最近研究發現，HCV核心蛋白在體外有潛在的致癌作用，就臨床所見，大多數肝癌患者既往有肝炎和肝硬化病史，在肝硬化中發生肝癌者15%～25%，一般為20%左右，大多數肝癌是在肝炎後肝硬化基礎上發生的。

5 肝硬化如何演變為肝癌？

肝炎主要的病理改變為肝臟的炎症、壞死與纖維化，有的壞死程度較重如碎屑壞死、橋接壞死等，隨之肝纖維化由匯管區伸入肝小葉，逐漸形成假小葉，產生再生結節。肝癌的發生與再生結節密切相關，大多數學者認為腺瘤性增生為肝癌前病變，可經多步驟演變為肝癌，大再生結節→腺瘤性增生→非典型腺瘤性增生→腺瘤性增生帶有少量惡化肝細胞→分化良好（I級）的早期肝癌。大多數肝癌的發生規律歸納如下：HBV、HCV、酒精及其他因素引起慢性肝炎，長期炎症、壞死，導致肝纖維化，以致肝硬化。結節形成後出現異型性變、腺瘤性增生，最後發生肝癌。

肝癌的早期診斷

　　原發性肝癌的早期診斷至關重要。從20世紀70～80年代起，由於血清甲胎蛋白（AFP）、即時超聲顯像和CT的逐步普及和廣泛應用，大大促進了肝癌的早期診斷。由於早期診斷率明顯提高，手術切除率隨之提高，預後亦獲得明顯改善，肝癌的診斷，尤其是早期診斷，是臨床診療和預後的關鍵。

　　就早期診斷而言，對於患者的肝病背景應予充分重視。對下列危險人群應特別加以關注：中老年男性中HBV載量高者、HCV感染者、HBV和HCV重疊感染者、嗜酒者、合併糖尿病者以及有肝癌家族史者。此類人群在35～40歲後，每6個月應定期進行篩查（包括血清AFP檢測和肝臟超聲檢查）。當出現AFP升高或肝區占位性病變時，應立即進入診斷流程，嚴密觀察，力爭早期作出診斷。

7 肝癌患者有什麼症狀？

　　肝癌患者起病非常隱匿，大多在肝硬化患者隨訪中經超音波或甲胎蛋白（AFP）檢測時偶然發現。出現症狀而來就診者基本已進入中晚期。

　　1.肝區疼痛：間歇持續性鈍痛、脹痛最常見，由癌腫迅速生長使肝包膜繃緊所致。腫瘤侵犯膈肌，疼痛可放射至右肩或右背。突然發生劇烈腹痛和腹膜刺激提示有癌結節包膜下出血或向腹腔破潰。

　　2.乏力、消瘦、消化不良、噁心、嘔吐和腹瀉等臨床表現，因缺乏特異性而易被忽視。晚期可呈惡病質狀。

　　3.低熱：呈持續或午後低熱。可能與癌腫侵犯膽管併發膽道感染或癌腫壞死產物吸收有關。

　　4.轉移灶症狀：轉移至肺可引起咳嗽咯血，胸膜轉移可引起胸痛和血

性胸水。癌栓栓塞肺動脈可突然發生嚴重呼吸困難和胸痛，癌栓阻塞下腔靜脈會出現下肢嚴重水腫，甚至血壓下降；轉移至骨可引起局部疼痛，或病理性骨折。

5.其他全身症狀：癌腫本身代謝異常或癌組織對人體發生各種影響引起的內分泌或代謝方面的症候群稱之為伴癌綜合症，有時可先於肝癌本身的症狀。常見的有自發性低血糖症、紅血球增多症，其他罕見的還有高脂血症、高鈣血症、類癌綜合症、性早熟和促性腺激素分泌綜合症。

8 如何預防肝癌？

肝癌是危及人生命的常見病，早期診斷、及早治療是延長壽命的重要手段。原發性肝癌絕大部分都是在慢性肝炎或肝炎肝硬化的基礎上發生的，只有很少一部分是由其他的原因引起，因此預防肝癌的重點是對病毒性肝炎的治療，只有治癒肝炎，大部分由此引起的肝癌才不會發生。

肝炎肝硬化患者應該主動接受醫生的隨訪觀察，經常進行有關方面的體檢，AFP檢測和B型超聲波檢查是肝癌早期發現及早期診斷的主要手段。若兩者均呈陽性結果，即AFP＞400微克/升，且超音波發現明確的肝區實質性占位性病變，則基本可確定為肝癌。若AFP陽性而超音波未發現占位性病變，或超音波出現實質性占位性病變，則應行CT檢查或做MRI檢查。

9 肝癌會傳染嗎？

經常有人詢問：「與肝癌患者在一起生活或工作，會不會被傳染上肝癌？」要回答這一問題，首先要搞清肝癌的發病機制。雖然肝癌的病因迄今尚未完全弄清，但一般說來，肝癌的發病原因較為複雜，現有研究證實，肝炎病毒感染與黃麴毒素、飲水污染、酗酒、吸煙、亞硝胺、口服避

孕藥、微量元素失調、遺傳等因素具有協同致癌作用。人體內的肝細胞由於上述因素的綜合影響可能會失去正常調控，發生過度的、無限的生長，最終在肝臟上形成一個能侵犯並且破壞正常組織器官的腫瘤，即肝癌。肝癌細胞不僅發生在肝臟內，還會轉移到其他部位，並且在那裡形成新的腫瘤。肝癌是不會傳染的，但應注意的是肝癌發生與B型肝炎及C型肝炎這些傳染性疾病有密切關聯，所以加強各類肝炎的防治，無疑會對肝癌的發生產生有效的遏制作用。

10 肝癌常向什麼地方轉移？

肝癌細胞生長發育迅速，常通過血行轉移，首先到達肺部，發生肺癌，導致胸痛、咳嗽、咯血、憋氣等；也會轉移到胸膜，形成胸腔積液，患者感到氣急，胸水呈血性，並會在其中找到癌細胞。肝癌患者發現胸痛、咳嗽等呼吸系統症狀時，要高度懷疑肝癌的肺轉移，可給患者拍胸片，做CT，如有胸水，還要做胸腔穿刺，抽取胸水做化驗。骨轉移在原發性肝癌中也很常見，肝癌細胞通過血行轉移到達骨組織，最常累及椎骨、肋骨、四肢長骨、顱骨、骶骨和鎖骨，椎骨的轉移尤為嚴重，由於骨質破壞，壓迫脊神經可引起下肢癱瘓。骨轉移的主要臨床表現有局部腫脹、疼痛，在四肢長骨易引起骨折。當患者出現癱瘓、骨骼疼痛時，要及時給患者拍骨骼X光片，以儘早診斷，及時給予治療。

11 如何早期發現小肝癌？

肝癌被稱之為癌中之癌，是因為其發展迅速，治療棘手，療效欠佳，近期病死率相當高。所以，及早發現是相當重要的，尤其是小肝癌的及早發現，可以說就是救了一條命。所謂小肝癌即單個癌結節最大直徑不超過

3公分或兩個癌結節直徑之和不超過3公分的肝癌。

怎樣早期發現小肝癌呢？首先應注意肝癌高危人群，肝癌高危人群是指年齡在40歲以上，有5年以上肝炎病史或HBV抗原標記陽性者；有5～8年以上酗酒史並有慢性肝病臨床表現者以及已確診的肝硬化患者。每半年進行一次血清AFP測定；發現AFP升高但低於200微克/升時，應每月復查1次並進行動態觀察直至排除或明確診斷。超音波可彌補甲胎蛋白檢查誤差。有條件者最好超音波與甲胎蛋白同步檢查。甲胎蛋白檢測是一種較理想的發現小肝癌的篩查最簡便的方法；超音波檢查是發現小肝癌的重要影像學診斷手段。

12 肝癌診治有何新的進展？

自20世紀90年代以來，肝癌已上升為惡性腫瘤的第二位，近年來肝癌診治有了較大進展。

1.早期診斷：甲胎蛋白仍是肝癌定性診斷的最佳標記物，但陽性率約70％。多種肝癌標記物的聯合應用可能有助於提高診斷水準，主要進展有AFP異質體、岩藻糖苷酶、異常凝血酶原、丙酮酸激酶等。癌基因和抗癌基因，如ras基因、p53蛋白等在肝癌中的表達也在研究中。超音波仍被認為是普查和隨訪定位診斷的首選方法。CTA即CT與肝動脈造影相結合；碘油CT，經肝動脈注碘油後3～4周做CT，既有助於診斷，又有治療目的，這些方法都有助於發現主瘤周邊小的病灶。

2.肝癌外科進展：近年進展包括早切、二期切、復發癌再切、切除以外的外科治療和肝移植等。在高危人群和體檢中開展AFP和超音波檢查，使早期肝癌切除數顯著增加。小肝癌早期切除對提高療效有重要作用。肝癌復發再切除後5年生存率為35.4％。對不能切除的大肝癌，縮小後的二期切除以及對復發或轉移癌再切除，對進一步提高肝癌療效有重要作用。液

氮（-196℃）局部冷凍治療不能被切除的肝癌已被證明是安全、有效的。

13 ▶ 肝癌的治療方法有哪些？

　　目前肝癌的治療方法分手術治療和非手術治療兩種。手術切除主要用於早期診斷的小肝癌，大肝癌也可手術切除，一般採用肝葉切除；非手術治療即對不能切除的肝癌進行治療，這種治療包括肝動脈插管化療、肝動脈結紮和術中栓塞、液氮冷凍、高功率鐳射氣化、過繼免疫治療等方法。通過以上療法使大肝癌的瘤體縮小而獲得手術切除，使「不可治癒者」轉變為「有可能治癒者」，或延長其生存時間。手術不能切除的肝癌可用以下方法進行治療。

　　1.肝癌腫塊小於肝臟面積的70％，而且無明顯黃疸、腹水、低蛋白血症及肝臟破裂出血者，可採用肝動脈栓塞治療。目前單用肝動脈栓塞療法者較少，多併用經導管灌注化療藥物的聯合治療。

　　2.放射治療：即用放射線照射的方法治療肝癌。

　　3.酒精瘤內注射：無水酒精注入肝癌組織而使接觸部位立即出現凝固性壞死。此法主要用來治療直徑小於5公分的肝癌。

　　4.生物療法：採用生物製劑如白血球介素-2、干擾素、LAK細胞等治療肝癌有一定療效。

　　5.生物導向療法：這是最先進的治療方法，但尚未廣泛應用。

14 ▶ 肝癌手術治療的適應症

　　隨著現代肝臟外科手術技術的進步，腫瘤大小並不是手術的關鍵限制因素，能否切除和切除的療效不僅與腫瘤大小和數目有關，還與肝臟功能、肝硬化程度、腫瘤部位、腫瘤界限、有無完整包膜及靜脈癌栓等有非

常密切的關係。

可行根治性肝切除的局部病變須滿足下列條件：1.單發肝癌，表面較光滑，周圍界限較清楚或有假包膜形成，受腫瘤破壞的肝組織＜30％，或受腫瘤破壞的肝組織＞30％但無瘤側肝臟明顯代償性增大達全肝組織的50％以上；2.多發性腫瘤，結節＜3個，且局限在肝臟的一段或一葉內。

可行姑息性肝切除的局部病變須符合下列條件：1.3～5個多發性腫瘤，超越半肝範圍者，行多處局限性切除；2.腫瘤局限於相鄰2～3個肝段或半肝內，無瘤肝組織明顯代償性增大達全肝的50％以上；3.肝中央區（中葉或Ⅳ、Ⅴ、Ⅷ段）肝癌，無瘤肝組織明顯代償性增大達全肝的50％以上；4.肝門部有淋巴結轉移者，切除腫瘤的同時行淋巴結清掃或術後治療；5.周圍臟器受侵犯者一併切除。對於肝內微小病灶的治療值得關注。部分微小病灶經影像學檢查或術中探查都不能被發現，致使肝切除後的復發率升高。如果懷疑切除不徹底，那麼術後採用肝動脈化療栓塞（TACE）是理想的選擇，因為除了治療的意義外，還有檢查殘留癌灶的意義。如有殘留癌灶，應及時採取補救措施。

15 肝癌切除後會不會復發？

肝癌手術切除後仍有很高的復發率，復發的主要原因有兩個方面：一是癌細胞殘留，這是由於癌細胞侵犯周圍組織和血管癌栓形成，即使手術時將肝癌瘤體完整切除，對已經進入小血管的癌細胞以及遠離瘤體的微小癌灶，難以發現和切除，這些癌細胞殘留下來後可以繼續生長，造成肝癌術後復發，它約占復發性肝癌的80％～90％，絕大多數發生在術後1～3年；二是又一個新生的腫瘤，由於引起肝癌的原因很多，且多為肝炎病毒導致，而病毒性肝炎很難徹底清除，所以肝癌切除後就會有復發的可能性，其發生機制與首次原發性肝癌相同，這類復發約占復發性肝癌的10％

～20％，通常在術後5年以上發生。

　　為了減少肝癌復發，目前可採取以下措施：1.儘量擴大腫瘤切除範圍；2.手術操作輕柔，避免擠壓瘤體；3.在術前、術中或術後可以預防性地應用一些抗癌藥；4.加強術後的綜合治療，提高人體的免疫力。不過，由於肝癌自身的特點，目前還難以完全避免此類復發，但不論哪一種復發，都有一個早期發現的問題，患者應經常復查肝臟超音波和血清甲胎蛋白，最好能每三個月復查一次，若能早期發現復發，手術切除仍是有效的治療方法。

16　肝癌常見的併發症有哪些？

　　由於絕大多數肝癌是在肝炎肝硬化的基礎上發生的，因此其併發症基本上與肝硬化的併發症一樣，當然，肝癌本身也有一些併發症，如出血，常常會引起患者突然死亡。

　　1.肝性腦病：常為終末期的併發症，占死亡原因的34.9％。

　　2.消化道出血：占死亡原因的15.1％，合併肝硬化或門靜脈、肝靜脈癌栓者可因門靜脈高壓而引起食道或胃底靜脈曲張破裂出血，也會因胃腸黏膜糜爛、凝血機制障礙等而出血。

　　3.肝癌結節破裂出血：發生率為9％～14％。肝癌組織壞死、液化可致自發破裂或因外力而破裂，如限於包膜下可有疼痛，肝迅速增大；若破入腹腔引起急腹痛，出現腹膜刺激，嚴重者可致血性休克或死亡，輕者經數天出血停止，疼痛漸減輕。

　　4.腹水：常是由於門靜脈高壓、低蛋白血症和感染等引起。

　　5.血性胸腹水：膈面肝癌可直接浸潤或經血流或淋巴轉移引起血性胸水，常見於右側。

　　6.繼發感染：因癌腫長期的消耗，患者的抵抗力減弱，尤其在放射和

化學治療後血白血球下降者易併發各種感染，如肺炎、腸道感染、真菌感染等。

17 什麼是肝癌基因治療？

所謂基因治療簡單說就是用基因治病。癌症就是某些基因突變造成的，應用正常的或野生型病毒的基因，校正或者替換人體細胞或組織內有缺陷的或致病的基因，使人體細胞依舊發揮正常的功能，來達到防治腫瘤的目的。專業上將所用的這種正常的或野生型病毒的基因稱為目的基因，把人體內的細胞基因稱為宿主細胞基因，腫瘤細胞叫靶細胞，將目的基因導入靶細胞後，目的基因與宿主有缺陷的或致病的基因整合在一起，使目的基因成為宿主細胞遺傳物質的一部分。這種方法又叫病毒載體方法。

18 腫瘤基因治療有幾種方法？

腫瘤基因治療技術目前分為兩大類：一類稱為替代技術或添加技術，另一類是基因的封閉技術。臨床上選用的方法主要有腫瘤自殺基因治療和P53基因治療兩種。

腫瘤自殺基因就是將治療基因用各種方法送入到腫瘤或異常細胞中，來抑制腫瘤生長或使腫瘤細胞死亡。治療基因包括抑癌基因和誘使腫瘤死亡的基因。基因封閉技術是通過封閉或降解腫瘤基因達到治療的目的，如P53腫瘤抑制基因。

19 治療基因是怎樣進入癌細胞的？

將目的基因導入到靶細胞中的方法很多，大體上可分為物理學方法、

化學方法、融合方法以及病毒載體方法四大類，目前絕大多數基因治療採用的是病毒載體方法，因為病毒載體方法的基因轉移效率很高，在合適條件下可達到100%，因而更受重視。

基因的導入方法有點像火箭發射，用一種經過改造的病毒作為火箭，把治療基因發射到戒備森嚴的癌細胞內部，干擾其DNA的複製，從而讓癌細胞自殺。基因藥物對癌細胞有一種特殊的親和力，進入人體後直接奔向癌細胞，與癌細胞親密結合，把癌細胞殺死在萌芽狀態。

20 基因治療肝癌的給藥途徑有幾種？

臨床採用的給藥途徑主要有三種：

1.**瘤內注射**：是在超音波的引導下，通過經皮穿刺將基因製品直接導入腫瘤局部，這種方法具有目的性強、操作簡便、直觀的優點，注射針頭與身體的接觸面積小，治療所引起的免疫反應也很小。

2.**肝動脈灌注**：通過介入的方式進行動脈插管，將基因治療藥物直接注入腫瘤的供血動脈，藥物隨血流分佈在整個腫瘤區域，使腫瘤區域和整個肝臟中的基因藥物濃度增高，增加了腫瘤細胞的轉染率，還可用介入法經血管留置藥盒，為基因治療藥物的多次導入提供了條件。

3.**門靜脈注射**：由於胃腸道腫瘤主要通過門脈循環轉移至肝臟，門靜脈對少血供的肝癌、小肝癌、門靜脈癌栓、轉移瘤、衛星結節、大肝癌的周邊包膜的供血起重要作用，因此經門靜脈途徑注射基因治療藥物也是一種有效的給藥途徑。

21 基因治療的好處

經過腫瘤自殺基因瘤內治療後，腫瘤的生長明顯受到了抑制，而且正

常的肝臟組織不受影響。基因治療屬於微創治療，患者痛苦小，治療過程用時短，治療後臥床6～8小時後即可下床活動。一般說來，兩個療程即可見到療效。就目前的治療效果看來，基因治療沒有什麼壞處，不會使注入基因的腫瘤細胞擴散，也不會影響肝臟的正常功能。由於腺病毒DNA不整合入宿主細胞基因組，所以對人體沒有遺傳性影響，而且作為基因載體，重組後的腺病毒具有感染效率高和安全的特點，成為藥物敏感基因轉導肝癌細胞的有效載體。

另外，它特有的旁觀者效應在治療中也有非常好的作用。

22 基因治療的應用前景

雖然基因治療還沒有完全應用於臨床，但在臨床的試驗觀察中，已讓肝癌患者看到了希望，有些小肝癌患者，經過兩個療程的基因治療後，經手術證實癌細胞完全壞死。雖然還有些弱點需要克服，但基因療法與其他基因療法、手術治療、介入治療、化療、放療以及肝移植的聯合應用，可以互補其缺點，相互協調，增加抗腫瘤效果，這將成為今後肝癌治療的發展方向。

23 肝癌的生物藥物治療

國內外已廣泛開展原發性肝癌的生物治療。目前，臨床試驗提示，生物治療可提高肝癌患者生活品質，降低術後復發率。B型肝炎相關性肝癌（HCC）患者根治性切除術後，長期應用干擾素（INF）α輔助治療，可有效延緩復發和降低復發率，並具抗病毒療效。一般認為，適當應用胸腺肽α1和白介素2可增強免疫功能、輔助抗病毒和抗腫瘤作用，有助減少術後復發、改善生活品質。

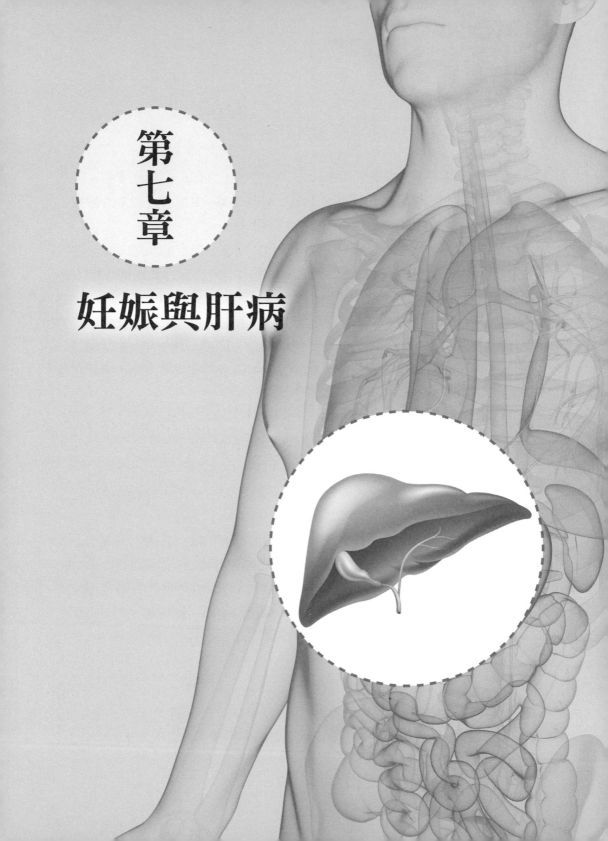

第七章

妊娠與肝病

1　B型肝炎病毒帶原者能否結婚？

　　B型肝炎病毒表面抗原（HBsAg）陽性者，大部分為男女青年，他們的戀愛婚姻在法律上並沒有受到限制，但為了減少B型肝炎病毒的傳播，為了優生優育，應該增加一些有關健康知識。

　　HBsAg陽性者的配偶及時注射B型肝炎疫苗是最好的預防方法，注射B型肝炎疫苗後一定要檢查有無抗-HBs產生。一般而言，體內產生抗-HBs後，即使和B型肝炎患者密切接觸也不會被感染。另外，免疫功能正常的成人感染HBV後大多數可以自動清除病毒而痊癒。現實中B型肝炎患者的配偶因為都是成年人，婚後雖然可能被感染，但很少轉為慢性B型肝炎，相反多數可產生對HBV的免疫。建議HBV感染者的配偶要及時（最好在婚前）注射B型肝炎疫苗。

2　B型肝炎病毒帶原者能否生育？

　　因為B型肝炎病毒可通過母嬰途徑傳播及生活中密切接觸傳播，為了優生優育，在懷孕前應慎重考慮後再作出選擇。

　　由於HBV存在母嬰傳播，一些HBV帶原的育齡婦女在生育問題上，產生畏難情緒，擔心自己的孩子感染HBV。自B型肝炎疫苗問世以來，B型肝炎疫苗阻斷母嬰傳播已取得非常顯著的效果，如聯合接種B型肝炎免疫球蛋白和B型肝炎疫苗，並保證在出生24小時內及時接種（越早越好），其保護率可達95%以上；但極少數可能通過宮內感染而導致HBV母嬰傳播。

肝病小常識

　　目前還沒有很好的阻斷宮內感染的方法。總的看來，絕大多數新生兒在及時接種B型肝炎疫苗後可以避免HBV感染。

肝炎患者能否懷孕？

　　這是一個十分重要的問題，解決不好可能造成終生遺憾。妊娠時，肝臟的負擔肯定明顯加重，所以肝功能不正常時應注意避孕。經休息治療後症狀消失，肝功能恢復正常且保持穩定一定時間（至少半年），在母親身心健康的情況下再懷孕，肯定會生下一個健康活潑的小寶貝。

　　急性肝炎期懷孕會增加胎兒畸形發生率，還會加重妊娠反應，噁心、嘔吐加劇，嚴重影響進食。有時常把肝炎的胃腸道症狀誤認為妊娠反應而耽誤病情。

　　妊娠晚期患肝炎時，早產的發生率及圍產兒死亡率明顯增加。因病毒可經胎盤感染胎兒，易發生流產、早產、死胎及新生兒死亡。妊娠期高血壓疾病發生機會也增多，出現高血壓、蛋白尿、水腫，嚴重者會發生抽搐、腦血管意外。肝臟是合成凝血因數的場所，由於病毒性肝炎引起凝血因數合成障礙，分娩時易發生產後出血，發生率高達10%以上。因此，妊娠期婦女一定要做好預防保健，盡力避免感染各型肝炎，確保母兒安全。

肝炎患者能否哺乳？

　　目前一般不提倡HBsAg陽性母親所生嬰兒採取母乳餵養，這是因為：

　　1.HBsAg陽性母親其乳汁中含有B型肝炎病毒顆粒，對嬰兒肯定具有傳染性。

　　2.在新生兒階段，其免疫系統發育不完善，抵抗力很低，受到病毒感染時，常不能有效地識別和清除病毒，而導致感染的慢性化。

　　3.嬰幼兒的自我保護意識和機能比較差，常不自知地導致皮膚、黏膜破損，這些破損就成了病毒進入的通道，哺乳時，病毒有可能通過黏膜的破損進入嬰兒體內。

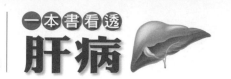
HBsAg陽性的母親以人工餵養，可降低B型肝炎的母嬰傳播。另外，在平時生活中要儘量保護嬰幼兒柔嫩的皮膚、黏膜，避免口對口餵孩子，孩子的餐具要分開專用，經常消毒，就可減少B型肝炎的傳播。

5 肝炎患者合併妊娠應注意什麼？

首先，要權衡一下妊娠能否繼續。如果身體狀況不允許，病毒複製活躍，肝功能不正常，應該在產科和傳染科大夫共同會診後，適時終止妊娠，以免因懷孕造成病情惡化。

當懷孕已到中期，肝臟情況基本穩定，又迫切要孩子，經醫生允許可繼續妊娠。妊娠期間應注意以下問題：1.要定期復查肝功能及相關指標，密切注意肝病有無加重的跡象；2.加強孕期保健，包括自我保健和定期產前檢查，及時發現有無胎兒異常和產科異常情況，有無併發症發生，如妊娠期高血壓疾病、貧血等；3.注意休息，生活要有規律，避免過重的體力勞動；4.注意飲食營養，合理調整飲食結構，進食低脂、高蛋白、高維生素飲食，多食粗糧，少用精米精麵，多吃新鮮蔬菜、水果、豆類、花生、芝麻醬、魚、肉、蛋、奶等，不要盲目進補，食量要適當，避免體重增加過快過多；5.在醫生的指導下服用保肝藥物，出現疲乏、無力、食欲減退、尿色加深、鞏膜發黃及發熱等不適時要及時就診。

6 肝炎患者妊娠會對肝臟有哪些影響？

妊娠期間，孕婦的營養物質需要量增加，以供給胎兒的生長發育。新陳代謝明顯增加，使肝內糖原儲備減少，胎兒的代謝和解毒作用，主要依靠母體的肝臟來完成，加重孕婦的肝臟負擔。尤其是在妊娠晚期，若再合併妊娠期高血壓疾病、妊娠期糖尿病、產道感染等產科併發症，肝臟會出

現缺血性損害，易發展成重型肝炎。分娩過程的體力消耗和出血、損傷，均會加重肝臟損害，促使已有病變的肝組織發生壞死。

肝炎患者妊娠晚期發展成為急性或亞急性肝壞死的比例有所增加，分娩後，肝功能不易恢復。總之，肝炎患者懷孕對本身儲備能力較差的母體的肝臟，無疑是一次嚴重的考驗。

7 什麼情況下應該終止妊娠？

懷孕生子是人生一件大事，終止妊娠是相當殘酷的事，但妊娠與病毒性肝炎之間互有不利的影響，為了母親的安全，什麼情況下必須終止妊娠，應該全面衡量。

懷孕早期患急性肝炎，因致畸的可能性較大，建議終止妊娠，但需先積極保肝治療，待病情穩定後再行人工流產。此時患慢性肝炎，致畸的可能性較小些，可在保肝治療的基礎上，動態觀察胎兒宮內生長發育情況，治療效果欠佳或發現胎兒畸形再終止妊娠，否則可繼續妊娠。

孕中、晚期合併肝炎，終止妊娠可因手術創傷、出血等增加肝臟負擔，應先增加蛋白質、葡萄糖和維生素的攝入，可佐以中藥治療，病情無明顯好轉且逐漸加重者，再考慮終止妊娠。

妊娠足月或臨產時才發現的肝炎患者，醫生將結合產科情況及肝炎的程度決定分娩時機和方式，適時終止妊娠。如為重型肝炎，肝臟受損嚴重，凝血因數合成減少，易發生產時產後大出血危及生命，應在積極治療肝病的同時，糾正凝血功能障礙和其他器官功能障礙，盡快結束分娩，爭取搶救時機。

8 妊娠劇吐應怎麼辦？

孕婦出現早孕反應是正常生理現象，但如果嘔吐逐漸加重，反復發作，甚至不能進食，發生水及電解質平衡失調，即發展成妊娠劇吐症，將對肝臟產生不良影響，加重肝臟的損害。由於長時間嘔吐不能進食，肝糖原的合成和貯備減少，會使肝臟實質受損，肝細胞脂肪變性，偶會發生壞死，甚至出現全身黃疸。因此，如果發生妊娠劇吐，要及時住院治療，及時補充液體和能量，防止肝損害的發生。出現妊娠劇吐應注意以下幾點：

1.避免精神過度緊張，身心放鬆，注意休息。

2.注意飲食調養：飲食不要求規律，想吃就吃，可少食多餐，不必過多考慮食物的營養價值。為避免胃內空虛，可備些餅乾、點心等隨時食用，這樣可緩解噁心、嘔吐；根據個人愛好調味，以增加食欲；防止便秘，因便秘會加重早孕反應程度，多吃蔬菜、水果；注意補充水分，可飲水果汁，糖鹽水或淡茶水等；通過利尿，可將體內有害物質從尿中排出。

3.嘔吐嚴重，進食困難者應住院治療，防止肝腎功能損害。如經一周的治療仍持續嘔吐，體溫超過38攝氏度，黃疸加重，譫妄、昏睡，出現視網膜出血，多發性神經炎者，應考慮終止妊娠。

9 懷孕期轉氨酶增高是患肝炎了嗎？

妊娠是一個生理過程，雖然體內一系列的變化會增加肝臟負擔，但是並不引起肝功能異常。也就是說一旦孕期出現肝功能異常，肯定是發生了肝細胞損害，病毒性肝炎並非唯一的原因。

妊娠合併肝炎時，會引起肝臟功能異常。血清ALT增高，對急性肝臟損害及其判斷病情有一定參考價值。但這不是特異性的，其他因素使ALT排泄障礙而逆流入血，或其他疾病使肝臟功能暫時受損時，ALT也會

增高，例如妊娠晚期的肝內毛細膽管內膽汁淤積，轉氨酶排泄障礙也可使
ALT增高，但產後可逐漸恢復正常。妊娠劇吐，肝腎功能受損，ALT也會
升高，但經過補充水分，糾正電解質及酸中毒，病情可迅速恢復。妊娠高
血壓綜合症先兆子癇和子癇時也會有肝臟損害，ALT升高與病情嚴重程度
相平行，一般於妊娠結束後可迅速恢復。妊娠期藥物性肝損害及急性胰腺
炎合併妊娠時ALT也會升高。所以，ALT增高的孕婦不一定都患有肝炎，
要根據各項指標及臨床表現綜合分析，同時一定要進行病毒指標的檢測，
才能作出正確的診斷。

10 肝病孕婦該怎樣用藥？

懷孕前或懷孕期間染上了肝病，孕婦及家人擔心治療肝病的藥物會影
響胎兒，造成胎兒畸形等。有些孕婦整日憂心忡忡，在接受治療的同時承
受較大的心理壓力。而有些患者則乾脆拒絕用藥或根本不去就醫。

孕期謹慎用藥是對的。妊娠12周前，一些藥物會影響胎兒生長和發
育，這方面的教訓是很多的。但如果不用藥物可能會耽誤病情，甚至加重
病情的發展。二者的矛盾該如何解決呢？

肝病患者懷孕後，最好到專門的肝病產科就診，那裡的醫生會更全面
地考慮你肝病和妊娠的情況，訂出綜合治療方案。孕婦本身不必過於緊張
憂慮，應遵醫囑用藥，積極治療肝病。應該注意的是：如為早孕，就診時
應告訴醫生，自己已經懷孕了。用藥時，醫生會考慮選擇對胎兒無影響或
影響小的藥物。

11 肝病孕婦出現貧血對母嬰有什麼危害？

貧血是孕婦很常見的併發症，以缺鐵性貧血最為多見，主要是因為

肝病孕婦對鐵的需要量較普通人大大增加，而沒有及時得到補充。貧血會影響母體血紅血球攜氧能力降低，胎兒缺氧，在宮內的發育受影響，容易造成流產、早產、低體重兒和新生兒窒息。臨床觀察發現，貧血的孕婦還容易合併或加重妊娠期高血壓疾病。此外，貧血患者對失血的耐受能力降低，產時、產後出血時易發生休克，危及生命。而且由於抵抗力降低，產後容易發生產褥感染、傷口癒合不良。可見貧血對母嬰有很多危害。

肝病小常識

肝病孕婦一定要注意鐵劑的補充，除需要在醫生的指導下服用含鐵製劑外，多吃一些含鐵的食物，如大棗等很有好處。

12 肝病孕婦應提前入院待產嗎？

正常妊娠者，初產婦出現規律的子宮收縮（子宮收縮持續時間達30秒以上，間歇時間5～6分鐘，並逐漸增強），即臨盆後入院待產較為適宜。經產婦可適當提早。

患有肝病的孕婦，由於妊娠使肝臟負擔進一步加重，容易出現肝功能異常、黃疸加重、甚至發展成重症肝炎。所以，肝病患者應於妊娠晚期提前入院待產。入院後通過肝功能等各項檢查，瞭解肝功能情況，如有異常，給予保肝藥物治療，使肝功能恢復正常。肝病合併妊娠高血壓綜合症的孕婦通過治療可使病情得到控制，還可通過超音波、胎心監護，瞭解胎兒大小及胎盤功能、羊水多少，以確定分娩方式和時間。所以，為保母兒的安全，肝病孕婦應該提前入院分娩。

13 如何實行B型肝炎病毒母嬰阻斷？

B型肝炎病毒感染的孕婦，如何避免所生的嬰兒不帶原病毒，是每一位母親所關注的事情。所謂母嬰阻斷即在嬰兒產前產後進行全程干預，實施主被動聯合免疫，可有效阻斷B型肝炎病毒從母體傳至嬰兒。

我國每年大約有200萬左右的新生兒因母嬰傳播而導致出生時帶原B型肝炎病毒，近年採用的常規預防方法，對剛出生的嬰兒接種B型肝炎疫苗。實踐證明，此法只可阻斷B型肝炎病毒母嬰傳播的70％左右，對宮內感染B型肝炎病毒的嬰兒則不產生阻斷效果。這種被動的阻斷方法使得仍有40萬以上的新生兒出生時帶原B型肝炎病毒。

對HBsAg陽性母親的新生兒，應在出生後24小時內儘早（最好在出生後12小時）注射B型肝炎免疫球蛋白（HBIG），接種部位為臀前部外側肌肉內，劑量應≧100國際單位（也可1個月後再注射第2針HBIG），同時在不同部位接種10微克重組酵母或20微克中國倉鼠卵母細胞（CHO）B型肝炎疫苗，在1個月和6個月時分別接種第2和第3針B型肝炎疫苗，可顯著提高阻斷母嬰傳播的效果。新生兒在出生12小時內接種HBIG和疫苗後，可接受HBsAg陽性母親的哺乳。

14 何謂妊娠急性脂肪肝？

妊娠急性脂肪肝在臨床上比較少見，病因尚不明確。這種病常發生於妊娠晚期，多見於初產婦及妊娠合併高血壓綜合症患者。最開始的症狀為劇烈嘔吐，上腹疼痛。起病時無發熱症狀，肝臟縮小不明顯，有黃疸時尿液中的膽紅素檢查為陰性。病情急驟發展，黃疸逐日加深。病情迅速惡化，可併發肝、腎衰竭及彌散性血管內凝血，母嬰死亡率極高。輔助檢查中超音波提示為脂肪肝的典型表現，病理學檢查可見肝小葉結構清晰，肝

細胞出現急性脂肪變性。

15 妊娠期肝內膽汁淤積症是怎麼回事？

有些孕婦在妊娠期出現嚴重黃疸，可能是因肝內膽汁淤積症所致。肝內膽汁淤積症是一種重要的妊娠期併發症，以妊娠期出現強烈的皮膚瘙癢及血清肝酶和膽汁酸濃度升高為特點，分娩後可以自癒，但再次懷孕時會出現復發。它的發病原因仍未明瞭。一般認為可能與妊娠期間肝臟不足以代謝高水準的雌激素有關。既往有慢性C型肝炎、非酒精性肝硬化、膽結石、膽囊炎和非酒精性胰腺炎者的發病率顯著升高，但酒精性肝臟疾病與此不相關。

16 嬰兒宮內感染HBV怎麼辦？

HBV的母嬰傳播是慢性HBV感染的主要方式，如不採取有效措施，幾乎所有同時帶原HBsAg和HBeAg的母親所生嬰兒都會感染HBV，其中95％會成為慢性帶原者，而慢性HBV感染至成年後，可導致肝硬化和肝癌。宮內HBV感染的嬰兒，其T淋巴細胞對HBV抗原物質產生了免疫耐受，但這種耐受大多是不完全的，出生後如果及時接種B型肝炎疫苗免疫大多有效。

防治措施：出生後2小時內給予B型肝炎免疫球蛋白（HBIG）200國際單位肌肉注射，出生後2周時第二次注射HBIG 200國際單位；並按0-1-6方案接種B型肝炎疫苗，每次10微克皮下注射，可大大降低HBV的傳播。出生後7月齡時化驗B型肝炎病毒標記，檢驗阻斷效果。目前認為該病是可以自癒的自限性疾病。

17 孕婦B型肝炎的治療原則

孕婦與非孕婦的肝炎治療原則相同。妊娠期發生急性B型肝炎，應積極保肝治療，密切觀察病情及胎兒宮內情況，如病情較重，必須警惕發展為猛暴型肝炎。輕、中度慢性B型肝炎一般可維持妊娠，但要特別注意休息和營養；重度慢性B型肝炎和代償性肝硬化，食道靜脈無明顯曲張，可在密切觀察下繼續妊娠；慢性重型B型肝炎或肝炎肝硬化失代償期，最好早期終止妊娠。妊娠期間不考慮抗病毒治療。

終止妊娠最好選擇對肝臟損傷較小的方法；臨產時開放靜脈，預防性應用止血藥物；分娩後立即給宮縮劑，防止出血過多。如果已到妊娠末期，則以自然分娩為好，但分娩時令產婦儘量不要用力，縮短產程，防止產後出血。肝硬化孕婦較多發生上消化道出血，可考慮剖腹產。

18 B型肝炎病毒能經父嬰傳播嗎？

B型肝炎病毒感染有家庭聚集現象，有B型肝炎病毒帶原者的家庭較普通家庭成員中HBsAg的檢出率高6.8倍。父親與子女之間、子女相互間感染的傳播均屬水準傳播。父親患B型肝炎雖不像母親那樣，但已明確證明可通過垂直方式傳播給孩子，亦可通過水準方式傳播給家庭成員；而且，由於嬰兒的染色體一半來自父親，可以產生對B型肝炎病毒的免疫耐受，較其他嬰兒容易感染HBV。

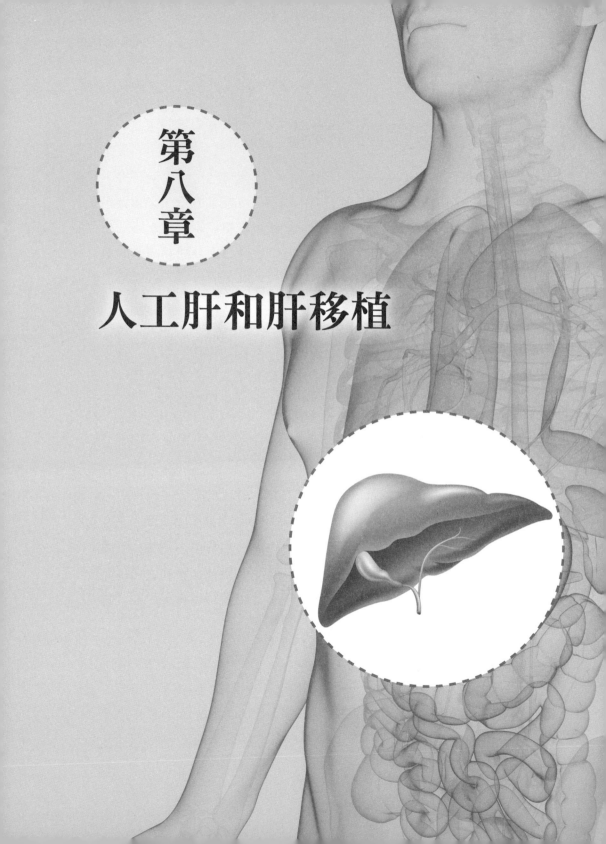

第八章

人工肝和肝移植

人工肝

1 什麼是人工肝？

　　人工肝是指借助體外機械、化學和生物性裝置，暫時或部分替代肝臟功能，從而協助治療肝功能不全或相關疾病的方法。人工肝與一般內科藥物治療的主要區別在於：前者主要通過「功能替代」治病，後者主要通過「功能加強」治病。由於人工肝以體外支援和功能替代為主，因此，我們又將其稱為人工肝支援系統。這一系統為嚴重病變的肝臟提供必要的支持，幫助患者度過危險期。

2 人工肝在臨床治療中有什麼作用？

　　由各種原因引起的肝臟疾病，例如各型病毒性肝炎、藥物性肝炎、酒精性肝炎、中毒性肝損害、代謝性肝病等均會出現不同程度的肝功能障礙。當肝功能障礙發展到不能維持人體生命必需時，會出現肝昏迷、重度黃疸等一系列的臨床表現，在醫學上稱之為肝功能衰竭（簡稱肝衰竭）。在這種情況下大部分肝細胞已變性、壞死，從而導致人體內嚴重的代謝紊亂及有害物質的堆積，此時靠現有的對症、支持及病因治療等多不能起效，病死率極高。針對這種情況，醫生利用膜型血漿交換機，對重症肝炎患者的血漿進行處理和交換，以暫時替代肝臟的代謝、解毒和合成功能。

3 人工肝與人工腎的區別在哪裡？

　　人工肝和人工腎（血液透析）同屬於血液淨化技術，基本原理都是利用合成高分子材料對物質的選擇性分離作用或化學物質的吸附作用達到淨

化血液的目的。由於肝臟和腎臟的功能不同，肝衰竭和腎衰竭時體內蓄積的毒素也不同，因此，人工肝和人工腎應用的膜材料也不同。

20世紀50年代，多數研究者認為肝昏迷的主要原因是小分子毒性物質在體內異常蓄積，因此嘗試應用血液透析來治療肝昏迷，但是效果不佳。隨著研究的深入，才發明出專門清除肝衰竭時蓄積毒素的血液淨化裝置。腎臟功能主要是排泄廢物，合成功能單一，因而腎臟透析能夠基本代替腎臟的排泄功能，腎衰竭的患者可以依賴腎透析而長期存活。而肝臟則不同，它具有強大的合成和解毒功能，是人體三大營養物質（蛋白質、糖和脂肪）代謝的樞紐，肝衰竭時，除了毒性物質蓄積嚴重，必要的營養物質和因數的缺乏也十分嚴重。因而，人工肝除了要具有清除毒素的作用之外，還應具有補充人體必需物質的作用，才能更好地模擬肝臟功能。由於肝臟功能複雜，人工肝技術也十分複雜，種類也多，要求也就更高。目前的人工肝技術尚難達到全面替代和支持肝臟的作用，所以目前所採用的人工肝技術只能「部分」和「暫時」替代肝臟功能，不能維持肝衰竭患者的長期生存。

4 人工肝治療的根本目的是什麼？

既然人工肝不能完全替代肝臟的功能，為什麼還要進行這項治療呢？這需要從人工肝的治療適應症和肝臟的生理特點說起。人工肝治療的適應人群是急性、亞急性或慢加急性肝衰竭患者，這類患者的共同特點是短期內有大量的肝細胞壞死或嚴重變性，導致肝臟功能嚴重和迅速衰竭。如果不能渡過肝臟功能衰竭的危險階段，患者就會死亡，這類疾病的死亡率極高。相反，如果得到及時的治療，患者的肝臟有可能通過再生而修復，從而恢復健康。肝臟損傷的可逆性和強大的再生潛能，是人工肝治療發揮臨床療效的生理基礎。人工肝治療清除了體內蓄積的毒素，補充了必要的營

養物質和各種因數，減輕了肝臟負擔，延長了患者的生存時間，為肝臟再生創造了有利條件，這才是人工肝治療的根本目的。終末期肝硬化患者也存在肝細胞數量不足導致的肝衰竭，但這種肝硬化肝臟沒有再生能力，因此就不是人工肝治療的適應症。

部分急性發生肝衰竭的患者具有嚴重的基礎肝病，如肝硬化或肝細胞壞死非常嚴重，失去了再生能力，對於這些患者進行人工肝治療，其目的在於延長患者生命，等待肝移植。

另外一些肝病患者，例如藥物性肝炎、自身免疫性肝炎或病毒性肝炎的患者，可能出現嚴重的高膽紅素血症，雖然肝細胞功能尚好，但是黃疸消退極為困難，這些患者也可採用人工肝治療，清除膽紅素，減輕膽紅素對人體各器官的損傷，促進疾病的恢復。

5 人工肝分為哪些類型？各有什麼特點？

人工肝目前尚無統一分類。傳統上按照人工肝的組成和性質主要分為非生物型人工肝、生物型人工肝和組合型非生物人工肝。因為血漿置換既有清除毒素的功能，又具有補充營養物質和因數的功能，所以也有學者把血漿置換單獨歸類為過渡型或中間型人工肝。非生物型人工肝指不包含生物部分（如活的細胞、組織和器官等）的人工肝支持系統，例如血漿（全血）灌流、血液濾過、透析、白蛋白吸附循環系統（MARS）等。這一類型人工肝的共同特點是只具有清除毒素的功能，沒有改善合成功能的作用。生物型人工肝是人工肝發展的方向，它所包含的生物成分，如肝細胞、肝組織切片、永生化肝細胞系等，既具有合成功能，也具有解毒功能，是理想的肝臟支援方法。然而由於目前技術條件的限制，現在世界上還沒有正式在臨床上得到批准應用的生物型人工肝，都處於臨床研究階段。

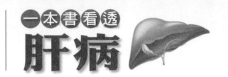
6 何謂非生物型和生物型人工肝？

　　肝臟是人體代謝的中心環節，被比喻為「人體化工廠」。肝臟的代謝作用可簡要地歸納為解毒功能、生物合成及轉化功能。而所謂人工肝，就必須解決這兩方面的功能。其機制簡單地講就是將患者的血通過一種裝置，一方面去除血液中的各種有害物質，另一方面將人體吸收的物質合成人體必需的生物活性物質後，再回輸到患者體內。

　　非生物型人工肝著重於解毒方面的物理性裝置，有血液透析、血流灌注，能補充活性物質而無解毒功能的有血漿交換、整體洗滌、交換輸血，但不具備肝臟特有的生物合成及轉化功能。為解決這項功能，用健康的肝細胞代替病變的肝細胞，這就是生物型人工肝。生物型人工肝分為體內置入性生物人工肝和體外生物人工肝兩類。是將培養的肝細胞置在一個裝置內，通過一種特殊的半透明膜與患者的血或血漿進行物質交換。因為肝衰患者體內蓄積了大量的有毒物質，在短時間內難以由培養的肝細胞轉化，相反還可能影響肝細胞的生物學功能。因此，目前臨床上應用的人工肝均為上述混合型生物人工肝，即要針對患者的不同病情採取不同的組合。

7 什麼情況下患者需要人工肝治療？

　　人工肝治療的適應症主要是肝功能衰竭。肝衰竭的主要臨床表現有：意識障礙、凝血功能嚴重低下（凝血酶原活動度低於40％）、重度黃疸以及腹水等。凡出現這些臨床表現或化驗異常的肝衰竭患者均可考慮人工肝治療。此外，有時儘管肝損傷尚未達到肝衰竭的診斷標準，但是進展迅速、內科療效欠佳者，也可以早期應用人工肝治療，延緩肝損傷的進展，防止肝衰竭的發生。此外，肝移植術前、術後肝臟無功能或高膽紅素血症等都可以考慮應用人工肝治療。

8 人工肝的治療作用原理是什麼？

人工肝常用於重度黃疸、嚴重腹水、重症肝病等患者，其療效可比單純藥物治療好，目前常作為一種輔助手段。主要作用機制為：

1.血液灌注：指患者在全身肝素化後，血流被引入裝有固態吸附劑的灌流柱，用以清除血中某些外源性或內源性毒素，血液淨化後再回輸入體內，起到解毒作用的一種治療方法。吸附劑主要是活性炭與樹脂，活性炭能吸附甲硫氨酸、硫酸、脂肪酸、酚類及某些中分子物質；樹脂是網狀結構的離子聚合物，能吸附不能被活性炭清除的氨，且能清除血中游離脂肪酸等。

2.血液透析：肝昏迷的毒性因數可能為中分子物質，而一種聚丙烯腈薄膜，具有清除中分子的作用，特別是未與蛋白質結合的多種氨基酸，在透析前後進行分析比較，絕大多數氨基酸如酪氨酸、苯丙氨酸、蛋氨酸等皆有明顯降低。而這些氨基酸常是造成肝昏迷的主要原因。

3.血漿分離：將患者血液引入血漿分離器，分離出血漿，用健康人血漿進行置換，或分離出的血漿直接通過吸附裝置，經吸附後回輸入體內。

9 人工肝治療是否屬於手術？

人工肝治療不是手術，也不需要開刀。它是一種體外循環技術，需要在深靜脈置管，作為將血液引出的通路。置管的位置一般選擇腹股溝、鎖骨下或頸部，未置管時，需要進行動靜脈穿刺，一般選擇上肢肘部和腕部。在治療過程中，不需要麻醉，患者意識始終是清醒的（如果患者原來意識清醒）。患者平臥，可以喝水、進少量食物、排尿，只要保持置管相對固定，讓血液能夠順利引出體外即可。

10 人工肝怎樣替代生病肝臟？

人工肝是由微型資訊處理機自動控制的一種血漿置換裝置，適用於重症肝炎、高膽紅素血症、肝昏迷、藥物中毒等疾病。它能夠監測、調解血液的壓力、出回血狀況、流量、血漿分離情況以及液量、液面等，如有異常還可顯示報警原因及需要調整的部分，因此具有安全可靠的特點。針對重症肝炎、肝昏迷等病症，通過血漿分離器的中空纖維膜將含有內毒素、高膽紅素以及其他病變因數的血漿分離出來丟棄，再將正常血漿回輸給患者。不僅清除了內毒素、膽紅素，減輕了症狀，同時還補充了血漿中各種凝血因數（肝臟具有生成各種凝血因數的功能），改善了患者的凝血狀況。

11 人工肝適用哪些肝病患者？

人工肝的作用機制在於部分清除患者體內中分子量以上的毒性物質，如內毒素、膽紅素、膽酸、腫瘤壞死因數、補體啟動物質等多種血管活性物質，減輕了肝臟炎症。與此同時，作為置換的新鮮同型血漿補充了血漿蛋白、凝血因數、調理素等生物活性物質，既可減輕患者水腫、出血，又可減少人體的感染機會，有利於肝細胞的修復和再生。患者治療前後血清膽紅素水準明顯下降，肝昏迷症狀明顯改善，說明「人工肝」治療有降低血氨及維持顱內壓的作用。

人工肝主要用於重型肝炎、高膽紅素血症、肝性腦病、藥物中毒等。治療的適應症有：各種原因引起的肝臟功能衰竭；準備做肝移植的患者，可用人工肝支援等待手術或術後臨時過渡。重型肝炎用人工肝支援幫助患者維持生命、渡過難關，等待肝細胞再生。總之，人工肝是緊急狀態下搶救的權宜性應急措施。

12 人工肝治療的風險大嗎？

　　人工肝治療的對象是嚴重肝損傷的患者，對這類患者進行任何治療都是有風險的。但是，由於人工肝技術的不斷發展和成熟，風險相對來說較小。一般來講，大多數人工肝治療都需要應用抗凝劑，防止血液在體外循環管路中凝固，但抗凝劑的應用會增加出血的風險。因此，需要非常有經驗的醫師根據每位患者的凝血功能來確定抗凝劑具體的用法和用量，降低出血的風險。由於存在個體差異，所以仍然存在出血的風險。而一旦發生出血，可應用拮抗藥物抵消抗凝劑的作用。總的來講，人工肝技術是比較安全的。此外，人工肝需要進行體外循環，會加重患者心臟和肺臟的負擔，對於體質衰弱和心肺功能不良的患者，有出現低血壓的風險。對於每一種具體的人工肝方法，還存在不同的風險，如血漿置換存在血漿過敏的風險等。

13 哪些患者不能進行人工肝治療？

　　雖然人工肝治療相對安全，效果明顯，但也不是所有患者都能進行人工肝治療。例如一般狀態極差、非常虛弱的患者常常不能耐受體外循環帶來的心肺功能負擔，而不能進行人工肝治療。有活動性出血的患者，應用抗凝劑會加重出血，也不適合進行治療，最好出血停止數天後再進行。此外，躁動明顯不能配合治療的患者也不能進行治療。對於病情非常嚴重，凝血功能極差的患者，進行人工肝治療也要非常慎重。一方面這些患者急需人工肝支援治療，另一方面出血的風險太大，必須由非常有經驗的人工肝醫師對治療的風險和利弊進行評估後再決定是否進行治療。對這些患者，可嘗試無肝素治療，但這樣就帶來了管路凝結堵塞的風險，治療有可能被迫中斷。對於血漿置換而言，由於血漿置換可能帶來水鈉滯留、鹼

中毒和低蛋白血症等不良反應，因此對有肝性腦病和腦水腫的患者也不適用。總之，不是所有患者都能進行人工肝治療，一定要在專業醫師的指導下選用。

14 人工肝治療有固定療程嗎？

人工肝治療沒有固定的療程。一般來講，根據上一次人工肝的療效和患者病情的變化來決定下一次是否治療以及採用哪種方法。有的患者恢復很快，就不需要再次治療，有的患者恢復不理想，則需要多次治療。一般來講，需要進行2～4次人工肝治療。以血漿置換為例，每3～5天進行一次比較合適。但由於患者個體差異極大，故沒有統一的治療方案和療程。另外，人工肝也不能無限制使用，雖然臨床上有個別患者經過十餘次人工肝治療最終康復，但大部分患者如果經過正規的內科治療，配合數次的人工肝治療，肝臟仍難以恢復，常常提示肝臟再生能力弱，可以考慮進行肝移植治療。

15 進行人工肝治療之後應該注意哪些問題？

人工肝治療安全結束之後，不等於萬事大吉，還存在一些需要醫生和患者注意觀察和監測的問題。例如，人工肝治療過程中需要抗凝，儘管醫生會選擇最合適的抗凝劑用量，但是治療結束之後體內仍然有可能繼續存留少量的抗凝劑，需要過一段時間才能完全代謝。在治療結束24～48小時內，仍然有出血的風險，所以治療結束後，患者和醫生要密切觀察有無出血表現，及時處理。血漿置換治療後的患者，由於食欲增強，腹脹減輕，常要大吃特吃，這不但會加重肝臟負擔，且可能誘發肝性腦病，因此一定要叮囑患者控制飲食，應少量多餐，進食營養豐富、清淡易消化飲食，控

制蛋白質食物的攝入。也應在治療結束後及時檢測有無血漿置換引起的鹼中毒、鈉水滯留、低蛋白等不良反應，並及時糾正。此外，對於進行外周動靜脈穿刺的患者，治療結束時醫生會對穿刺點進行加壓包紮，患者和家屬應該密切注意觀察穿刺點有無出血、感染。加壓包紮一般在4～6小時之後才能拆掉，凝血功能差的患者可以推遲。

16 最普遍採用的人工肝方法有哪幾種？

目前應用最普遍的人工肝方法是血漿置換。血漿置換作為中間型人工肝，每次治療不但能夠去除血漿中大約50％～60％的膽紅素，而且還能去除很多肉眼看不見的毒素，如肝衰竭時滯留在體內的中分子物質等等。更重要的是，置換入患者體內的大量正常人新鮮血漿中含有各種凝血因數、補體、抗體、白蛋白等對人體十分重要的物質，這些物質都是肝衰竭患者嚴重缺乏而又急需的，因此，血漿置換非常適合肝衰竭患者應用。由於有害物質的大量清除和有益物質的補充，治療後大部分患者常常感到食欲明顯增加，腹脹減輕，體力明顯恢復，有的患者說感到「非常舒服」。血漿置換一般置換人體血漿總量的1～1.3倍（一般為2000～3000毫升），大約需要1～4小時。

17 血液/血漿灌流對哪些疾病患者有效？

血液/血漿灌流的確切含義是血液吸附，如果流經吸附裝置的是全血，稱為血液灌流，如果流經吸附裝置的是血漿，則稱為血漿灌流。目前應用的大多是血漿灌流。吸附劑有活性炭和樹脂兩種。活性炭能吸附分子量5000道爾頓以內的中小分子水溶性物質，如硫醇、γ-氨基丁酸和游離脂肪酸等，但不能有效地吸附血氨和脂溶性毒素，對與白蛋白結合的毒素吸

附能力也差。陰離子交換樹脂對未結合膽紅素和巴比妥類藥物有良好的清除作用；吸附樹脂對與蛋白質緊密結合的毒素或脂溶性較高的毒物具有較強的吸附能力，能夠清除芳香族氨基酸，尤其是蛋氨酸，改善血漿和腦脊液中支鏈氨基酸和芳香氨基酸的比例；炭化樹脂對TNF-α、IL-1、IL-6等促炎因數有較好的吸附作用。因此，血液/血漿灌流對於肝病患者、毒物中毒以及重症胰腺炎患者都有一定的療效。對於以高膽紅素為特徵的肝病患者，我們常將這種治療方法稱為膽紅素吸附，治療的主要目的是清除膽紅素。對於不願意或不能進行血漿置換的高膽紅素血症患者，可考慮選用這種治療方法，治療時間一般為2小時左右。

18 分子吸附循環系統是怎樣清除毒素的？

　　分子吸附循環系統（MARS）是1990年由德國人發明的，也是臨床上常用的人工肝治療方法，它是一種以解毒為主要功能的非生物型人工肝。MARS系統的透析膜是模仿肝細胞膜設計的，非常薄，只有普通透析膜的1/500～1/100，總面積達2.4平方公尺，可以將與蛋白結合和不與蛋白結合的毒素從血液轉運至白蛋白透析液中。白蛋白透析液經過陰離子交換樹脂和活性炭以及透析系統，其中的中小分子水溶性毒素、脂溶性毒素等都能被清除。由於MARS清除毒素的能力強，種類多，範圍廣泛，因此具有良好的解毒功能。它能改善肝性腦病、改善血流動力學，從而特別適合於肝衰竭合併肝腎綜合症、肝性腦病、水電介質嚴重紊亂患者的治療，有研究表明MARS能顯著改善多器官系統功能不全患者的預後，是一種安全有效的治療方法。

19 血液濾過和連續性血液淨化是怎樣起作用的？

　　血液濾過是模仿腎單位的濾過重吸收原理設計的一種血液淨化方法，將患者的血液引入具有良好通透性並與腎小球濾過面積相當的半透膜濾器中，當血液通過篩檢程式時，血漿中除蛋白和細胞以外的溶質和大量水分被濾出，從而清除滯留於血液中的有毒代謝物質和多餘水分，再額外補充與正常血漿成分相似的置換液。這種方法具有清除小分子和中分子水溶性毒素、糾正電解質紊亂和酸鹼平衡失調、調整水代謝的作用。血液濾過採用的原理及膜材料與透析完全不同，因而比腎臟透析具有更多的適應症，療效也不同。例如，血液透析只能清除水分和小分子物質，而血液濾過能清除包括炎症介質在內的中分子物質。

　　連續性血液淨化也稱為連續性腎臟替代治療，是以緩慢的血液流速或透析液流速，通過彌散、對流，進行溶質交換和水分清除的血液淨化方法，可以理解為連續進行的血液濾過。這種治療方法，具有相當理想的血流動力學穩定性，從而可以給血壓不穩定甚至休克的患者進行治療。由於能夠緩慢持續脫水和清除大量多種中小分子物質，從而可以用來治療重症胰腺炎、全身炎症反應綜合症、多器官系統功能不全等嚴重疾病，對於肝衰竭患者來講，能夠減輕腦水腫、肺間質水腫、糾正電解質和酸鹼失衡，從而用來輔助治療腦水腫和肝性腦病、肝腎綜合症、肝肺綜合症、嚴重感染等併發症。實踐證明，聯合應用血漿置換和持續性血液濾過能夠顯著提高重型肝炎肝衰竭患者的生存率，是目前最理想的組合型非生物人工肝治療方法。

20 生物型人工肝已發展到什麼階段？

　　非生物人工肝對肝臟功能的替代和支持是有限的，科學家一直在探索

能夠真正類比和全面替代肝臟功能的人工肝技術，最有前途的就是生物型人工肝。生物型人工肝核心部分為活的組織、細胞甚至器官，從功能上更接近於肝臟的生理功能。有關生物人工肝的研究很多，發展很快，目前已經比較成熟地進入臨床研究階段的有美國、英國、荷蘭等國家的ELAD肝臟支援系統、HepatAssist、MELS和AMC系統，分別採用C3A細胞系、凍存豬肝細胞、原代培養人肝和豬肝細胞等作為生物部分，配合活性炭吸附和單通路白蛋白透析系統等非生物部分，但是還沒有任何一種生物型人工肝被正式批准在臨床銷售和使用。國外臨床研究表明，這些生物型人工肝能夠協助肝衰竭患者過渡到肝移植。

21 如何看待人工肝的臨床應用前景？

目前的混合型生物人工肝可使肝臟的生物合成、轉化功能及解毒功能更加完美。臨床試用的混合型人工肝包括：1.血漿交換＋活性炭灌注＋生物人工肝支援系統；2.血漿交換＋生物人工肝；3.血液透析濾過＋生物人工肝。

混合型生物人工肝結構複雜，體外循環路徑長，肝素化要求高，發生不良反應的可能性更大，但從原理上講，它是目前最理想的人工肝裝置。越來越多的研究證明，肝細胞的特性及生物學功能的維持與肝臟非實質細胞有重要關係。故有人提出理想的體外生物人工肝支援系統是肝細胞與肝臟非實質細胞混合培養系統。

人工肝的研究必須具有很高的科技因素，它代表了當今醫學科學的最高水準，所以一直被列為國家科研攻關專案。生物人工肝為肝衰竭的患者提供了現代化治療的手段，相信在進入臨床實際應用後，會不斷完善、更新。隨科技不斷進步的人工肝將在解決肝臟疾病的治療上做出更突出的貢獻。

肝移植

22 我國的肝移植研究進展現狀如何？

自1963年世界上第一例肝臟移植成功到現在，全球接受肝移植的患者已達十餘萬例，最長生存時間達30餘年。我國自1971年至今肝移植總數已逾數萬例，最長生存時間達10年以上。過去認為肝臟惡性腫瘤包括原發性、轉移性肝癌是肝移植的較好指徵。近年隨著病例數增加和術後隨訪時間的延長，發現此類患者療效並不理想，中、遠期生存率低。其根本原因是術後復發率極高。一旦腫瘤復發，多數在短期內死亡。

近年報導，對小肝癌而言，肝移植的療效優於切除。小於3公分的單結節小肝癌肝移植3年生存率高達83％，而進行切除治療者僅為41％。因此，在有條件的情況下，肝移植是小肝癌可取的治療方法，因肝移植不僅切除了肝癌，而且去除了肝癌多中心發生的土壤——硬化的肝臟。但在發展中國家肝癌高發區，因供肝來源、合併HBV、HCV感染和經費等問題，目前肝移植仍難以推廣。

隨著肝移植療效的不斷提高，肝移植的適應症逐漸拓寬，良性終末期肝病占肝移植總數的比例逐漸上升，肝膽惡性腫瘤病例占肝移植總數的比例明顯下降，肝移植的指徵也逐漸向良性終末期肝病擴大。總之，肝移植目前已成為大多數急性肝功能衰竭和終末期慢性肝病患者的一種常規治療手段。在某種意義上，可以說給了肝衰竭患者新的生命。

23 肝移植的成功率有多高？

目前認為肝移植是對重型肝炎有效而且合理的治療方法。對於準備做肝移植的患者和家屬來說，最希望知道的答案就是肝移植的成功率有多

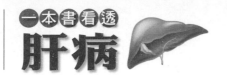
高。

現在醫學界已有成熟的手術操作技能、豐富的臨床經驗和現代化的設備條件來確保手術的成功。肝移植圍手術期成功率達98%以上，術後一年存活率達85%以上。遠期預後的好壞與患者術前的基礎疾病有關，例如，良性疾病患者進行肝移植後，壽命應該是他的自然壽命；惡性腫瘤患者進行肝移植後，遠期死亡原因主要是腫瘤復發。肝移植的成功依賴於良好的手術操作和術後的系統管理，包括免疫抑制劑的應用、抗病毒治療等。但最關鍵的是患者術前適應症的判斷。例如除肝臟外有沒有其他重要臟器功能不全，心、肺、腎功能如何，有沒有不可控制的全身感染等等。

接受肝移植的患者較理想的肝功能指標是白蛋白、膽鹼酯酶、凝血酶原活動度和膽固醇。如果凝血酶原活動度小於50%，同時其他幾項指標明顯下降，則提示患者確實需要進行肝移植。一般地說，意外死亡者的肝臟必須在24小時內進行移植，供體肝臟有無缺血性損害是移植能否成功的一個重要因素。

肝移植後，患者一般需要在重症監護室留觀1～2周，然後再轉入普通病房，總住院時間為1個月左右，以後定期門診隨訪，術後6個月肝臟組織可以完全恢復正常。移植後患者的生活品質會大大提高。多數患者在術後半年可以參加工作。

87%以上的兒童肝移植存活者完全康復，體格發育正常。少數患兒發育遲緩，與激素的長期使用有關。

24 什麼樣的肝病患者需要進行肝移植？

接受肝移植的患者應該是患有不可逆性急、慢性肝臟疾病的患者，並且沒有其他有效的治療方法，無肝移植的禁忌症。患者和其家屬必須理解手術的重大意義，願意面對術中和術後可能遇到的許多困難，能夠接受終

身免疫抑制劑的治療，並且沒有經濟上的問題。

肝移植最主要的適應症是各種終末期肝病，包括病毒性肝炎後肝硬化、原發性膽汁性肝硬化、肝豆狀核變性（Wilson病）、原發或繼發性硬化性膽管炎、嚴重的酒精性肝硬化已戒酒半年以上、多囊肝伴肝功能衰竭、原發性或繼發性膽汁性肝硬化合併肝功能衰竭、急性或慢性肝功能衰竭、布-加綜合症伴肝功能衰竭、原發性肝臟腫瘤伴肝功能C級（單個結節＜5公分；三個結節，最大者不超過3公分或三個結節直徑相加不超過8公分；無肝外轉移者）、先天性代謝性疾病、兒童先天性膽道閉鎖、家族性膽汁淤滯、先天性肝纖維化疾病等。在西方，C型肝炎、酒精性肝硬化和慢性膽汁淤積性肝病占肝移植病因的2/3左右。目前終末期良性肝病已成為肝移植的主要適應症，而且遠期療效非常滿意，術後1年存活率可達85%～100%。晚期腫瘤進行肝移植的患者所占比例在減少。有爭議的適應症包括酒精性肝病、慢性B型肝炎以及不能切除的肝臟惡性腫瘤。

以下情況不適合做肝移植：年齡＞70歲，重要生命器官功能衰竭者；膽道以外的全身性感染者；肝膽道以外的惡性腫瘤者；嚴重的酒精性肝硬化未戒酒者；腦、心、腎、肺等重要生命器官功能衰竭者；嚴重精神癡呆、不可控制的心理變態；對肝移植無充分理解者（小兒除外）；AIDS患者或HIV感染者。

25 如何選擇肝移植的時機？

選擇肝移植手術時機的重要依據是全面地瞭解患者情況，特別是病史。手術時機的選擇，要根據肝病專科醫師的豐富經驗以及患者在一定時期內病情進展的程度來做決定，出現肝性腦病、難治性腹水、嚴重惡病質與營養不良、曲張靜脈出血或肝功能急速惡化等都是儘早進行手術的指徵。一旦內科醫生認為繼續保守治療患者已無存活的希望，即是外科醫生

應下決心做移植的時刻。

　　肝移植應選擇較年輕、無明顯的惡病質、體力尚好、既往無腹部大手術史、無全身感染、其他器官功能基本正常、同時尚存在較好的肝臟合成功能的患者。由於近年肝移植的結果已非常滿意，因此，在病程進入危險階段之前，就應該考慮肝移植手術。目前比較普遍的看法之一是預計患者僅有半年至一年的生命，反復出現併發症，但仍處於肝功能代償期即「住院依賴期」時，施行肝移植，應在進入「ICU依賴期」之前施行為宜。

26 慢性病毒性肝炎肝移植後病毒會被清除嗎？

　　病毒性肝炎的急、慢性肝臟疾病是肝移植的主要指徵之一。對於急性猛暴型病毒性肝炎（B、C、D型肝炎）來說，肝移植術後很少發生移植肝臟病毒的再感染，因為該類患者體內的病毒水準通常很低。但對於慢性肝炎來說，移植的再感染率則較高。其原因有二，一是該類患者術前多經過長期抗病毒治療，導致了病毒產生耐藥性；再者就是抗病毒治療引起病毒變異。

　　對於B型肝炎病毒或C型肝炎病毒感染引起的終末期肝病進行肝移植的患者來說，術後移植肝的再感染是影響患者長期生存的主要因素。其原因可能與病毒的肝外複製、HBeAg陽性、血清中高水準HBV DNA以及高水準HCV RNA有關。移植前B型肝炎病毒變異的患者在移植後HBV再感染率較高。近年來，HBV陽性患者肝移植後通過聯合應用抗病毒藥物和B型肝炎高效價免疫球蛋白預防HBV復發，使術後B型肝炎病毒再感染率大大降低。因此，術後聯合抗病毒方案是預防和治療肝移植後HBV再感染的有效措施。

　　2004年曾報導了一項C型肝炎病毒感染的患者進行肝移植的10年結果研究，它表明這些人的長期結果和因其他原因進行肝移植者一樣好。但

HCV的復發是死亡和移植失敗的重要原因，而且HCV感染復發的風險隨時間而增大。

　　移植前HCV RNA高、血清CMV-IgG陰性、受者年齡較大和供者年齡較大都增加了移植後死亡或移植失敗的可能。總的來說，雖然肝移植後HCV不易被清除，但研究表明，肝炎病毒感染的肝移植受者的後果並不差。

　　目前，通過對肝移植術後HBV和HCV再感染發病機制的研究，已經成功地將一些肝移植術後患者體內的HBV和HCV徹底清除，通過肝移植完全戰勝HBV和HCV已指日可待了。

27 肝移植術後的C型肝炎復發

　　肝移植後1～5年的C型肝炎復發是很常見和很棘手的問題。普通干擾素抗病毒和利巴韋林方案對於肝移植患者遠不如一般慢性C型肝炎患者有效。

　　最新國外資料顯示，肝移植術後C型肝炎聯合應用聚乙二醇干擾素（長效干擾素）和抗病毒藥物利巴韋林能獲得較好的治療效果。抗病毒治療預計需持續48周。對於晚期患者，即使沒有產生早期應答，只要患者能夠耐受抗病毒治療，就應該堅持。研究還證明，這種聯合治療還有可能減少排異風險，降低免疫抑制劑的用量，並增加患者耐受治療的可能。

28 重型肝炎患者在什麼情況下要考慮進行肝移植？

　　急性、亞急性重型肝炎亦稱猛爆性肝功能衰竭，該類患者發病進展迅速，常在發病後2～4周即出現嚴重的肝衰併發症，如腹水、肝性腦病、消化道出血等。進一步發展可繼發感染，出現神經系統損害以及多器官功能

衰竭是導致死亡的主要原因。對於重型肝炎患者，術前根據其黃疸程度、凝血功能情況和血清肌酐水準計算其MELD指數來綜合評估移植的迫切性，一般MELD指數大於12應考慮肝移植手術，大於20應行肝移植治療，大於30肝移植的風險及併發症大大增加，大於40則應視為移植相對禁忌。由於供體相對短缺，20%的重症肝病患者常常在等待供體過程中死亡。目前隨著肝移植技術的發展，親體供肝肝移植技術已日漸成熟，這將為挽救該類患者提供新的希望。

29 肝硬化患者需要做肝移植嗎？

肝硬化占肝移植病例的60％左右。從一定意義上講，所有肝硬化患者都是潛在的肝移植候選人。但是，肝移植時機的選擇十分困難：如果患者處於肝硬化的較早階段，仍可正常生活相當長一段時間，就沒有移植的必要性；如果移植太晚已發生多臟器功能衰竭則容易導致移植失敗。其中最主要的移植標準是嚴重的肝功能衰竭指標，醫學上常將這種指標稱為Child分級。按照病情的輕重分為A、B、C三級。其他適應症還包括凝血酶原時間延長5秒鐘以上、血白蛋白＜30克/升、頑固性腹水以及自發性肝性腦病。經過藥物和硬化劑治療後，如果患者仍有難以控制的食道靜脈曲張破裂大出血，也是一個進行肝移植的較好指徵。

肝硬化時，由於凝血功能障礙，門靜脈高壓患者手術的危險性相對增加，失血較多。手術的技術難度更大，特別是當肝臟很小，難以切除時。對各種肝硬化患者來說，術後5年生存率可達70％以上。

肝移植所需的費用與不進行移植時該病長期的用藥、手術治療花費相似。

30 肝移植對肝癌患者有什麼好處？

我國肝移植早期的病例主要是原發性肝癌患者，有些患者的肝癌已發展到晚期，肝移植後腫瘤的復發率極高，遠期預後不理想。目前國內外絕大多數學者認為，肝移植是治療早期肝癌的有效手段，其效果甚至優於肝切除術。前面說過，肝移植在切除肝癌的同時，也將腫瘤發生的「土壤」——硬化的肝臟全部切除。如果腫瘤滿足米蘭標準（單個結節＜5公分；三個結節，最大者不超過3公分或三個結節直徑相加不超過8公分；無肝外轉移者），則肝移植術可獲得很好的療效。術後5年存活率可達到75％以上。甚至對於一些「意外性」肝癌患者，術後可以維持長期無瘤生存。

31 終末期膽汁淤積性肝病患者能做肝移植嗎？

這類患者常終年皮膚和眼鞏膜發黃，皮膚瘙癢，幾乎都會進展成膽汁性肝硬化，而且經常伴有膽管的消失。累及了肝內小膽管的終末期膽汁性肝病是肝移植的指徵。但對其他期膽汁鬱積性肝病患者而言，在目前對原發病沒有有效治療措施的情況下，肝移植又是唯一有效的治療方法。另外，原發性膽汁性肝硬化（PBC）的患者自身存在免疫調節功能紊亂，術後長期使用免疫抑制劑對原發病也是一種有效治療措施，可能會使這種免疫調節紊亂減輕或緩解。所以，為改善這些患者的生活品質，肝移植時機的選擇應在出現上述嚴重併發症前進行。這類患者移植後1年的存活率一般超過75％。患兒因肝外膽道閉塞而進行肝移植的結果令人滿意。長期存活者體格和精神發育均良好，3年存活率為75％。原發性硬化性膽管炎移植的結果非常好，儘管既往認為病情進展到終末期是肝移植的指徵，但現在看來早期移植不僅可以提高生存率、降低死亡率，而且還可減少移植相關費用，患者的生活品質顯著提高。但如果併發膽管癌，已有結腸轉移，

肝移植後的存活率會大大降低。

32 肝移植後會發生哪些近期併發症？

肝移植後主要出現三個併發症，分別為：術後1～2天的移植肝無功能、術後3天感染、術後第5～10天開始的排異反應。這三大併發症的臨床表現相似，均有肝臟腫大、變硬、觸痛、黃疸加深、發熱和白血球增高，此時必須做進一步檢查，包括CT、超聲、血管造影或經內鏡膽管造影等手段。下面來詳細說說這些併發症。

1.移植的肝臟無功能：約有不到5％的患者在術後最初24～48小時會出現這種情況，主要是由於供體肝保存時間過長。其他原因還有移植術後血管吻合口狹窄、門靜脈和肝動脈血栓形成、宿主免疫反應損傷、術後缺血、內毒素對移植肝的影響等。患者表現為一般情況惡化、血流動力學不穩定、腎功能不全，凝血酶原時間的延長、轉氨酶和血鉀升高以及血糖降低。唯一的治療方法是再次進行肝移植，此時不能因寄希望於等待肝功能的自行恢復而延誤時機。

2.手術技術方面的併發症：在小兒患者中更常見，因為他們的膽管和血管管徑均很細小。最常見的是術後出血及肝動脈、門靜脈血栓形成。

3.膽道併發症：膽汁分泌一般在術後10～12天自行恢復。膽道併發症包括膽漏、T型管錯位和膽管阻塞狹窄。

4.腎衰竭：幾乎所有肝移植後的患者都會發生少尿，尤其是併發腎衰竭的患者少尿更嚴重。低血壓、膿毒血症、應用有腎毒性的抗生素和環孢素等，可能是引發腎功能不全的原因。

5.排異：從器官移植的角度來講，肝臟是一種免疫學上的「特許」器官，即肝臟比其他器官更能耐受免疫攻擊，但實際上每個患者都會發生不同程度的排異反應。急性細胞性排異發生於移植後5～30天，患者有低熱和

心動過速及肝大伴觸痛，血清膽紅素和轉氨酶升高，凝血酶原時間延長。

6.**感染**：在移植後患者會發生感染。感染可以是原發性的，也可以是機會性的。免疫系統受抑制的程度以及既往有無感染史，這兩個因素與移植後感染的發生率密切相關。

33 肝移植後會出現哪些遠期併發症？

高血壓和高血脂是器官移植術後的常見併發症，肝移植術後的高血壓與水鈉滯留、高血脂及免疫抑制劑有關，其中最重要的是與移植後激素、環孢素和普樂可複的長期使用有關，但確切機制尚不清楚。移植術後高脂血症的發生率約為40%。高血壓、高血脂將導致動脈粥樣硬化、冠心病及腦血管意外。再者就是激素引起的肥胖、多毛、骨質疏鬆甚至自發性骨折，糖皮質激素導致骨質疏鬆的發生率約為30%，所以移植術後患者應加強鈣的攝入。藥物普樂可複可以引起運動性共濟失調、震顫、癲癇發作以及消化系統併發症。此外，硬化性膽管炎、膽汁性肝硬化和自身免疫性肝炎肝移植後，遠期原發疾病的復發也是不可避免的，其復發率為10%～20%。

34 肝移植後患者常用哪些免疫抑制劑？

激素是抗排斥反應的第一線用藥，易於口服或靜脈應用，抗排斥作用明確，在移植術後早期誘導免疫抑制時，與其他免疫抑制劑聯合應用以預防排斥反應。同時激素也是治療急性排斥反應的首選有效藥物。常見的不良反應有：肥胖、多毛、骨質疏鬆和肌肉萎縮、誘發或加重感染、升高血糖等。環孢素經腸道吸收後，主要在肝臟中代謝並通過膽道系統排泄，其明顯的不良反應就是肝腎毒性，因此腎功能不全的患者應慎用，並嚴格根據血藥濃度調整用量。普樂可複是肝臟移植術後最常應用的免疫抑制藥

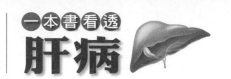
物，口服給藥吸收較差，服藥時應避免與食物混服，以免影響血藥濃度。不良反應也有腎毒性及致糖尿病作用，但腎毒性相對較小。患者在服藥期間一定要定期復查肝、腎功能、血藥濃度和血糖等。

35 肝移植術後服藥要注意什麼？

首先要明確所服藥的劑量和方式，劑量改變要經過醫生的確認同意，不得擅自改動藥量或停藥；每天要在相同的時間服用，與吃飯保持固定的時間間隔，以保證血藥濃度的相對穩定；藥品要避免與食物混合服用，以免影響藥物的吸收和利用；不要服用過期藥品，在服藥期間出現任何新的不良反應都應立即通知醫生；藥品要儲藏在陰涼、乾燥的地方，少數藥品需冰箱儲存；要確保藥品的品質，不要服用非正常銷售管道的藥品，不要服用偽劣假藥，以免損傷新的肝臟。

36 肝移植術後患者在生活中要注意哪些問題？

肝移植術後3個月，幾乎所有的患者都可以以嶄新的面貌重新恢複正常的生活。他們可工作，可建立家庭、生兒育女，可進行適當的運動等，但是煙酒等不良嗜好仍需嚴格禁止。居住環境要保持清潔，經常通風換氣，定期消毒避免感染。

由於移植術後需長期服用激素，所以它帶來的不良反應，如多食、肥胖、高血糖、高血脂等幾乎是困擾每個服藥患者的問題。因此合理的膳食營養有助於控制患者的體重、血脂和血糖。每日的食譜中應含有新鮮的水果、蔬菜；全穀物食品；低脂牛奶；含優質蛋白的瘦肉、魚或其他外源蛋白，並嚴格注意飲食的衛生，儘量避免吃生的食品、海鮮，以防止病原微生物感染。同時要監測體重變化，飲食上要定時定量，控制體重，減少對

免疫抑制劑吸收的干擾。另外激素還會引起水鈉滯留和血壓升高，所以要適當限制鹽分的攝入，避免食用含鹽較高的食品。避免在家中飼養寵物，因為動物身上帶原有病原微生物，易導致機會性感染。

37 肝移植術後患者如何復查？

經過積極治療，患者如期出院後，應該與主治醫生經常保持聯繫，並按照出院指導規定的時間按時來院復查，一般3個月內堅持在手術醫院復查較好，因為主治醫生比較瞭解患者的病情，可以有計劃地進行處理。待病情穩定，全身狀況明顯改善後也可以在當地較大型的醫院檢查，但仍然應該定期向主治醫生彙報病情。

患者出院後應該經常與主治醫生保持聯繫。一般情況下，至少應該在出院後3個月內每週或每兩周以及半年、1年，以後每隔半年（可以手術日期計算）來醫院進行比較全面的檢查。如果患者出現下列情況時請及時與主治醫師聯繫：高熱、咳嗽、嘔吐、腹痛、腹瀉、頭痛、尿痛、全身乏力、黃疸、高血壓、四肢震顫、下肢水腫等。

38 肝移植發展趨勢——活體肝臟移植

由於供體器官捐獻的相對短缺，活體肝臟移植逐漸成為當今肝移植的發展趨勢。在過去十年中，活體肝移植的開展解決了小兒肝移植的肝臟不足問題。1965年香港瑪麗醫院成功地完成了首例成人-成人間活體肝移植。發展至今，活體肝移植已成為一項成熟安全的治療技術。活體肝移植要求捐獻者的年齡在18～55歲之間，血型與受者相配，供者無HBV、HCV、HIV感染，無重要臟器禁忌症即可。活體肝移植將解決當今肝臟移植供器官不足的問題，也將為挽救更多終末期肝病患者提供新的希望。

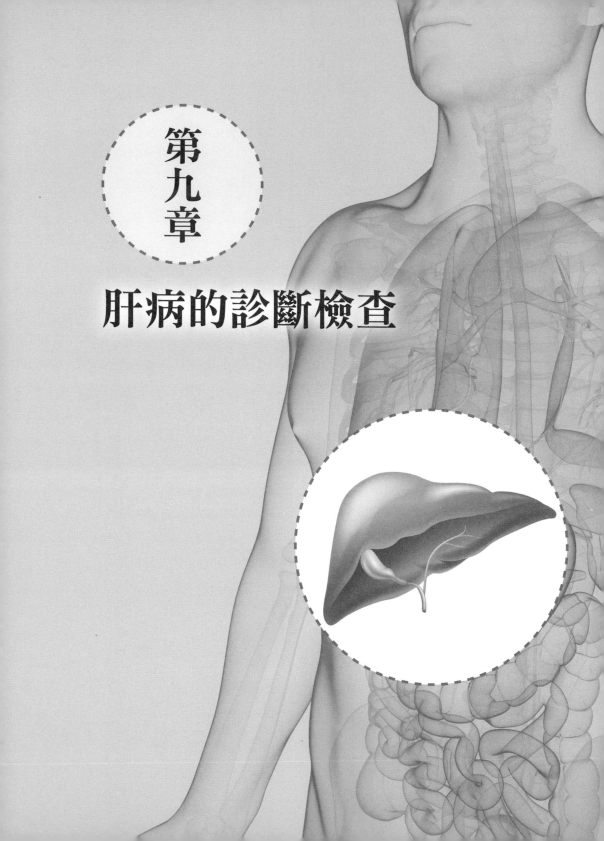

第九章

肝病的診斷檢查

1 ▶ 為什麼有些化驗檢查要抽空腹血？

空腹血是指清晨未進餐前所抽取的靜脈血，因為此時抽取的空腹血所檢查的各種生化成分比較穩定，更具客觀性。

一般來說，需要空腹抽血檢查的化驗，大部分都是生化檢驗項目，而這些項目易受飲食因素的影響，因此，為避免因飲食因素帶來的差異，多使用空腹血。這些檢驗項目的正常值範圍，均以正常人群的空腹血檢測所得的數值，經統計學處理而獲得，如肝功能檢查中的ALT和AST，正常人群的範圍為5～40單位/升等。

· 空腹抽血檢查的最大好處是能避開因飲食因素的影響，使檢驗結果更具客觀性，能較真實反映人體的生化變化。如果在進食後採血，血液中的生化成分會出現暫時性的變化，所測得的結果就不能客觀反映人體的真實情況，而影響臨床判斷的準確性。

空腹抽血檢查的專案一般有肝功能、血糖、蛋白質、脂類等，而對於肝炎病原學（如A、B、C、D、E型肝炎病毒，B型肝炎和C型肝炎病毒載量）和血常規等檢測，因不受飲食因素影響而不必空腹抽血。但有些指標在一天24小時內變化較大，如外周血白血球，所以在固定時間內採血可更客觀反映患者病情變化。

2 ▶ 肝炎患者主要化驗項目有哪些？

實驗室檢查對肝病診斷、預後判斷和指導治療均有重要意義，通常抽血檢查化驗的生化專案有：

1.**血清轉氨酶（ALT，AST）**：正常值為5～40單位/升。

2.**血清膽紅素**：包括總膽紅素（TBiL）及直接膽紅素（DBiL）。正常值：總膽紅素為5～20微摩爾/升，直接膽紅素為1.7～10微摩爾/升。

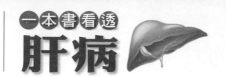
3.**血清蛋白**：包括總蛋白、白蛋白與球蛋白比值（A/G）、蛋白電泳。正常值為血清總蛋白：56～82克/升；白蛋白：36～55克/升；球蛋白：20～35克/升；A/G 為（1.1～2.5）：1。

4.**凝血酶原活動度（PTA）**：正常值：80%～110%，當PTA＜40%時，提示肝細胞壞死嚴重，預後不良。

5.**甲胎蛋白（AFP）**：不同檢測方法參考值範圍不同，目前臨床多採用化學發光技術，有較寬的線性範圍。在排除胚胎性腫瘤、妊娠等後，如AFP＞500微克/毫升，持續3周以上，或AFP在200～500微克/毫升，持續6～8周，尤其是肝硬化患者應高度考慮原發性肝癌。AFP存在非特異性升高的情況，目前臨床有檢測AFP異質體AFP-L3，對原發性肝癌診斷有較好的特異性。

6.**鹼性磷酸酶（ALP）**：正常值40～115單位/升，兒童患者ALP不高於250單位/升。主要用於鑒別肝細胞性黃疸和阻塞性黃疸，對原發性和轉移性肝癌有協助診斷意義，對肝病預後的判斷也有一定的意義。

7.**肝纖維化指標檢測**：用於判斷肝纖維化程度，這些檢測指標包括：透明質酸酶（HA）、板層素、纖維蛋白連接素（FN）、Ⅲ型和Ⅳ型膠原纖維等。

8.**病毒抗原及抗體的檢測**：如B型肝炎病毒兩對半，抗HCV等。

9.**病毒核酸檢測**：如HBV DNA，HCV RNA等。

③ 肝功能各項檢查有什麼意義？

通過各種生化實驗方法，檢測與肝臟代謝有關的指標，用以判斷肝功能的基本狀況，通稱為「肝功能檢查」。

肝臟的實際功能有700多種，但根據臨床需要，目前檢測肝功能的實驗指標主要包括四大類：

1.**反映肝細胞損傷的實驗指標**：血清ALT、血清AST、鹼性磷酸酶（ALP）、γ-穀醯轉肽酶（γ-GT）、乳酸脫氫酶（LDH）等。能敏感反應肝細胞損傷及其損傷程度的主要指標為ALT和AST。其中，反映急性肝細胞損傷的指標以ALT最敏感，而反映肝細胞損傷程度的指標則以AST較敏感。在急性肝炎恢復期，如出現ALT正常而γ-GT持續升高，提示肝炎慢性化。慢性肝炎γ-GT持續不降常提示病變活動。

2.**反映肝臟間質變化的實驗指標**：1.血清蛋白電泳，根據γ-球蛋白升高的程度可評價慢性肝病的演變和預後；2.透明質酸酶（HA）、板層素（LN）、Ⅲ型前膠原肽和Ⅳ型膠原的血清含量，可反映肝內皮細胞、貯脂細胞和成纖維細胞的變化，這些指標變化與肝纖維化和肝硬化密切相關。

3.**反映肝臟儲備功能的實驗指標**：血漿白蛋白（ALB）、凝血酶原活動度（PTA）和膽鹼酯酶（CHE），這是通過檢測肝臟合成功能以反映其儲備能力的常規實驗指標。白蛋白下降提示肝臟蛋白合成功能減弱，PTA延長提示肝臟合成各種凝血因數的能力降低，CHE降低提示肝臟儲備功能下降，預後不良。

4.**反映肝臟排泄功能的實驗指標**：檢測肝臟對某些內源性（膽紅素、膽汁酸等）或外源性（染料、藥物等）高攝取物排泄清除的能力，臨床常用於檢測膽紅素的定量，總膽紅素大於17.1微摩爾/升為黃疸病例，如果膽紅素進行性上升並伴ALT下降，即「酶膽分離現象」，提示病情加重，有轉為重症肝炎的可能。

④ 檢測血清膽紅素有何臨床意義？

血清膽紅素升高臨床上稱為黃疸，常見於病毒性肝炎、溶血性黃疸、梗阻性黃疸和先天性膽紅素代謝異常的新生兒黃疸，如Crigler-Najjar綜合症、Gilbert綜合症、Dubin-Johnson綜合症等。此外，嚴重膽道系統感染、

一本書看透
肝病

燙傷、敗血症、瘧疾、血型不合輸血、陣發性血紅蛋白尿症、紅血球增多症、輸血後溶血性黃疸、鉛中毒等患者中也會出現血清膽紅素升高，攝入水楊酸類、紅黴素、利福平、孕激素、安乃近等均能引起藥物性黃疸。

　　總膽紅素包括直接膽紅素和間接膽紅素。總膽紅素和間接膽紅素增高，通常見於溶血性黃疸；總膽紅素、直接膽紅素和間接膽紅素均增高，多見於肝細胞性黃疸。直接膽紅素與總膽紅素的比值如果＞35％，可能是阻塞性黃疸或肝細胞性黃疸；如果比值＜20％，溶血性黃疸的可能性增大。

5　轉氨酶越高是否肝臟病情越重？

　　反映肝功能的實驗指標很多，其中反映肝細胞損傷的以ALT最敏感。血清ALT活力的正常值為5～40單位/升。增高幅度低於正常上限2～3倍時為輕度增高；高於正常上限5～10倍時為明顯增高。但增高的幅度並不與病情輕重程度成正比。

　　急性病毒性肝炎或慢性肝炎急性發作時，ALT常明顯增高。肝臟以外的疾病，如心臟病、肺炎、膽囊炎、胰腺炎、腎炎以及其他局部感染等，均會引起ALT輕度增高。故ALT輕度增高時，需在排除其他疾病的基礎上，才能考慮為肝病。切不可只根據一次ALT輕度增高，就給患者戴上肝炎的「帽子」。另外，慢性肝炎、肝硬化呈隱匿性進展時，ALT可為正常，所以ALT正常時並不能排除肝病。

　　另一種轉氨酶叫做AST，它對肝細胞損傷的敏感性僅次於ALT，但它可反映肝細胞損傷的程度，如AST呈明顯增高，且大於ALT增高的幅度時，則提示肝細胞損傷程度重。

　　γ-GT，對急性肝損傷的敏感性不如ALT，但對某些慢性肝損傷的敏感性卻優於ALT。例如，急性肝炎恢復期有殘留病變，或慢性肝炎、肝硬

化呈隱匿性進展時，ALT可正常，但 γ-GT卻居高不下；酒精性肝損傷、肝硬化癌變時，γ-GT亦呈明顯增高。故檢查血清中 γ-GT，可彌補ALT單項檢查之不足。兩者配合檢查，既可早期發現急性肝損傷，又可追蹤慢性肝病是否呈隱匿性進展或癌變。

6 丙氨酸氨基轉移酶升高有什麼意義？

丙氨酸氨基轉移酶（ALT）過去稱SGPT或谷丙轉氨酶，是蛋白質代謝中的氨基轉氨酶，體內肝、腎、心、肌肉等組織和器官內都含有ALT，但在肝臟中最豐富。

當肝細胞受損時，血清中該酶活性會顯著升高，主要見於各型肝臟疾病，如病毒性肝炎、肝癌、肝硬化活動期、藥物中毒性肝炎、脂肪肝、酒精性肝病等。還常見於各種阻塞性黃疸、膽道疾病（膽管炎、膽囊炎）、心血管疾病（心肌梗死、心力衰竭時的肝臟淤血）、內分泌疾病、胰腺疾患、重症糖尿病、甲狀腺功能亢進、傳染性單核細胞增多症、瘧疾、流行性感冒、外傷、嚴重燒傷、休克、藥物中毒，以及早期妊娠和劇烈運動。一些藥物和毒物，如氯丙嗪、異煙呋、奎寧、水楊酸製劑、乙醇、鉛、汞、四氯化碳或有機磷等，也會引起丙氨酸氨基轉移酶活性增高。

雖然ALT與肝細胞受損程度有一定的關係，但ALT升高僅僅反映肝臟出現了炎症反應，而真正有傳染性的時期是肝炎病毒感染的早期（臨床上稱為潛伏期），此時期無症狀，肝臟也無炎症反應，ALT正常。一旦肝臟出現炎症反應，ALT升高時，血中病毒滴度往往很快下降，傳染性明顯減弱，各型病毒性肝炎中都有這種規律，所以認為ALT升高即表示患者傳染性強，完全是一種誤解。

肝病小常識

　　膽道疾病、酒精性肝損傷、藥物性肝損傷、脂肪肝、心源性肝損傷等諸多疾病累及肝臟時ALT也都會升高，但這些病不具有傳染性。

7　檢測HBV DNA的意義何在？

　　B型肝炎病毒是一種部分雙鏈DNA病毒，它的遺傳物質是DNA，載有病毒所有遺傳信息，只有完整的HBV顆粒才可以複製、增殖、繁衍後代。

　　檢測HBV DNA的意義有以下幾個方面：1.瞭解HBV在體內存在的量；2.瞭解HBV的複製情況；3.患者是否具有傳染性，傳染性有多強；4.肝功能異常改變是否由病毒引起；5.患者是否需要使用抗病毒藥物，適合用哪類抗病毒藥物；6.判斷抗病毒藥物治療的效果；7.肝硬化患者HBV DNA載量持續升高者發展成原發性肝癌的機率大於HBV DNA陰性者。

8　HBV DNA定量能反映肝炎病情嗎？

　　B型肝炎病情輕重取決於很多因素，例如患者的免疫狀態、遺傳因素、病毒的變異等，病毒數量多少不是病情演變的決定因素。HBV DNA定量值僅能說明游離在血液中HBV的含量，其高低與病情嚴重程度並沒有直接關係。絕大多數無症狀B型肝炎病毒帶原者，肝穿結果顯示，肝組織僅為輕度的非特異性炎症改變；但HBV DNA檢測大多為陽性，雖然B型肝炎病毒處於高複製狀態，但病情十分輕微。而大多數肝硬化或肝癌患者的外周血HBV DNA檢測可能為陰性，但病情卻十分嚴重，這與HBV的免疫學致病機制相關。

　　肝功能系列指標能夠準確判斷B型肝炎病情嚴重程度。這些指標包括：ALT、AST，膽鹼酯酶、膽紅素、白蛋白、凝血酶原活動度等，凝血酶原活動度、白蛋白、膽鹼酯酶數值越低，說明病情越嚴重。

9　影響HBV DNA定量值的因素有哪些？

　　HBV DNA是一個隨時都在發生變化的不穩定數值，影響數值變化的因素主要有下面幾種：

　　1.目前國內HBV DNA定量多採用即時螢光定量PCR方法，該方法為外標記法，不同品牌與不同批次試劑間存在變異，不同醫院檢測資料可能不一致。檢測結果的重複性差，其變異係數有時可達30%或更高。

　　2.檢測HBV DNA使用的PCR技術敏感性極高，每個實驗室的隔離條件、清潔程度和儀器設備、試劑等不可能保證絕對統一和規範。因此，不同實驗室對同一個標本可能測出不同的資料。實際操作中，極微量的核酸污染即會出現假陽性結果。一般臨床PCR檢測實驗室應接受衛生部臨檢中心的技術驗收，合格後方可開展工作，而PCR實驗人員也要接受一定培訓後才可執行，這些措施大大降低了檢測污染的可能。

　　3.同一位患者的HBV DNA定量數值每天都在變化，即便是患者不進行任何治療，定量檢測到的數值都在時刻變化之中。

10　如何正確評價肝功能檢測結果？

　　當前尚不能通過一種實驗反映肝功能的全貌，因此在某些肝功能受損害時，對其敏感的某個肝功能檢查先表現出異常，而其他肝功能實驗指標可能正常，所以臨床常同時作幾項肝功能檢查。

　　再者，肝臟儲備能力很大，具有很強的再生和代償能力，因此肝功能

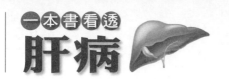
檢查正常不等於肝細胞沒有受損，而當肝功能檢查異常時，反映的必然是肝臟有廣泛的病變。

另有某些肝功能實驗指標並非肝臟所特有，如轉氨酶、乳酸脫氫酶在心臟和骨骼肌發生病變時，亦會發生變化。所以在判斷肝功能實驗結果時，要注意排除肝外疾病或其他因素。

11 血清AST/ALT比值有什麼意義？

在肝內，ALT主要分佈於胞漿水溶性部分中，AST則分佈於胞漿水溶部分和線粒體中。故測定兩者比值有助於肝損害程度和肝病類型。

1.正常人的AST/ALT比值大於1，平均為1.15。

2.急性肝炎早期或輕型肝炎時，其比值下降至0.5左右；至恢復期，比值逐漸上升，其恢復正常時間較轉氨酶絕對值恢復時間晚。

3.阻塞性黃疸時常小於1。

4.慢性活動性肝炎及肝硬化比值常升高。

5.肝癌患者病程愈長，比值愈高，臨終前絕大部分超過1.5。

6.有助於鑒別酒精性肝病和病毒性肝炎：酒精性肝病患者AST活性常大於ALT活性，而急性病毒性肝炎則AST小於ALT。

12 為什麼要測定乳酸脫氫酶？

乳酸脫氫酶（LDH）是一種糖酵解酶，存在於人體所有組織細胞的胞質內，腎臟中含量較高，任何原因引起的肝細胞損傷均會引起血清LDH活力增加。急性肝炎或慢性肝炎活動期時，LDH常顯著或中度增加，其臨床意義大致與AST、ALT一致。但有人認為LDH反映肝細胞損害的靈敏度略遜於ALT。至肝炎恢復期，LDH為最早恢複的酶。如果在疾病的第二周

後，患者未進行體力活動而LDH進行性升高或反復波動，常提示有某種併發症存在。故反復測定LDH有助於觀察病情。

腫瘤組織中糖酵解速度明顯高於正常組織，故肝癌時血清LDH明顯升高。在肝硬化患者中，如果在病程中發現LDH增加，應該懷疑併發肝癌。血清LDH測定對肝病缺乏特異性，當富含LDH的心肌、腎、血細胞和腸等組織損傷時，LDH也會升高，如見於心肌梗死、肺梗死、進行性肌營養不良、肌炎、溶血性貧血、惡性貧血、白血病、肝以外惡性腫瘤等。

13 為什麼要測定血清膽鹼酯酶？

肝病時血清膽鹼酯酶（ChE）活力降低，主要由於肝細胞損害後ChE合成減少，以至其在血清中活力減少。故測定血清膽鹼酯酶的活力可反映肝細胞功能，但臨床上主要用於估計肝臟的儲備功能和肝病的預後。

1.急性病毒性肝炎ChE降低與病情嚴重性有關，與黃疸程度不一定平行。輕度病變酶活力正常，中、重度病變一般在病後一周酶活力下降，至極期達最低值，然後漸漸回升。若活力持續降低，提示預後不良。

2.慢性活動性肝炎時血清ChE的變化大致與急性病毒性肝炎相似。而肝硬化失代償期ChE活力常明顯下降，在肝性昏迷時最為顯著。其降低程度與人血白蛋白大致平行，且多呈持續性降低。

3.原發性肝癌時ChE活力取決於原來肝臟情況和伴隨損害程度。如伴有肝硬化和原有慢性活動性肝炎，酶活力常降低。

14 血清磷酸酶升高說明什麼？

肝臟是產生血清磷酸酶（AKP）的主要器官，和膽紅素一樣，血清磷酸酶經肝臟從膽汁中排出。在膽管梗阻、肝細胞損害、膽管上皮再生和癌

變等情況下，肝細胞過度產生AKP，經淋巴道和肝竇反流入血液。在膽管梗阻情況下，肝源性AKP從膽汁排泄受阻，更加重了這種反流。

在臨床上血清AKP測定主要用於：

1.鑑別肝細胞性和阻塞性黃疸。一般認為，阻塞性黃疸時血清AKP很早升高，可先於黃疸的出現；血清AKP持續低值時阻塞性黃疸可能很小，升高的病例不一定完全是阻塞性黃疸（AKP與膽紅素兩者不一定平行）。

2.半數原發性肝癌病例血清AKP升高，轉移性肝癌時AKP升高的陽性率達90％以上。某些浸潤性肝病變，如結核、結節病、肉芽腫時也常常AKP早期升高，應警惕有肝內浸潤性或占位性病變，尤其是肝癌的可能。

3.嚴重而彌漫的肝損害者，血清AKP活性反而下降。因此在肝病患者中，如果血清膽紅素逐漸升高，而AKP不斷降低，則表示肝臟有較嚴重而彌漫的損害；反之，如血清膽紅素逐漸下降，AKP逐漸升高，則表示肝細胞有再生現象。

15 血清γ谷氨醯轉肽酶升高有何意義？

血清γ谷氨醯轉肽酶（γ-GT）存在於腎、胰、肝、脾、腸、腦、肺、骨骼肌和心肌等組織中，在肝內主要存在於肝細胞漿和肝內膽管上皮中。γ-GT對各種肝膽疾病均有一定的臨床價值。在大多數肝膽疾病中，其活力均升高，但在不同的肝膽疾病中，其升高的程度與其他血清酶活性的相對比例不盡相同：

1.原發性或轉移性肝癌患者中，該酶多數呈中度或高度增加，可大於正常的幾倍甚至幾十倍，而其他系統腫瘤多屬正常。但肝癌γ-GT的測定結果與其他肝膽疾病，尤其與黃疸病例重疊甚多，故單項測定γ-GT對肝癌並無診斷價值。甲胎蛋白陰性，而AKP、γ-GT上升，尤其在無黃疸、轉氨酶正常或僅輕度升高者，應高度警惕肝癌可能。

2.肝內或肝外膽管梗阻時，γ-GT排泄受阻，隨膽汁反流入血，致使血清γ-GT上升。

3.急性病毒性肝炎時，壞死區鄰近的肝細胞酶合成亢進，引起血清γ-GT升高。

4.慢性活動性肝炎時γ-GT常高於正常1～2倍，如果長期升高，可能有肝壞死傾向。

5.肝硬化時血清γ-GT的改變取決於肝內病變有無活動及其他病因。在非活動期多屬正常，若伴有炎症和進行性纖維化則往往上升。原發性或繼發性膽汁性肝硬化則往往早期有γ-GT升高。有人認為肝硬化早期時γ-GT升高，嚴重患者尤其是病變至晚期反而很低，這可能由於肝細胞γ-GT合成能力喪失，故一般認為肝硬化患者如果γ-GT較高，提示疾病尚處於早期階段。

6.脂肪肝患者γ-GT也常升高，但一般營養性脂肪肝時血清γ-GT活性多數不超過正常值的2倍。

7.酒精性肝炎和酒精性肝硬化患者γ-GT幾乎都上升，是酒精性肝病的重要特徵。

16 何謂酶膽分離現象？

轉氨酶的高低變化對於肝炎患者來說是非常重要的化驗指標，它的變化在肝炎病程中有無規律可循呢？

一般來說，急性肝炎在病程4～6周內轉氨酶應降至正常。肝炎復發時轉氨酶升高可先於症狀。如病程超過3個月而轉氨酶仍輕度異常，則很容易轉成慢性肝炎。肝硬化患者的轉氨酶出現較大幅度的升高，提示病情可能發展成活動性，需要引起警惕。然而，當病情發展到一定的嚴重程度，肝細胞大量壞死，肝臟連生產轉氨酶的能力也喪失，這時血液中的轉氨酶

降低，但是黃疸卻持續升高，這種現象即所謂「酶膽分離」，往往提示病情正在惡化。

總之，轉氨酶的升高一般可反映肝細胞受損的程度，但酶值的高低並不能完全提示病情的輕重和預後。因此，不能單純根據酶值的細微波動來判斷病情是好轉還是惡化，還需對症狀、體徵、病理和臨床其他各項檢查結果進行綜合分析。

17 肝病患者為什麼要檢測血清蛋白電泳？

血清中的各種蛋白質在電磁場中按其運動速度順序分為5條蛋白帶：最前面的為分子量小而帶電荷多的白蛋白，其後依次為 $\alpha 1$ 球蛋白、 $\alpha 2$ 球蛋白、 β 球蛋白、 γ 球蛋白。在白蛋白、球蛋白比值（A/G）未出現改變前，血清蛋白電泳就能比較敏感地反映出血清蛋白成分的變化，故對慢性肝炎及肝硬化的早期診斷有一定幫助。

急性肝炎患者，白蛋白正常或略低， γ 球蛋白稍增加。如 γ 球蛋白持續增加，則提示肝炎有慢性化的可能；反之，如 γ 球蛋白逐漸下降至正常，則表示預後良好。而肝硬化患者，白蛋白明顯減少， γ 球蛋白明顯增加。在淤膽型肝炎或阻塞性黃疸時，早期肝細胞可無損害或損害較輕，因而蛋白電泳變化較小，而後期因肝細胞損害明顯，蛋白電泳與慢性肝炎相似。值得注意的是，蛋白電泳變化異常並非肝炎或肝硬化的特異性指標，其他影響蛋白質代謝的疾病中，血清蛋白電泳均會發生異常。

18 慢性肝炎時為什麼球蛋白有變化？

血清球蛋白包括 $\alpha 1$、 $\alpha 2$、 β 和 γ 四種。1. $\alpha 1$ 球蛋白：增加則提示病情較輕，反之病情偏重，因此，測定 $\alpha 1$ 球蛋白對判斷肝炎患者的嚴重

和預後有參考價值。2.α2球蛋白：可反映肝炎病變的嚴重程度，在肝炎初期，多表現為正常，隨後逐漸增加；在重型肝炎，如α2球蛋白低於0.4％，則提示患者將要或已出現肝昏迷；肝癌時，α2球蛋白往往增加；膽汁淤積時，特別是慢性病例，α2球蛋白則明顯升高；肝硬化失代償期，α2球蛋白多半降低。3.β球蛋白：在膽汁淤積性病變時，多半增加，在肝細胞嚴重損害時，由於肝臟合成減少，β球蛋白則降低，個別病例可降至6％以下。4.γ球蛋白：幾乎在所有肝膽疾病時都增高，病毒性肝炎患者γ球蛋白中度增高，但一般在2～3個月內可望恢復；如果γ球蛋白持續增高而無其他原因可解釋時，往往意味著病情轉歸不良，可轉為慢性肝炎或肝硬化。

重型肝炎時γ球蛋白可明顯升高。如果γ球蛋白大於正常值2倍，同時伴轉氨酶增高（大於正常值5倍以上），且持續10周無改善者，則可能為亞急性重型肝炎，如不治療，則預後兇險；慢性肝炎時，γ球蛋白的含量隨病變程度不同而變化，病變程度越重，γ球蛋白值越高；肝硬化時，γ球蛋白普遍增高，尤其在晚期或進行性失代償期肝硬化，γ球蛋白可極度增高。

19 白蛋白在體內有什麼作用？

肝臟是白蛋白合成的唯一部位，除免疫球蛋白外，血漿蛋白多由肝臟合成。白蛋白總量大約為300～350克，40％（120克）在血管內，60％（180克）在血管外，肝臟不貯存白蛋白。血管外白蛋白池很大，故當白蛋白減少時，血管外白蛋白的減少多於血管內的減少。人體每天分解12克白蛋白，其半衰期約19天。

白蛋白在身體中有著舉足輕重的作用：1.提高蛋白結合力和運轉功能（離子、激素、微量元素、膽紅素、脂肪酸、毒素、各種藥物分布）；

2.擴充血容量；3.抑制血液中細胞成分的聚集；4.降低血液黏滯度，改善血流灌注；5.提高膠體滲透壓等對於全血或血漿丟失者，補充的白蛋白提高膠體滲透壓對保持組織適當的血流動力學狀態是非常重要的。血液的膠體滲透壓不能低於最低閾值20毫米汞柱或白蛋白總量不能低於25克/升。

補充白蛋白能糾正蛋白質缺乏並預防水腫，對於低蛋白血症（總蛋白低於40～60克/升）給予補充白蛋白是必要的。人血白蛋白為低鹽液，膠體滲透壓約為血液的4倍，因此，使用時應補充足夠的水分。

20 白蛋白與球蛋白比值倒置現象說明什麼？

白蛋白與球蛋白比值（A/G）倒置簡稱白球比倒置，這種現象主要發生於慢性肝炎或肝硬化患者身上。出現這種現象說明肝臟受到一定程度的損害。白球比倒置的程度不同，預後也不同。如果白蛋白高於3克/升，那麼即使 γ 球蛋白明顯增加，一般病情惡化的程度也不重；但如白蛋白持續低於3克/升，那麼就要警惕病情的惡化，很可能會出現水腫、腹水等體徵。在臨床中切要記住，看化驗單時決不能依靠一個A/G值來判斷病情，要具體看白蛋白和球蛋白的含量，並考慮其他疾病的影響因素。

21 人血白蛋白降低與肝病病情有關嗎？

肝臟是人體內製造白蛋白的唯一場所。正常人每天由肝細胞製造白蛋白為11～14.7克。肝損害時，白蛋白的合成、細胞內運輸和釋放發生障礙，引起人血白蛋白減少。

急性肝壞死時，肝臟合成白蛋白能力明顯降低，但因白蛋白半衰期較長，白蛋白的降低通常在1周後才顯示出來。輕型肝炎患者白蛋白不降低或降低不明顯，但在重型肝炎患者中則出現明顯降低，且降低程度與疾病

嚴重程度通常呈正比關係，因此，白蛋白值的檢測可作為肝炎嚴重程度判斷的依據。

　　白蛋白減少是肝硬化的特徵。代償良好的肝硬化患者，即使出現高 γ 球蛋白血症，白蛋白的減少也往往較輕；但在肝硬化失代償期，白蛋白的減少就很明顯。也就是說，白蛋白無顯著下降的肝硬化往往處於代償期，有明顯減少的患者則常為失代償期，且提示近期預後不良。當肝硬化患者白蛋白減少到30克/升以下時，大多數患者出現或將要出現腹水，此時給予患者合理的內科治療，如果白蛋白回升，則提示患者短期預後尚好；如果不能回升，或進一步減少至20克/升以下時，則預後兇險。

22 血清前白蛋白的檢測有何意義？

　　成人血清前白蛋白在肝臟合成，半衰期為12小時，正常參考範圍為200～400毫克/升。前白蛋白在判斷營養狀況和肝臟功能方面，要比白蛋白更為靈敏和更為及時。血清前白蛋白降低常見於炎症、惡性疾病、腎臟丟失蛋白過多以及肝硬化時合成減少。幼兒的前白蛋白含量為成人的一半，青春期迅速增加到成人水準。

23 使用核苷類藥物為什麼需要檢測CK？

　　化驗檢查中所謂的CK稱為肌酸激酶，是高能磷酸的一種重要儲存形式，CK在ATP參與下催化肌酸磷酸化，生成ATP（供給肌肉能量的來源）和磷酸肌酸。CK主要存在於骨骼肌（CK-MM）、心肌（CK-MB）和腦組織（CK-BB）中。

　　CK水準與人種、性別、年齡、肌塊大小有關，運動、勞累、摔傷、意外傷害、癲癇發作、寒戰、甲狀腺功能減退、感染、一氧化碳中毒、多

肌炎、皮肌炎、酗酒等都會引起CK升高。在使用各種核苷（酸）類似物，如替比夫定可引起CK升高。使CK升高的還有他汀類降脂藥、皮質類固醇、煙酸、嗎啡、安定、氯喹、羥氯喹、青黴素、環孢菌素、紅黴素、齊多夫定等。

因此，應對那些可能出現肌肉毒性的高危患者（包括青年患者及聯合服用某些明確導致肌肉毒性的藥物）進行評估並常規檢查CK，其他患者則無須將CK作為治療前的常規檢查。

24 CK升高怎麼辦？

CK升高在各種核苷（酸）類似物治療及安慰劑治療中均為常見。CK升高的患者大部分無症狀，且在1～2次復查後可自行下降，僅少數患者因CK相關不良事件而中斷或終止治療。

如果CK持續明顯升高，須囑咐患者注意休息，避免劇烈運動和勞累，且密切監測，同時注意患者是否出現肌無力及肌痛症狀。肌病是核苷（酸）類似物治療中應注意的不良反應。懷疑肌病時應中斷可疑用藥，診斷為肌病時須停用相關藥物。建議患者避免合併使用已知的引起肌病的藥物，並避免其他眾所周知的誘因，如劇烈運動，盡可能減少肌病的發生。

替比夫定的研究證實，肌病發生罕見，2年累計發生率為0.6%，且均在停藥後恢復正常。

25 血中膽汁酸為什麼會升高？

肝臟是合成並從門靜脈攝取膽汁酸的唯一場所，膽道是膽汁酸排泄的主要途徑。正常人空腹血清總膽汁酸小於10微摩爾/升。

急性肝炎時，由於肝臟排泄和從門靜脈攝取膽汁酸功能障礙，患者的

膽汁酸就會明顯升高；在慢性肝炎且病情較輕時，約1/3的患者有膽汁酸增高；病情較重時，多數患者膽汁酸增高。膽汁酸增高的程度與轉氨酶和黃疸的增高基本平行，而重型肝炎患者雖然膽汁酸隨黃疸的增加而增高，但其增高的程度與總膽紅素水準不完全平行，膽汁酸達到一定的水準後增加幅度減緩，因此，膽汁酸對重型肝炎病情的判斷不如膽紅素敏感。但在膽管梗阻、肝內膽汁淤積時，由於膽汁排出受阻，膽汁酸反流入血，引起血液中的膽汁酸增高。因此，膽汁酸增高的程度與病情輕重基本平行。

肝病小常識

　　膽汁酸的測定對肝硬化的診斷有較大意義。如果膽汁酸的增高與轉氨酶和膽紅素的增高不成比例，就要考慮肝硬化的可能性。85.85％的肝硬化患者膽汁酸增高，因此膽汁酸對於肝硬化的診斷價值比轉氨酶和膽紅素更高。

26 血氨的檢測意義何在？

　　使用谷氨酸脫氫酶法測定，正常人血氨濃度為11～35微摩爾/升。80％～90％的肝性腦病患者有血氨升高，有的增高到正常人的2～3倍以上。血氨增多，可能是肝性腦病發生的一個重要因素。

　　正常血氨的主要來源：1.組織代謝過程中形成的氨，包括氨基酸脫氨基過程中產生的氨以及腎小管上皮細胞內的谷氨醯胺經谷氨醯胺酶水解產生的NH3。由腎小管上皮細胞產生的NH3，除了擴散到腎小管與H+結合形成NH4+，起著排NH4+保鹼的作用外，也有部分氨彌散入血；2.腸道內形成的氨，未被吸收的氨基酸以及經腸壁滲入腸腔的尿素，在大腸內經細菌產生的氨基酸氧化酶和尿素酶的作用產生氨，由腸道吸收入血。氨正常

絕大部分在肝臟通過鳥氨酸循環形成尿素，再從腎臟排出和經腸壁滲入腸腔，部分氨與谷氨酸合成谷氨醯胺。

血氨增多的原因主要有以下幾個方面：1.產氨增多：門靜脈高壓時，可因胃腸道黏膜淤血水腫或膽汁分泌減少，而使消化吸收功能減弱，胃腸運動遲緩，腸內蛋白質及其含氮的分解產物受細胞作用（腐敗），產氨增多，特別在進食高蛋白膳食或上消化道出血時（每100毫升血液含15～20克蛋白質，還有尿素），將加重血氨升高；2.門-體側支循環建立：肝硬化時，由於門靜脈高壓，門腔靜脈側支循環形成，由腸道吸收門靜脈血的氨，經側支循環繞過肝臟，直接流入體循環，血氨增多；3.尿素合成障礙：肝功能不全時，由於代謝障礙，ATP供給不足以及肝內酶系統受損害，導致鳥氨酸循環障礙，尿素合成能力降低，由組織代謝過程中形成的氨及腸道吸收的氨在肝內合成尿素減少，血氨增多。

血氨增多時，通過血腦屏障進入腦組織的氨增多，三羧酸循環不能正常進行，ATP生成減少，能量供給不足，不能維持大腦的正常活動，從而產生功能紊亂，以至發生昏迷。

血氨檢測的影響因素較多，一般要求在抽血後30分鐘內完成檢測。夏天在溫度較高情況下運輸標本對結果影響極大。此外，患者的飲食情況及輸注白蛋白對血氨的檢測均有明顯影響。

27 哪些因素會影響膽汁酸？

與其他許多臨床檢查項目一樣，膽汁酸的測定結果也受一些因素的影響。其中進食是最常見和最重要的影響因素。進食後，膽囊收縮，貯存在膽囊內的大量膽汁排入腸道，經重吸收進入門靜脈，超過肝臟攝取能力部分的膽汁酸就會進入血液循環，從而引起血清膽汁酸升高。因此患者在抽血前一晚不宜進食高脂飲食，抽血前4個小時不能進食，以免影響檢查結果。

28 診斷肝纖維化的血清學指標有哪些？

　　肝纖維化是指肝臟內纖維結締組織異常增生，已伴有再生結節的假小葉形成時，則為肝硬化。肝活檢是反映肝纖維化的重要手段，但因其具有創傷性，在臨床實際應用中有一定的局限性。近年來，隨著敏感而實用的血清學指標快速進展，血清學的檢測在臨床已廣泛開展，其主要的檢測項目有：

　　1.Ⅲ型前膠原肽（PⅢP），Ⅳ型膠原：肝臟中的主要膠原有Ⅰ、Ⅱ、Ⅳ、Ⅴ、Ⅵ型，在肝纖維化時，肝成纖維細胞分泌大量的Ⅰ、Ⅲ、Ⅳ型膠原，因此，對Ⅲ型前膠原肽（PⅢP），Ⅳ型膠原的檢測有一定的臨床意義，也是目前臨床檢測的專案。

　　2.層黏連蛋白（LN）和纖維蛋白連接素（Fn）：LN在肝纖維化形成中可黏附膠原，並促使肝細胞分泌膠原，使成纖維細胞分泌並沉積於細胞外基質，使纖維化過程自行延續。目前已知肝纖維化患者的血清中Fn及LN的含量升高。

　　3.透明質酸酶（HA）：蛋白多糖主要包括透明質酸酶（HA），可影響前膠原的粗細，HA的檢測在肝病診斷中的意義已得到廣泛認可。

　　目前常用的纖維化指標為：透明質酸酶（HA）、層黏連蛋白（LN）、纖維蛋白連接素（Fn）、Ⅲ型前膠原肽（PⅢP）和Ⅳ型膠原。

29 測定血漿游離氨基酸有何意義？

　　肝臟是氨基酸代謝的重要場所。氨基酸來源於食物、組織蛋白的分解代謝或直接在體內合成。門靜脈血內的氨基酸在肝內主要分解為尿素，其餘大部分流入體循環，即成為血漿氨基酸，少數用於合成組織蛋白、血漿蛋白和某些特殊化合物。

　　肝損害嚴重時，血漿氨基酸改變甚為複雜。一部分氨基酸升高，這主要由於肝分解和利用氨基酸減少，或者肝壞死時肝內釋放出氨基酸；另一部分氨基酸則可能降低，可能由於肌肉攝取和利用氨基酸增加；有些氨基酸則變化甚微。

　　慢性肝病合併肝性腦病時，必需氨基酸中的所有三種支鏈氨基酸（亮氨酸、纈氨酸、異亮氨酸）均明顯降低，而苯丙氨酸和蛋氨酸則升高。

　　急性肝壞死伴發肝性腦病時，血漿氨基酸改變與慢性肝病不同，其支鏈氨基酸多正常或輕度降低，其他必需和非必需氨基酸則明顯升高。血漿氨基酸升高幅度與肝功能受損程度，在慢性肝病併發肝性腦病者中無相關性；但在急性肝壞死時，兩者則呈平行關係，特別是酪氨酸水準與谷草轉氨酶升高呈正相關。分析血漿氨基酸的變化不僅有提示預後意義，而且也有治療意義。高滲葡萄糖灌注和高支鏈氨基酸和低芳香族氨基酸混合液治療，可改善慢性肝病所致的肝昏迷。

30　何謂血脂？

　　血脂是血漿中的膽固醇、甘油三酯（TG）和其他類脂（磷脂、糖脂、固醇、類固醇）的總稱。由於膽固醇、甘油三酯是疏水性物質，不能在血液中被轉運，同時也不能直接進入細胞組織，所以必須和血液中的載脂蛋白結合，形成易溶於水的複合物——脂蛋白。

　　膽固醇是指血液中各脂蛋白所含膽固醇的總和。在人體內，膽固醇主要以游離膽固醇及膽固醇酯形式存在。

　　甘油三酯是甘油分子中的三個羥基被脂肪酸酯化而形成的，國際命名委員會建議使用名稱為三醯甘油，但由於人們已習慣用通俗的簡稱，故仍沿用「甘油三酯」。甘油三酯參與人體的能量代謝，是主要的能量儲存物質。

31 化驗血脂應注意哪些問題？

化驗血脂也稱「血脂分析」，它對疾病的診斷、治療和預防有較大的參考價值。脂肪肝患者的血脂常出現異常，主要表現為甘油三酯及膽固醇升高等，因此，這些患者進行血脂分析有一定的臨床意義。

在日常生活中某些因素對血脂化驗結果會產生影響，為避免這些因素的影響，在抽血化驗血脂時應注意：

1.抽血前12小時禁食，3天內不要飲酒，這樣可以避免食物中的脂肪和酒精等因素使甘油三酯一過性升高。

2.抽血時宜取坐位，因為人躺臥5分鐘後，膽固醇開始下降，20分鐘後膽固醇可降低10%～15%，如果從站姿到坐姿20分鐘，膽固醇約降低6%。故要求靜坐5～10分鐘後再抽血，且每次抽血姿勢保持一致，這樣對結果影響最小。抽血一般都在手臂肘靜脈上端結紮止血帶，結紮超過2分鐘，血脂升高2%～5%；超過5分鐘，膽固醇升高5%～15%，故止血帶結紮時間不宜過長。

3.排除藥物干擾，如維生素A、維生素D可使膽固醇升高，因此，在抽血前兩三天內不宜服用這些藥。

32 瞭解膽固醇的生理功能

對於大家非常熟悉的膽固醇，在一般人的心目中認為它是一種對人體有害的物質。很多醫生也告誡患者，血中膽固醇過高會引起動脈硬化、心臟病、膽結石等疾病。科普專家建議，為了避免血中膽固醇過高，少吃動物脂肪和膽固醇含量高的食物。

其實，對於膽固醇的認識，大多數人存在著模糊概念。膽固醇是人體內不可缺少的物質，主要由人體自身合成，少量從食物中攝取。人體內膽

固醇總量大約為每公斤體重2克左右，但各組織器官的含量差別很大，其中以腦和周圍神經的膽固醇含量最高，占其總量的1/4左右。正常情況下，膽固醇含量保持著一定的平穩。

膽固醇有很多很重要的生理功能。膽固醇是細胞膜的重要組成成分，是製造細胞膜的原料。在體內還可轉化成為類固醇激素，如腎上腺皮質激素、性激素等。膽固醇可轉化為維生素D，可以促使骨質鈣化。人體缺乏維生素D，成人會得軟骨病，兒童則會患佝僂病。膽汁中的膽汁酸也是以膽固醇為原料在肝內合成的。

33 好壞膽固醇

臨床常規測定的總膽固醇（TC）是指血漿中各類脂蛋白所含膽固醇的總和，包括游離膽固醇（FC）和膽固醇酯（CE），分別約占70％和30％。總膽固醇（TC）中，低密度脂蛋白膽固醇（LDL-C）所占比例很大，而高密度脂蛋白膽固醇（HDL-C）所占比例很小。

從與疾病的關係來看，膽固醇中又有「好壞膽固醇」之分。高密度脂蛋白膽固醇（HDL）被人們譽為「好膽固醇」，它可將膽固醇從周圍組織（包括動脈粥樣硬化斑塊）轉運到肝臟進行再循環，或以膽酸的形式排泄，這一過程就稱膽固醇逆轉運，通過膽固醇逆轉運，可減少脂質在血管壁的沉積，起到抗動脈粥樣硬化的作用。所以，高密度脂蛋白膽固醇（HDL）水準低的人患冠心病、脂肪肝的危險性增加。

低密度脂蛋白膽固醇（LDL）背負著「壞膽固醇」的罵名，它將膽固醇轉運到肝外組織細胞，是首要的致動脈硬化、腦卒中、膽固醇等疾病的脂蛋白。

34 ▶ 甘油三酯高容易造成「血稠」

如果以豬肉或牛肉為例，甘油三酯就是白色的肥肉部位，皮下脂肪就是甘油三酯蓄積所形成的。皮下脂肪有保持體溫、保護身體免受寒冷襲擊的類似隔熱材料的功能，一般情況下會成為脂肪酸的貯藏庫，根據身體所需會被分解。從甘油三酯中脫離的脂肪酸便是游離脂肪酸，是一種能夠迅速用於生命活動的高效熱量源。

甘油三酯高對身體的危害很多。首先是甘油三酯高容易造成「血稠」，即血液中脂質含量過高導致的血液黏稠，在血管壁上沉積，漸漸形成小斑塊，即「動脈粥樣硬化」。血管壁上的這些塊狀沉積會逐漸擴大面積和厚度，使血管內徑變小、血流變慢，血流變慢又加速了堵塞血管的進程，嚴重時血流甚至被中斷，阻塞物脫落還會造成血栓。

其實，無論身體中哪個部位血管中的甘油三酯高，對人體損傷都很嚴重。如果在心臟，可引起冠心病、心肌梗死；在大腦，會發生腦卒中；在眼底，會導致視力下降、失明；在腎臟，可引起腎衰；在下肢，則出現肢體血流不暢導致壞死。

甘油三酯高的危害還包括引發高血壓、膽結石、胰腺炎，還會加重肝炎，致使男性性功能障礙、老年癡呆等，也會導致癌症發生。所以，如果化驗檢查中發現血清中甘油三酯明顯升高，應該引起警惕。

35 ▶ 體內不可缺少的不飽和脂肪酸

人的生命必須有兩種脂肪酸才能得以生存，即飽和脂肪酸和不飽和脂肪酸。飽和脂肪酸即不含雙鍵的脂肪酸，所有的動物脂肪都是飽和脂肪酸；不飽和脂肪酸是人體必需的脂肪酸，用於調整人體的各種功能，排除人體內多餘的「垃圾」，即由於攝入過量飽和脂肪酸後形成多餘的脂肪。

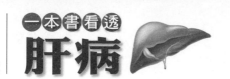
不飽和脂肪酸根據雙鍵個數的不同，分為單不飽和脂肪酸和多不飽和脂肪酸兩種。

食物脂肪中，單不飽和脂肪酸有油酸，多不飽和脂肪酸有亞油酸、亞麻酸、花生四烯酸等。人體不能合成亞油酸和亞麻酸，必須從膳食中補充。

人體一旦缺少了不飽和脂肪酸，各方面功能就會產生一系列變化，免疫、循環、生殖、內分泌等系統就會出現異常，發生紊亂，從而引起高血脂、高血壓、血栓病、動脈粥樣硬化、風濕病、糖尿病等一系列疾病，還會使皮膚粗糙、加速衰老。

人體是不能缺少不飽和脂肪酸的。生活中，很多老年人莫名其妙就得了上述這些病，也一直找不到病因，追根溯源可能就是體內缺少不飽和脂肪酸。

36 不飽和脂肪酸的生理功能

1.保持細胞膜的相對流動性，以保證細胞的正常生理功能。

2.使膽固醇酯化，降低血中膽固醇和甘油三酯。

3.是合成人體內前列腺素的前軀物質。

4.降低血液黏稠度，改善血液微循環。

5.提高腦細胞的活性，增強記憶力和思維能力。

37 什麼是反式脂肪酸？

20世紀80年代，由於擔心存在於葷油中的飽和脂肪酸可能會對心臟帶來威脅，植物油又有高溫不穩定及無法長時間儲存等問題，科學家就利用氫化的過程，將液態植物油改變為固態，反式脂肪酸從此開始被使用。

植物油加氫可將順式不飽和脂肪酸轉變成室溫下更穩定的固態反式脂肪酸，製造商利用這個過程生產人造奶油，也利用這個過程增加產品貨架期和穩定食品風味。

38 美味可口的食品幾乎都用了人造脂肪

一項超市食品調查中，95種餅乾裡有36種含人造脂肪，51種蛋糕點心裡有19種含人造脂肪，16種奶精全部含人造脂肪，31種麥片裡有22種含人造脂肪，麵包、糖果、霜淇淋、冷凍湯圓等也不能倖免，許多受人們喜愛的產品幾乎多含有反式脂肪酸。

39 反式脂肪酸有什麼危害？

反式脂肪酸可以改變我們身體正常代謝途徑。多不飽和脂肪可降低膽固醇水準，但是當氫化為反式脂肪酸時，作用恰恰相反，會升高血液膽固醇水準。膽固醇中影響最大的是LDL（低密度脂類），它會增加患上冠心病的危險。

反式脂肪酸還會降低記憶力，導致身體容易發胖，形成血栓，同時它與乳腺癌發病相關。

40 檢測血脂的項目有哪些？各有什麼意義？

血脂的基本檢測項目包括以下四項：

1.膽固醇（TC）：是血液中各種脂蛋白所含膽固醇之總和。影響TC水準的主要因素有：1.年齡與性別：TC水平常隨年齡而上升，但到70歲後不再上升甚或有所下降，中青年期女性低於男性，女性絕經期後TC水準較

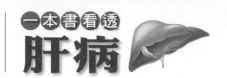
同齡男性高；2.飲食習慣：長期高膽固醇、高飽和脂肪酸攝入可造成TC升高；3.遺傳因素：與脂蛋白代謝相關酶或受體基因發生突變，是引起TC顯著升高的主要原因。

　　2.**甘油三酯（TG）**：臨床上所測得的TG是血漿中各脂蛋白所含TG的總和。TG水準也受遺傳和環境因素的雙重影響。與TC不同，同一個體的TG水準受飲食和時間等因素的影響較大，所以即使是同一個體，在多次測定時，TG值也可能有較大差異。人群中血清TG水平呈明顯的正態分佈。

　　3.**高密度脂蛋白膽固醇（HDL-C）**：基礎研究證實，HDL-C能將外周組織如血管壁內膽固醇轉運至肝臟進行分解代謝，提示HDL具有抗動脈粥樣硬化的作用。由於HDL所含成分較多，臨床上目前尚無方法全面檢測HDL的量和功能，故通過檢測其所含膽固醇的量，間接瞭解血漿中HDL的多少。

　　4.**低密度脂蛋白膽固醇（LDL-C）**：LDL代謝相對較簡單，且膽固醇占LDL品質的50%左右，故目前認為，LDL-C濃度基本能反映血液LDL總量。LDL-C增高是動脈硬化發生、發展的主要脂質危險因素。一般情況下，LDL-C與TC相平行，但TC水準也受HDL-C水準影響，故最好採用LDL-C取代TC做為冠心病及其他動脈粥樣硬化疾病的危險評估。

41 如何避免影響血脂檢測的因素？

　　建議採取以下措施，可減少血脂和脂蛋白測定分析前因素對結果的影響。

　　1.血脂分析前受試者應處於穩定代謝狀態，至少2周內保持一般飲食習慣和體重穩定。

　　2.測定前24小時內不應進行劇烈運動。

　　3.如血脂檢測異常，在進一步處理前，應在2個月內進行再次或多次測

定，但至少要相隔1周。

　　4.血脂檢測前至少禁食12小時再採血。

　　5.採血時一般取坐位，抽血前受試者至少應坐位休息5分鐘。

　　6.靜脈採血過程中使用止血帶的時間不應超過1分鐘。

　　7.血清或血漿標本均適用於血脂、脂蛋白測定，但現在主張使用血清。如用EDTA作抗凝劑，分離血漿後應馬上放在2～8℃的環境下保存，以防組織成分改變，測定結果需乘以1.03。

　　8.血清標本應及時測定，如24小時內不能完成測定，可密封置於4℃保存一周，-20℃保存數月，-70℃至少可保存半年。應避免標本反復凍融。

42　肝膽疾病時膽固醇有什麼變化？

　　肝臟是膽固醇分解代謝的唯一場所，能將膽固醇轉化為膽汁酸鹽，從膽道系統進入小腸，部分膽固醇也隨之一同排出。進入腸內的膽汁酸可部分重吸收，經門靜脈入肝，重新合成膽固醇，構成「腸肝循環」。肝膽疾病時，血清膽固醇的變化主要有：

　　1.細胞病變時，游離膽固醇酯化減少，因此血中膽固醇酯所占比例下降，肝細胞損害越重，膽固醇酯的降低也越明顯。在急性肝壞死時，其血清膽固醇酯含量可減至極低甚至消失，為預後惡劣的表現。急性肝炎恢復期膽固醇則上升，在嚴重肝實質病變時，血漿總膽固醇含量是降低的。

　　2.阻塞性黃疸時，血漿膽固醇含量升高；急性膽道阻塞時，血清膽固醇呈輕度或中度升高。慢性膽道阻塞時，尤其手術後膽道狹窄及肝內膽汁淤積時，血清總膽固醇可高度增高。

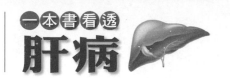
43 甘油三酯在什麼情況下會升高？

　　肝臟為內源性甘油三酯的唯一合成場所。肝臟不斷地攝取血中游離脂肪酸來合成內源性甘油三酯，又不斷地以脂蛋白的形式將其運送入血液。肝臟中的甘油三酯更新率相當快，正常肝臟內甘油三酯為肝臟濕重的3％～5％。如脂肪合成增加或分解減少，肝內甘油三酯含量超過正常，則形成「脂肪肝」。各種肝病時血清甘油三酯往往升高，尤其在急性病毒性肝炎時，病變初期多數升高，1個月後才逐步下降。肝外阻塞性黃疸，血清甘油三酯明顯超過正常。肝病時甘油三酯的升高與常規肝功能指標一般無明顯相關性，膽汁淤積時甘油三酯與膽紅素的升高呈平行關係。脂肪肝時血清甘油三酯的變化取決於病因，一般由肥胖、過食、高脂血症、糖尿病等引起者，甘油三酯常升高。

　　肝病時甘油三酯升高的機制目前尚不清楚，可能與下列因素有關：1.肝病患者飲食中的糖類食物過多；2.肝病時脂肪組織內游離脂肪酸大量增加，甘油三酯形成增加，從而引起血清甘油三酯升高。肝功能衰竭時血清甘油三酯不升高，可能是由於肝臟不能酯化脂肪酸合成甘油三酯所致。

肝病相關檢查

44 哪些肝病會影響空腹血糖的測定？

　　肝病時血糖改變取決於疾病的性質、嚴重程度和全身情況。一般說來，低血糖多見於急性肝損害，特別是嚴重的病例，肝硬化時則常出現高血糖甚至糖尿病。

　　病毒性肝炎時發生低血糖者不超過全部病例的10％，且血糖的降低與其他肝功能試驗不相一致，肝臟炎症時，葡萄糖形成糖原不足，肝內葡萄

糖產生減少。除了病毒性肝炎外，低血糖也可見於中毒性肝炎。

　　肝硬化很少發生低血糖，但如進食過少或伴有急性酒精中毒時即會發生低血糖，這是因為酒精會抑制糖原異生作用。患者進食少時，肝內糖原儲存不足，引起葡萄糖形成減少。肝硬化時，常出現高血糖，肝硬化患者合併顯性糖尿病者可達12％～32％；而原發性肝癌患者常有低血糖。

45 嚴重肝病時為什麼會發生電解質紊亂？

　　血清電解質通常指血清鈉、鉀、氯三種，這三種電解質在體內有相當重要的作用。電解質紊亂會造成多種人體代謝失調。

　　1.鈉的正常值為135～145微摩爾/升：嚴重肝病時體內常有鈉滯留，但血清鈉測定卻往往降低。這種低血鈉與肝功能代償不全有一定關係，低血鈉的程度又往往與預後有關，凡血清鈉低於130微摩爾/升者，大多預後不良；而低於125微摩爾/升者治療常不易有效。猛暴性肝炎患者發生持續性低血鈉時，常是細胞瀕臨死亡的表現，預示患者病情險惡。

　　2.血清鉀的正常值為3.5～5.5微摩爾/升：嚴重肝病患者體內鉀儲備顯著減低，病變越重，降低越明顯，臨床表現為「低鉀血症」。嚴重肝病時低鉀血症對患者威脅甚大，可成為致死的重要原因之一。低鉀血症除可致嚴重心律失常、肌肉軟癱和麻痺等症狀外，同時可誘發肝性腦病和腎功能損害。發生低血鉀的主要原因為：1.總熱量攝入不足；2.長期食欲不振；3.肝病腹水時常伴有繼發性醛固酮增多症，尿鉀排出增多，加之利尿劑的應用，加重了鉀的排泄，使用高滲糖液也會加強利尿而排鉀。

　　3.血清氯的正常值為100～107微摩爾/升：嚴重肝病時，不少病例發生低血氯。低血氯會引起鹼中毒而誘發肝性腦病，在嚴重肝病處理時應引起重視。

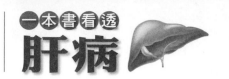
46 癌胚抗原（CEA）升高就肯定是癌症嗎？

癌胚抗原（CEA）首先在結腸癌患者血清中發現，一度被認為是消化道癌腫，尤其是結腸癌的特異性免疫學表現。後來發現原發性肝癌時血清CEA常升高；各種原發癌（特別是結腸、肺和乳房）肝轉移時，CEA水準較無肝轉移者為高。各種來源的肝轉移性癌腫組織內均有大量CEA存在。

良性肝病也常有CEA升高，一般為2.5～5納克/毫升，少有超過10納克/毫升者，在各種肝病中，以酒精性肝病升高者最多，特別是伴有活動性肝細胞損害者，膽道疾患時血清CEA也會升高。正常腸黏膜和有炎症、癌變的腸黏膜也會產生CEA。

肝病時血清CEA升高的原理和臨床意義目前認為：發生肝損害時，肝對血循環中CEA的攝取和降解能力減低，血清CEA即升高；如果患者系腸癌伴肝轉移，則一方面CEA產生增多，另一方面被癌腫損害的肝不能攝取、降解CEA，則血清CEA更加升高。因此，在某種意義上，血清CEA濃度反映了肝功能狀態，肝病時如血清CEA升高，反映肝功能不良；如果腫瘤患者CEA明顯升高，應懷疑肝內轉移的可能。

47 B型肝炎患者就診時需復查哪些項目？

慢性B型肝炎患者除按時、合理用藥外，還應注意定期復查。復查的項目要全面，檢查結果力求準確無誤，所以患者復查時最好前往有條件的正規醫院。復查的內容主要包括以下幾點：

1.肝功能：通過化驗谷丙轉氨酶（ALT）、谷草轉氨酶（AST）、膽鹼酯酶（CHE）、轉肽酶（GGT）、白蛋白（ALB）、球蛋白（GLO）、白蛋白/球蛋白比值（A/G）、血清總膽紅素（TBil）、直接膽紅素（DBil）、凝血酶原活動度（PA）等，來判斷肝臟的功能是否正常。根據

以上指標可綜合判斷病情處於輕度或重度階段，它可以反映出肝臟的炎症情況和肝細胞合成功能。

2.B型肝炎「兩對半」：通過檢查B型肝炎「兩對半」來確定患者的病毒指標目前處於什麼狀態，是「小三陽」還是「大三陽」，以此來作為下一步治療的根據。

3.HBV DNA：這是B型肝炎病毒複製的指標，通過這個指標可以知道病毒的活躍情況，指導抗病毒治療，並可作為評判治療效果的指標。

4.血常規：包括白血球、紅血球、血色素、血小板等等。病情一旦進入肝硬化階段，血象的改變往往可以提示病情的嚴重程度。如早期肝硬化階段，血小板輕度降低；中晚期肝硬化，脾功能亢進，全血均下降。如果單純血色素降低，要注意有無消化道出血現象。

5.超音波檢查：做超音波可以直接觀察到肝臟和脾臟的形態和大小以及膽囊的狀況，但超音波檢查需要動態觀察才更有意義，將前後幾次的肝、膽、脾超音波結果相互對比才能發現問題。

6.甲胎蛋白（AFP）：甲胎蛋白是肝癌的標誌物。一般肝炎甲胎蛋白很少升高，即便升高，很少超過200微克/毫升。如果患有肝癌，甲胎蛋白往往在超音波、CT、核磁共振成像發現肝臟腫塊之前就會明顯升高，可以早期發現原發性肝癌。

7.肝纖維化指標：抽血檢查血清Ⅲ型前膠原蛋白、層黏連蛋白、透明質酸、Ⅳ型膠原等等，可以初步判斷肝纖維化程度。

8.血糖、尿糖、尿常規等：主要瞭解是否存在B型肝炎相關性疾病，如肝源性糖尿病、B型肝炎病毒相關性腎炎等。

這些化驗是最基本的，還有很多其他檢查，如凝血功能等化驗項目，醫生會根據病情來決定還需要做哪些檢查項目。

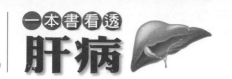
48 尿液與糞便顏色變化為什麼能反映疾病？

正常人尿液因含尿色素而呈淡黃色，尿色改變雖不能說明某些疾病的特有變化，但可作為進一步檢查的參考。尿液出現如下變化應考慮與之相關的疾病：1.尿液近於無色，應考慮糖尿病、尿毒症；2.尿液濃茶色，應考慮肝細胞性黃疸、阻塞性黃疸；3.尿液淡紅色或紅色，應考慮腎炎、腎結核、腎腫瘤；4.尿液棕褐色，應考慮蠶豆病、血紅蛋白尿；5.尿液乳白色，應考慮絲蟲病、腎周圍淋巴管阻塞；6.尿液藍綠色，應考慮銅綠假單胞菌感染。但要確診需做進一步檢查。

正常糞便為棕黃色，顏色異常則病理意義如下：1.灰白色，提示膽道梗阻或過食脂肪；2.果醬色，提示溶組織阿米巴痢疾；3.紅色，提示下消化道出血；4.黑便或柏油色，提示上消化道出血。

49 肝炎患者何時做超音波檢查更有意義？

超音波是目前比較常用的一種檢查方法，其特點是簡易、準確、迅速，又無痛苦，患者樂於接受，也是醫生診斷疾病的有力助手。

絕大部分急性肝炎患者，超音波顯像肝回聲正常；慢性肝炎患者超音波聲像圖為回聲增加型，多數還表現為脾大。與病理診斷比較，慢性肝炎的符合率為77%；中重度慢性肝炎的符合率達82%。因此，一般認為超音波對於病毒性肝炎患者缺乏特異性診斷特點，對臨床診斷只有一定的輔助意義。臨床已確診的病毒性肝炎患者沒有必要常規做超音波，只有懷疑早期肝硬化、癌變或難以除外的單純性肝、膽、胰、腎臟占位性病變及轉移癌者，超音波檢查才具有較特異的鑑別診斷意義。

50 正常人群肝臟超音波相關參數有哪些？

由於超音波檢查具有無損傷、無痛苦、安全可靠、能反復進行的優點，很受患者的歡迎。尤其是肝臟疾病，超音波檢查能有輔助診斷的作用。在超音波檢查時，醫生常對肝臟進行測量，根據測量的資料判斷病情。所以掌握這些參數的正常值能協助你看懂檢查報告。

1.右肝最大斜徑不超過12～14公分，以右肝靜脈注入下腔靜脈的肋下緣斜切面聲像圖為標準。

2.肝右葉前後徑不超過8～10公分，在肋間切面聲像圖上測量得到的肝臟前後緣的最大垂直距離。

3.左半肝厚度不超過5～6公分，長度不超過5～9公分。

4.肝尾葉長度和厚度不超過4.5公分。通過下腔靜脈縱切面聲像圖，上為肝左靜脈近端，下為門靜脈左支橫部，寬不超過4公分，厚不超過2公分；通過門靜脈左支的斜切面測量下腔靜脈與門靜脈左支之間的尾葉厚度。

51 做超音波前需做哪些準備？

儘管超音波檢查簡易，但為了順利完成檢查過程，在檢查前也需做些準備。如果患者不瞭解這些準備的話，不但耽誤了及時檢查或影響檢查的品質，有時還會造成錯誤的結論，給疾病的診斷和治療帶來影響。

超音波檢查針對不同的器官，檢查前需做不同的準備。

1.**禁食**：做腹部的肝臟、膽囊、胰腺等器官檢查，頭一天晚上8點以後到檢查前不要吃東西。吃了食物，尤其是吃的食物中含有蛋白質、脂肪等成分，就會使這些器官發生變化，膽囊就會收縮，排出膽汁到小腸。收縮後的膽囊體積縮小，膽囊壁增厚，不利於反映膽囊的實質性變化。然

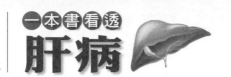
而，禁食後的膽囊裡面充盈了膽汁，能真實地反映出膽囊的情況。此外，還應當注意不要吃一些容易產生氣體的食物，如蠶豆、甘薯等，因為腸腔內有氣體聚積，將使超聲波的顯像不清，影響器官成像的品質。

2.飲水：腹部超音波檢查盆腔內的器官需要大量飲水，盆腔內的器官包括膀胱、前列腺、子宮、子宮附件等。在做超音波時，必須依賴充盈的膀胱作為超聲透聲的「窗口」。為了使膀胱能達到滿意的充盈程度，在做檢查前1小時左右應飲水500毫升，並且在有尿意時也不能將尿液排出體外，此時的檢查最為理想。當然，為了排除腸內糞塊的干擾，在做盆腔超音波檢查之前，也應及時排空大便。

52 脂肪肝、肝硬化和肝癌的超音波表現有何特徵性？

正常肝臟的超音波表現為：肝臟表面光滑，邊緣呈銳角，內部回聲為細光點，分佈均勻，肝內管道顯示清晰。

脂肪肝時肝回聲前部增強，肝深部回聲逐漸衰減至消失，肝內血管顯示不清，部分患者可有肝臟、脾臟增大。

肝硬化時肝臟縮小，形態失常；肝被膜增厚，表面凹凸不平呈波浪狀、鋸齒狀和結節狀等；肝內部回聲增強，光點增多，粗糙或呈斑塊狀回聲；肝靜脈狹窄，粗細不等，走向不規則或顯示不清。當發生門靜脈高壓時表現為：脾大，門靜脈、脾靜脈增寬，側支循環建立，膽囊腫大，膽囊壁水腫呈雙邊影，腹水等。

肝癌超聲圖像特徵為：肝大，形態失常，可見駝峰徵；其回聲表現多種多樣，可見偏低回聲、增強回聲或彌漫樣回聲，其中以不均質增強回聲較多見；可見聲暈徵，有此徵的腫瘤生長迅速；肝內可見壓迫徵象，表現為血管受壓變細、彎曲和繞行；肝內膽管擴張；可引起門脈系統、肝靜脈、下腔靜脈癌栓及肝管、膽管內癌栓；相鄰臟器受壓變形或移位等。

53 如何評估超音波對肝硬化的診斷價值？

由於肝硬化的聲像表現比較具有特徵性，故超音波檢查有診斷價值。但由慢性肝炎向肝硬化的移行進展很難劃一界線，一般以「肝臟變形、邊緣變鈍、表面不平、肝實質回聲改變、脾大」等五項指標進行評估，基本上可將肝硬化和慢性肝炎區分開來，特異性和診斷準確率均可達到90％以上。

典型肝硬化的肝臟會有表面凹凸不平、肝緣變鈍、肝實質回聲高或間有網路狀低回聲、肝靜脈變窄併腔徑不等、脾大以及側支循環形成等特徵性聲像所見。脾靜脈、門靜脈左、右幹支腔徑與門靜脈壓力呈正相關，可用以判斷有無門靜脈高壓，而肝臟聲像對於肝組織學狀態的反映亦具有相應密切關係。故超聲顯像檢查對中、晚期肝硬化的檢出率甚高，達95％以上。若以上典型聲像顯示俱全，則無須再做其他檢查便可確診。

54 什麼是超聲造影？

超聲造影（醫學簡稱CEUS）是一項新型的無創影像學檢查技術，也被譽為超聲微循環血管造影。在常規超聲檢查的基礎上，通過靜脈注射超聲造影劑，來增強人體的血流散射信號，即時動態地觀察組織的微血管灌注資訊，以提高病變的檢出率（尤其是直徑小於1公分的腫瘤病灶），並對病變的良惡性進行鑒別。

整個檢查過程相當短暫，約5～8分鐘。目前國內使用的造影劑用量小且安全性相當高，因此整項檢查非常安全，檢查前只需遵照常規超音波檢查醫囑，無需進行皮試等特殊準備。它比普通超聲及彩色多普勒超聲能提供更豐富、更明確的診斷資訊，且快速簡便，可重複操作性非常好，臨床實用性很高，目前已逐漸成為臨床常規輔助檢查手段之一。

55 超聲造影安全嗎？

超聲造影非常安全。目前經我國食品藥品監督管理局正式批准使用的超聲造影劑，是一種平均直徑與人體紅血球相當的微氣泡懸浮液製劑，所有成分均無毒性，並且不含碘成分，主要通過肺呼吸排出體外，無肝腎毒性和心臟毒性，不良反應發生率極低。使用前無須進行過敏試驗或肝腎功能測定。

56 CT檢查肝病有什麼意義？

CT即是電腦斷層掃描。CT有較高的分辨力，能將人體內各種組織的不同密度顯示出差別；測量CT值可估計不同密度的陰影所代表的不同組織，因此推測出病變的組織成分。

什麼情況下須做CT檢查呢？因為CT是橫斷面圖像，可避免體內各器官的組織相互重疊，並可顯示彼此的關係。對肝內占位性病變、原發性腫瘤和轉移性腫瘤的生長方式、形態、輪廓、鈣化、出血、壞死、囊性變和血運情況都可顯示出來。在注射造影劑的條件下甚至可發現1公分左右的早期肝癌，主要用於鑒別黃疸患者是外科性（阻塞性）的還是內科性的。同時可瞭解膽囊、膽道、胰腺、腎臟以及腹膜、淋巴結腫大等情況，並為CT監視下的肝病治療提供方便。但CT不是肝炎患者的常規檢查，只有慢性肝炎、肝硬化患者需排除早期癌變或懷疑肝癌和鑒別黃疸性質時才有做CT的必要。

但有時做完CT後，醫生還要求做增強CT，那是為什麼呢？增強CT檢查是向靜脈內注入造影劑，來增強正常肝組織與病變組織之間的密度差，可發現普通平掃CT時未發現的病變，區分肝內、外血管結構與非血管結構，區別實質性病變與囊性病變，根據病變強化的特點做定性診斷及鑒別

診斷。因此，對某些患者而言，做增強CT還是有必要的。

57 肝硬化患者CT片有哪些特點？

1.肝各葉大小比例失常，外形改變：多為肝左葉增大而右葉萎縮，膽囊逆時針轉位。肝臟外形收縮，稜角消失，輪廓由方稜變為圓鈍。肝右葉下段內緣由內凹或平直變為隆凸，晚期病例甚至整個下段變為卵圓形或球形。

2.肝密度降低：多數降至與脾臟相等（35～55Hu）甚至更低。密度降低的範圍可呈全肝、半肝或局限性分佈，其中以後者多見。

3.肝內結節：右葉下段常見圓滑弧形中出現局部隆起，如內凹變為外凸，左葉和方形葉則平直的稜角變為圓鈍。平掃之肝邊緣凹凸不平，呈多個結節改變，結節周圍有低密度環包繞；增強後結節濃染，更加清晰。

4.肝門增寬、移位：當右半肝已有明顯縮小時，肝門後移，縱裂逆時針方向移位。右葉和方形葉均縮小時，肝裂增寬，是肝葉變形的晚期徵象。

5.脾大：多在5個肋單元以上。

58 黃疸患者做CT檢查可解決哪些問題？

黃疸患者做CT檢查的目的主要為了診斷和鑑別診斷：1.辨別是否為梗阻性黃疸；2.明確梗阻部位；3.分析梗阻原因是腫瘤還是結石。低位膽道梗阻在CT圖像上的關鍵性徵象是總膽管擴張，CT檢查判斷梗阻部位的準確性達97%。

59 拍腹部平片應做些什麼準備？

做腹部X光平片可協助診斷很多疾病，如消化道腫瘤、炎症、消化道穿孔、腸梗阻等，並可鑒別是機械性腸梗阻還是麻痹性或絞窄性腸梗阻、腹膜炎、腹腔膿腫、腹腔腫塊以及不透X光的消化道結石等。

一般拍腹部平片需做些腸道準備，如輸尿管結石，由於受大便的影響可能顯影不明顯，故在拍平片前應給予清潔灌腸；在攝片前3天，不宜服用可使X光顯影的藥物，如含鐵、碘、鋇、鈣等製劑，以及不易溶化的藥物；檢查前2天可服用消脹片、嗎丁啉等，用來消除腸道裡的大量氣體；檢查前一天晚上服用番瀉葉，幫助排便；檢查當天早晨禁食，儘量排空大便。

60 肝炎患者做胃鏡檢查有何意義？

新型電子胃鏡細而軟，患者痛苦少，可以把上消化道黏膜的檢查情況真實地反映到螢幕上，像看電視一樣，醫生可直接看到食道、胃及十二指腸等器官的病變情況，較X光鋇餐檢查更直觀、形象和具體，它能發現微小病變，知道病變發生的部位和性質，包括病變部位是在食道還是胃或者是十二指腸，是在胃底部、胃竇部，還是胃體部，是糜爛、潰瘍或是腫瘤，同時還可以在病變部位取小塊標本，做病理學檢查，在顯微鏡下看病變細胞是什麼樣子，對診斷很有幫助。

長期患有慢性肝炎的患者，由於肝臟的門脈系統淤血，胃黏膜也經常淤血缺氧，加上肝功能障礙，體內毒性代謝產物不能完全被肝臟解毒而增多，同時伴有內分泌紊亂，加上膽汁反流等因素，會使胃黏膜受損。用常規X光檢查僅能發現慢性肝病患者出現胃竇部黏膜不規則或粗糙，球部龕影，充盈不佳和激惹現象等，不能做定性診斷，而胃鏡檢查既可做定性診

斷，又可做定位診斷。從我們對大量慢性肝病患者的胃鏡檢查統計，異常率達85%～90%，主要表現為，淺表性胃炎、慢性增生性胃炎、糜爛性胃炎或萎縮性胃炎、球部潰瘍、幽門潰瘍、複合性潰瘍等，甚至可發現早期胃癌等新病變。

臨床上慢性肝炎患者經常有上腹部不適、噯氣反酸，刷牙時常噁心，有嘔吐、呃逆、振水音、喜按、胃痙攣等消化道症狀和體徵，胃鏡檢查可協助患者找出食道、胃及十二指腸病因，發現並及時瞭解病變的動態變化。胃鏡與X光檢查相比，能直視下取活體和攝像，診斷正確率較高。

61 患者應如何配合進行胃鏡檢查？

1.檢查前一天晚飯吃少渣易消化的食物，晚8點後不進食物及飲料，不要吸煙。

2.口服局部麻醉藥。將含有利多卡因的膠漿含在口內，仰頭使藥物在咽喉部停留5～10分鐘，然後低頭緩慢嚥下。

3.積極與醫生配合。進入胃鏡室後，鬆開領口及褲帶，取下義齒及眼鏡，取左側臥位。鏡身達咽喉部時做吞嚥動作，如有不適情況做哈氣動作，實在不能忍受，可用手勢示意，醫生會採取必要措施。

4.檢查完畢，由於檢查時注入了一些空氣，會出現腹脹，噯氣等不適，同時因麻醉藥物作用未消失，檢查結束後半小時內不要喝水和吃東西。

5.有些疾病不能做胃鏡檢查，如脊柱畸形、神志不清楚、精神病、肺心病、哮喘、血壓過高，在檢查前應向醫生講明病情。

62 慢性肝炎患者為何應重視肝活組織病理學檢查？

慢性肝炎患者到醫院看病，抽血做化驗，做超音波，瞭解疾病的活動性和嚴重性，是大家都知道的常識，但通過肝穿刺採取肝組織標本進行病理學檢查來判斷肝炎的活動性並非大家都知道，其重要性和必要性往往被大家忽視。肝活組織病理學檢查之所以重要，是因為它在瞭解肝臟病變的方法中受影響的因素最小，也是檢查肝臟疾病最準確的方法。在慢性肝病的診斷和治療有困難時選擇肝穿刺活組織病理學檢查，能直接瞭解肝組織的病理變化，做出較精確診斷。

肝活組織病理學檢查有什麼好處呢？

1.通過肝活組織病理學檢查，可發現在肝功能正常的B型肝炎患者中，約50%患者顯示肝內有不同程度炎症改變，並且可發現早期肝硬化。

2.對肝炎確診為急性還是慢性，肝活組織病理學檢查最有發言權。慢性肝炎患者懷疑有肝硬化或肝癌，其他檢查又確診不了的時候，肝穿刺活組織病理學檢查能夠做出較準確的判斷。

3.長期血清轉氨酶升高而病因不清楚的患者，肝穿刺活組織病理學檢查是最佳選擇。

63 肝炎患者在什麼情況下需做肝穿刺？

肝穿是利用穿刺器材從肝臟中取出長約1公分，細如髮絲的肝組織做光學及電子顯微鏡檢查，也叫「肝活體組織檢查」。做肝穿有以下幾個目的：

1.**用於肝內許多疾病的鑑別診斷**：有的患者肝脾大，肝區痛，出現黃疸及肝功能異常，很難和病毒性肝炎區別，甚至經多項化驗檢查也區分不開，此時應進行肝穿檢查。

2.**鑒別黃疸的性質和出現黃疸的原因**：黃疸深者肝穿可鑒別是肝細胞壞死還是肝內膽汁淤積，是肝寄生蟲病還是肝臟腫瘤。通過肝穿明確病因，指導治療，瞭解預後。

3.**鑒別肝炎的臨床類型**：對瞭解預後很有幫助。

4.**作為判斷藥物療效的指標**：一種藥物的療效不能單憑患者主觀感覺和化驗檢查判斷，它會受到各種技術因素的影響，而肝穿提供的肝組織依據比較客觀、確切。

瞭解了肝穿刺活組織病理學檢查的重要性和優點後，很多患者總擔心這種檢查的安全性和肝穿刺後的出血。肝穿刺活檢是非常安全的，出血發生率在十萬分之一左右。如在肝穿刺前做好充分的準備，肝穿刺活檢的操作可做到萬無一失。肝穿本身技術並不複雜，操作安全可靠，對患者基本無不良影響，醫生要求患者做肝穿目的是有利於疾病的診斷和治療，所以患者及其家屬應予以支持。

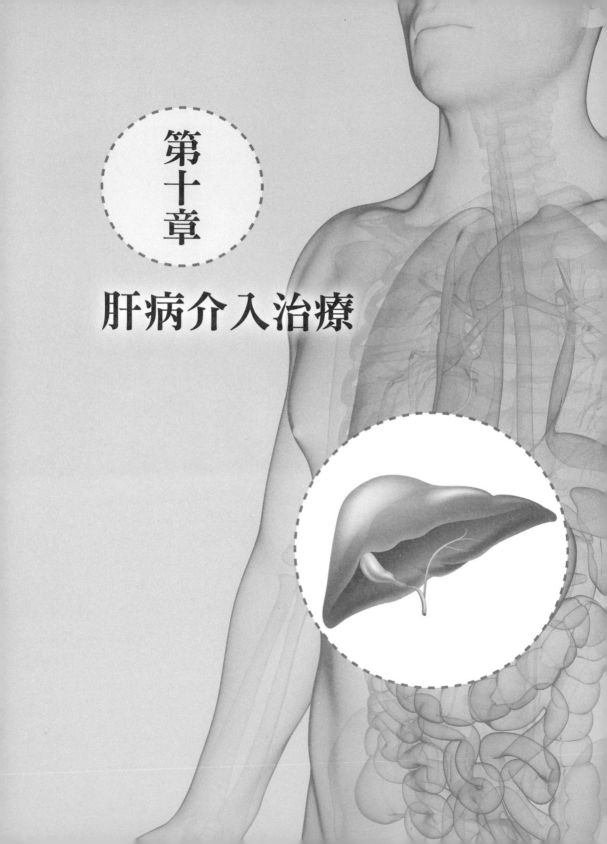

第十章

肝病介入治療

1 什麼是介入治療？

介入治療是一種不用開刀的微創外科手術，是醫生在醫學影像引導下（醫學影像是醫生的眼睛）通過螢幕監視人體內部手術治療的全過程。醫生將特別的器械送到人體病變部位（這是醫生雙手的延伸），通過藥物、物理、化學等手段（各種手段是醫生的手術刀）直接消除或減輕病變，達到治療目的。

介入治療使醫學領域由創傷大、痛苦大、併發症多、危險性高的複雜外科手術變成創傷小、痛苦小、併發症少、危險性低、手術簡單、無創或微創的外科手術。介入治療是科學技術在醫學領域發展的必然結果，介入治療使醫學領域步入到無創性及微創性精確靶點治療時代，是人類治療疾病的理想手段。

醫生的眼睛是：數位顯影機、CT機、核磁共振機、超聲波儀、內視鏡等。

醫生的雙手是：導管、穿刺針、支架、射頻針等。

醫生的手術刀是：藥物、高溫、冷凍、栓塞、化學藥物等。

2 介入手術能治療哪些疾病？

由於介入治療創傷小、療效好，使臨床許多疾病治療簡單化，使許多複雜疾病、難治性疾病甚至不可治性疾病得到有效的治療。介入治療已廣泛應用於臨床各學科，如腫瘤介入治療、肝膽胰脾介入治療、心血管介入治療、腦血管介入治療、血管性及非血管性介入治療等。

腫瘤介入治療的疾病有：肝癌、肝血管瘤、膽管癌、胰腺癌、肺癌、腎癌、轉移癌、食道癌、子宮肌瘤等。

肝膽胰脾介入治療疾病有：肝硬化門脈高壓、脾大及脾功能亢進引起

的血小板和白血球減少症、食道-胃底靜脈曲張、消化道出血、梗阻性黃疸、肝囊腫、肝膿腫、膽汁瘤、頑固性腹水、布-加綜合症（下腔靜脈肝靜脈狹窄、閉塞）、門靜脈狹窄閉塞、肝膽脾及腫瘤破裂出血等。

3 肝動脈造影及診斷性栓塞在肝癌診療中的作用是什麼？

可早期發現小肝癌、肝內小轉移瘤及小新生子灶。

1.對臨床甲胎蛋白（AFP）持續增高又不能用肝炎或其他疾病解釋，CT、超音波及MRI未發現的腫瘤或不能定診的患者，需進行數位顯影（DSA）肝動脈造影或少量碘化油診斷性栓塞。我們常發現甲胎蛋白（AFP）增高，而CT、超音波及MRI未能顯示肝癌，這類患者進行肝動脈造影和診斷性栓塞可發現早期肝癌。

2.肝癌在動脈導管化療栓塞前進行肝動脈造影，瞭解腫瘤供血情況和腫瘤周圍的轉移灶及多發腫瘤病灶，指導治療。往往造影前肝臟CT等影像顯示是單發腫瘤，在肝動脈造影時卻發現腫瘤的周圍或其他區域有一個或數個甚至許多個肝癌病灶，我們做肝動脈造影了解到肝癌易多發、易早期肝內轉移、常常不易被發現的這種現象是它的特點，這是肝癌外科手術後或其他治療後腫瘤短期復發或爆發的重要原因。

3.在對脾功能亢進進行脾動脈栓塞前均要做肝動脈造影，我們在對這些患者做動脈造影時發現有部分人同時患有肝癌，有的患者甚至是彌漫型肝癌。對肝硬化脾功能亢進的患者需加以注意，肝癌會隨時悄悄地光顧，需定期檢查，以早期發現早期治療。

4 為什麼在肝癌外科手術切除前要先進行介入腫瘤栓塞？

1.肝癌血供十分豐富，在肝癌外科手術前進行肝癌供血動脈栓塞治療

可切斷腫瘤血液供應，減少術中出血；減少腫瘤沿血液循環和淋巴道轉移的機會；減少刀口及腹腔轉移的發生。

2.肝癌栓塞治療後使腫瘤缺血壞死，腫瘤縮小使腫瘤容易切除，腫瘤內沒有血流可以減少手術中出血量，也降低手術難度，增加手術切除的成功率。

3.術前進行肝癌供血動脈栓塞治療可早期發現肝內轉移瘤和子灶，術前先對肝內轉移瘤和子灶同時進行栓塞治療，使之壞死縮小及消失，還可指導子灶及轉移灶的切除，減少術後腫瘤復發及轉移的發生率。

4.術前進行肝癌供血動脈栓塞治療使腫瘤縮小，腫瘤周圍的肝組織增生可使一些肝功能較差患者的肝功能恢復，增加肝臟儲備力，減少術後風險的發生。

5 肝動脈導管化療栓塞怎麼能使肝癌縮小消失呢？

動脈導管化療栓塞手術是在數位顯影機的影像監視下，不開刀，患者完全清醒的狀態下，在腹股溝局部麻醉，經針眼樣的小孔直接把很細的導管經股動脈送到肝癌供血動脈內，把高濃度的化療藥物直接注入肝癌血管內，讓腫瘤局部接受高於靜脈化療幾百倍濃度的化療藥物，產生最大的抗癌作用。動脈局部注藥幾十秒鐘後化療藥物回流到全身血液循環中，又發揮了全身靜脈化療作用，局部化療使肝癌局部接受了動脈局部化療和靜脈全身化療的雙重作用，而且藥物的毒副反應輕，化療效果明顯大於全身靜脈化療的作用。然後把超液化碘油直接注入肝癌血管內，對肝癌實質進行毛細血管、小動脈、小靜脈血管栓塞，再用明膠海綿等栓塞劑對肝癌供血動脈主幹進行栓塞治療，全方位切斷肝癌的營養供應途徑，讓肝癌缺血壞死，也就是我們常說的「餓死腫瘤」。

肝癌組織壞死後有用的成分被人體重吸收再利用，沒用的成分被人體

吸收後經泌尿等排泄系統排出體外，肝癌組織壞死逐漸縮小消失，原肝癌所佔據的空間被周圍肝組織增生取代，肝癌得到了有效的治療。

6 肝癌的介入治療適用哪些患者？

對於下列患者，放射介入治療可以作為非手術治療中的首選方法。

1.不能手術切除的中晚期原發性肝癌患者。

2.雖可進行手術切除，但由於其他原因（例如高齡、嚴重肝硬化等）不能或不願接受手術的患者。

國內臨床經驗表明，放射介入治療對包膜比較完整的巨塊型肝癌、大肝癌比較有效，對於可切除肝癌，優先選擇外科切除或介入治療的影響因素包括：1.血清甲胎蛋白（AFP）水準；2.腫瘤病灶是否包膜完整、邊界清楚；3.門靜脈有無癌栓。

7 射頻消融怎麼能不開刀就切除腫瘤呢？

腫瘤射頻消融手術是利用高頻電流產生熱能的物理原理對腫瘤進行消融治療，不用開刀就可精確靶點切除肝癌。利用高頻電流（＞200～460千赫茲）使活體中組織離子隨電流變化的方向振動，從而使電極周圍有電流作用的組織離子相互摩擦產生熱量。在局部溫度達到45～50℃時，組織脫水，活體細胞蛋白質變性，細胞膜崩解；達到70℃時，組織產生凝固性壞死。利用高溫可殺滅腫瘤組織的原理對腫瘤進行射頻消融治療。

腫瘤射頻消融手術是醫生在CT機或超聲波的即時監視下，不用開刀，在局部麻醉下，經皮直接穿刺，把射頻針送到腫瘤中心或治療的病灶中心區，釋放多極電極，在電腦即時溫度控制下使腫瘤組織局部的溫度加熱達到90～115℃，利用高頻物理熱能直接殺滅腫瘤組織，也就是我們常

說的「熱死腫瘤」。

每個點治療腫瘤的壞死區可控制在直徑2～5公分，根據腫瘤大小不同可實行單點或多點治療，對較大的腫瘤治療時要制定治療計畫，進行分次多點射頻消融，每次間隔時間一般在一周左右，完成治療計畫後，進行CT增強掃描、血管造影及甲胎蛋白測定，觀察腫瘤壞死的範圍及程度。腫瘤完全壞死者進入臨床隨診階段，有殘餘腫瘤者進行相應的介入治療，直到腫瘤完全壞死，達到手術切除的效果後進入臨床隨診階段。

對腫瘤進行射頻消融的手術特點是：不開刀、安全、無痛苦、不流血、CT靶向定位精確（毫米水準）、治療全過程是在CT或超聲波影像即時監視下進行，治療效果佳，手術時間短，約1～2個小時。術後患者恢復快，平臥6小時後即可進食和自由行走。對肝癌、肝轉移瘤、肝血管瘤、膽管癌、肺癌、腎癌、子宮肌瘤、腎上腺腫瘤等可達到微創靶點切除腫瘤的治療效果，配合腫瘤化療栓塞及化學消融治療療效更佳。尤其適應於小肝癌患者，是小肝癌患者的首選治療方法。

⑧ 化學消融治療肝癌的原理是什麼？

化學消融手術是醫生在CT或超音波影像定位即時監視下，不用開刀手術，在局部麻醉下經皮進行穿刺，穿刺針直達腫瘤病灶內，經穿刺針直接注射能使腫瘤壞死的藥物，如無水乙醇、50％醋酸、稀鹽酸等，造成腫瘤組織凝固性和液化性壞死。壞死後的腫瘤組織通過人體吸收排出體外，腫瘤縮小消失。大量液化壞死的腫瘤可進行抽吸或引流，排出壞死液化的腫瘤組織，防止人體短時間內吸收大量壞死的腫瘤組織引起毒副反應。

對小於3公分的肝癌單純化學消融手術可達到精確靶點手術切除的效果，對大於3公分的肝癌需聯合腫瘤化療栓塞及射頻消融治療，療效更佳。

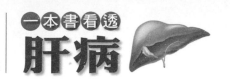

9 聯合介入手術治療肝癌能達到什麼效果？

目前科學技術已經發展到直徑小於5公分的單發或數個多發小腫瘤微創介入手術精確靶點切除肝癌、肝轉移瘤、肺癌等腫瘤的效果，對直徑大於5公分的單發或多發腫瘤經聯合微創介入手術仍能達到精確靶點切除或大部分切除腫瘤的治療效果，從而延長患者的生存時間和提高患者的生存品質。

聯合介入手術是經血管性介入技術與經非血管性介入治療技術的有機結合，是兩種以上的介入技術在治療腫瘤方面的協同作用，能發揮「1＋1＞2」的治療效果。其方法有：動脈導管化療栓塞手術、腫瘤射頻消融手術、腫瘤化學消融手術等微創介入手術對腫瘤進行精確靶點切除治療。對腫瘤或其他原因造成血管狹窄、膽管狹窄閉塞、食道或腸管及氣管狹窄閉塞等進行支架治療，解決腔道狹窄閉塞急症後，再針對腫瘤或其他疾病進行治療。

根據病情不同採取幾種不同的有效介入手段對腫瘤進行綜合介入治療，發揮各自介入治療的優點，讓腫瘤壞死從量變達到完全壞死的質變飛躍，聯合介入手術使創傷大、痛苦大的腫瘤外科手術變成微創小手術，使醫學領域進入到微創精確靶點手術治療時代，是人類在腫瘤治療領域裡的一場革命。

10 介入治療使腫瘤壞死後，腫瘤怎麼會縮小和消失呢？

人體是一個有機的結合體，上天賦予了我們人體生長、繁殖、再生、抗病、修復等許許多多的功能，當免疫功能低下時就可能患上腫瘤，腫瘤吸收人體的營養成分無節制生長，最終奪取人體的生命。醫生應用微創綜合介入手術使活的腫瘤餓死、熱死、醉死等，最終使腫瘤組織完全失去活

性，腫瘤也就失去對周圍組織無節制侵犯和遠處轉移的能力，死亡的腫瘤組織是人體異物，人體的巨噬細胞吞噬系統能把它吞噬帶走，有用的成分被人體重複利用，無用的成分經腎臟等排出體外。對大量液化壞死的腫瘤細胞可進行抽吸或引流，排除壞死液化的腫瘤組織，防止人體短時間內吸收大量壞死的腫瘤組織引起毒副反應。這樣就可以使壞死的腫瘤區縮小、消失，周圍的肝組織增生取代原腫瘤組織所侵佔的空間，組織器官恢復原來的形態和功能。

介入治療在切除腫瘤的同時最大程度保護肝組織。由於腫瘤縮小及消失，肝組織增生，肝臟形態恢復，使許多肝功能在child B級和C級的患者在介入術後肝功能明顯改善或恢復正常。

11 聯合介入治療能「切除」肝血管瘤嗎？

肝血管瘤需聯合介入治療方能達到微創精確靶點切除肝血管瘤的效果。肝血管瘤是一種良性腫瘤，可單發或多發，3～4公分以下的肝血管瘤一般不需要治療，對直徑＞5公分和突出於肝表面的腫瘤，特別是生長較快的肝血管瘤需給予干預治療。服用藥物對肝血管瘤是無效的，而外科手術切除創傷較大，得不償失。

介入導管栓塞治療只造成腫瘤周邊少部分區域缺血壞死，腫瘤中心大部分不會發生壞死，單純栓塞治療絕大部分患者效果不佳。需配合CT或超音波引導腫瘤化學消融治療，腫瘤內注入無水乙醇等化學藥物，直接使腫瘤組織造成凝固性壞死；對較大的腫瘤需分次進行化學消融治療方能達到腫瘤完全壞死；也可對腫瘤進行高溫物理射頻消融治療，在腫瘤內產生90～115℃的高溫，直接使腫瘤凝固壞死。肝血管瘤聯合介入治療的適應症為直徑5～10公分的單發及多發肝血管瘤。

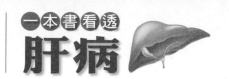

12 什麼原因造成食道-胃底靜脈曲張致消化道大出血？可以治療嗎？

　　肝硬化患者門靜脈血液回流到肝臟靜脈時受阻，血液長期滯留在門靜脈內，造成門靜脈壓力增高，門靜脈血找其他通路回流，造成潛在的靜脈側支循環開放，門靜脈血流經食道胃底靜脈通道回流到心臟，造成食道胃底靜脈曲張，門靜脈高壓越重，側支回流量越大，食道-胃底靜脈曲張就越嚴重，可能會造成嚴重曲張的靜脈破裂，引起消化道大出血而危及生命。

　　治療食道-胃底靜脈曲張消化道大出血可有以下幾種方法：1.應用TIPSS手術可降低門靜脈高壓，此手術是經頸靜脈行肝靜脈與門靜脈穿刺、擴張、植入支架，在肝靜脈與門靜脈之間建立人工分流通道，使門靜脈血直接回流到肝靜脈，門脈壓力隨之降低，食道-胃底靜脈曲張明顯緩解及消失，並可經TIPSS通路直接栓塞曲張的食道-胃底靜脈，使之直接閉塞，治療門脈高壓引起的食道-胃底靜脈曲張消化道大出血；2.經皮經肝穿刺門靜脈，進行胃冠狀靜脈栓塞，閉塞食道-胃底靜脈；3.應用部分脾臟栓塞術介入手術，使門靜脈血流減少，從而降低門靜脈壓，緩解食道-胃底靜脈曲張和提升血小板數量，改善凝血機制，減少出血機率，或2和3聯合應用，在降低門靜脈壓的同時栓塞胃冠狀靜脈，治療門脈高壓引起的食道-胃底靜脈曲張消化道大出血。

13 肝硬化脾大為什麼白血球和血小板降低？可以治療嗎？

　　肝炎後肝硬化使門靜脈血回流受阻引起淤血性脾大，脾臟增大造成脾功能亢進，進而導致白血球和血小板減少，脾臟部分栓塞後可使白血球和血小板減少症逐漸恢復到正常水準。正常脾臟與自己握起的拳頭大小相

似，是人體的免疫器官，發揮正常的生理功能。正常人的白血球和血小板
等是在脾臟進行滅活的，脾臟增大造成脾臟滅活白血球和血小板的功能亢
進，當脾功能亢進超出一定程度，人體代償能力不能使白血球和血小板維
持正常水準時，會造成周圍血液中白血球和血小板減少。

部分脾臟栓塞使異常增大的脾臟部分缺血壞死，脾臟體積逐漸縮小，
脾功能亢進減輕，白血球和血小板在脾臟內的滅活減少，使之數量逐漸提
升，在脾臟部分栓塞後回流到門靜脈的血液減少，從而降低門靜脈高壓。
由於保留了大部分脾臟組織，脾臟組織的正常免疫功能得到了保留。脾臟
部分栓塞是一種治療脾功能亢進引起的白血球和血小板減少和門靜脈高壓
行之有效的方法。

選擇脾臟部分栓塞是微創性介入小手術，患者痛苦小或無，醫生在數
位顯影機的影像即時監視下，微導管直達脾動脈某一分支，栓塞多餘的脾
臟血管，使多餘部分的脾臟壞死，保留殘餘的脾臟接近於正常大小，使脾
功能亢進得到緩解，消除脾功能亢進引起的白血球、血小板減少症等；脾
臟縮小後，回流到門脈的血流量減少，使門靜脈壓降低，從而緩解食道-胃
底靜脈曲張。

14 梗阻性黃疸造成的「金娃娃」能進行介入治療嗎？

梗阻性黃疸是由於膽管癌、胰頭癌、肝癌或手術瘢痕等原因侵犯膽
管系統引起膽汁不能順利排入十二指腸，淤積在膽管內和體內，引起膽管
擴張和全身組織黃染，像個「金娃娃」。介入治療梗阻性黃疸有膽道內外
引流術（PTCD）、膽道支架等幾種有效的方法。介入膽道內外引流及膽
道支架手術是在局部麻醉下，穿刺到擴張的肝內膽管內，把引流管從狹窄
閉塞的膽管內送至十二指腸及在狹窄閉塞的膽管內植入膽道支架，建立一
個人工膽道，膽汁迅速地經膽道支架或引流管所形成的人工膽道進入腸管

內，使危害生命的黃疸在幾天內迅速消退，臨床症狀緩解，「金娃娃」即可恢復正常。在膽道支架解決了危害生命的黃疸問題後，再對肝癌、胰頭癌、膽管癌的腫瘤瘤體進行聯合介入治療，可控制腫瘤的生長，取得較好的療效。

15 介入治療肝轉移瘤有效嗎？

原發腫瘤的病例因分型不同及轉移的多少和大小不同，其治療效果不同：

1.肝轉移瘤要根據原發腫瘤的病理分型採取不同的動脈導管局部化療方案進行動脈導管局部化療。

2.在局部化療後即刻把超液化碘油直接注入到腫瘤血管內，對腫瘤實質進行毛細血管、小動脈、小靜脈血管栓塞，根據腫瘤血液供應的程度注入超液化碘油的劑量不同進行栓塞治療，血液供應豐富者注入碘化油栓塞劑的劑量大，栓塞效果好，血液供應不豐富者注入碘化油栓塞劑的劑量要小，也可對腫瘤有一定的栓塞效果，再用明膠海綿對腫瘤供血動脈主幹進行栓塞治療，全方位切斷腫瘤的營養供應途徑，讓腫瘤缺血壞死。

3.在動脈導管局部化療栓塞數天後需對轉移瘤進行腫瘤射頻消融治療，使腫瘤局部溫度達到90～110℃的高溫，讓腫瘤組織脫水、蛋白質變性、細胞膜崩解、產生凝固性壞死；利用高溫能滅活腫瘤組織局部靶點，切除腫瘤。每個點治療腫瘤的壞死區可控制在直徑2～5公分，根據腫瘤大小和多少不同可實行單點或多點治療，對較大的腫瘤治療時要制定治療計畫，進行分次多點射頻消融治療，每次間隔時間一般在一周左右。完成治療計畫後，進行CT增強掃描、血管造影觀察腫瘤壞死的範圍及程度。腫瘤完全壞死者進入臨床隨診階段；有殘餘活腫瘤區者進行相應的介入治療，直到腫瘤完全壞死，達到手術切除的效果後進入臨床隨診階段；對廣泛轉

移的患者不進行此項治療。

4.在進行1、2、3項治療後或1、2項治療後可進行腫瘤化學消融治療，使用如無水乙醇、50％醋酸、稀鹽酸等，使腫瘤組織造成凝固性和液化性壞死。對小於3公分的肝癌單純化學消融手術可達到精確靶點手術切除的效果，對大於3公分的肝轉移瘤需有計劃分次進行化學消融治療，化學消融治療聯合動脈導管化療栓塞及射頻消融治療對單發或數個轉移瘤也可達到精確靶點切除腫瘤的效果。

根據病情不同採取幾種不同的有效介入手段對轉移瘤進行綜合介入治療，發揮各自介入治療的優點，可延長患者的生存時間和提高患者的生存品質。

16 ▶ 肝癌切除後又長出新的腫瘤還能治療嗎？

可以治療。由於肝癌容易在肝臟內早期轉移，且轉移灶小，通常術前CT、超音波等影像手段只能發現較大的轉移瘤，周圍小的轉移灶常不易被發現；肝腫瘤常常是多發，多發小的腫瘤通常術前CT、超音波是看不見的，許多患者手術切除後，其他肝內的小腫瘤長大，以上幾種原因是造成外科術後腫瘤復發率高的原因。

為解決外科術後腫瘤復發率高這個難題，可在外科手術前先進行肝動脈造影發現CT或超音波檢查不能發現的小腫瘤及小轉移瘤，同時栓塞腫瘤，這樣可減少術中腫瘤出血和轉移的機會，在栓塞大腫瘤的同時還可發現和栓塞小的腫瘤子灶，減少外科切除後腫瘤的復發率，增加了手術的成功率。有的腫瘤較大，手術只能部分切除或無法切除，這些患者也不要輕易放棄生命，採用聯合介入手術可使腫瘤發生完全壞死或大部分壞死，使腫瘤縮小，也有許多患者腫瘤完全消失。

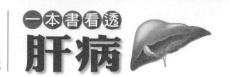

17 ▶ 不能手術切除的肝癌還能行介入治療嗎？

可以。有的患者因肝癌腫瘤較大，外科手術無法切除，常常放棄了治療。採用介入栓塞手術和聯合介入治療可使腫瘤發生大部分壞死或完全壞死，使腫瘤縮小，也有許多患者的腫瘤完全消失，明顯延長了患者的生命。

18 ▶ 白血球和血小板低於正常的肝癌患者可以介入栓塞嗎？

可以。許多患者經過治療達到了微創介入靶點切除肝癌的效果，患者的白血球還可恢復正常。

我國大多數肝癌患者是繼發在肝硬化基礎上，肝硬化造成門靜脈血液回流障礙引起淤血性脾大，脾臟增大導致脾功能亢進造成白血球和血小板降低，如同時發生肝癌，臨床一般採用介入治療，可直接栓塞肝癌的供血動脈，使腫瘤缺血壞死。再進行超選擇脾臟部分栓塞，使多餘部分的脾臟逐漸壞死，白血球和血小板逐漸恢復。血小板恢復到一定水準後，對腫瘤採取化學消融及射頻消融治療，逐漸達到精確靶點切除腫瘤的效果，許多患者得到了新生。

19 ▶ 介入手術能治療肝硬化門脈高壓嗎？

可通過經頸靜脈途徑肝內門體靜脈分流術（TIPSS）降低肝硬化引起的門脈高壓和脾動脈栓塞術減少門靜脈的血流量，從而降低門靜脈壓力來治療門脈高壓症。

1.TIPSS手術是在患者完全清醒狀態下，採用局部麻醉，經頸靜脈穿

刺插管，進行肝靜脈與肝內門靜脈穿刺，穿刺成功後擴張穿刺通道、植入支架，在肝靜脈與門靜脈之間建立人工的分流通道，使回流受阻的門靜脈血液順利回流到心臟，使門靜脈壓力降低，從而治療門靜脈高壓及頑固性腹水和食道靜脈曲張，使食道-胃底靜脈曲張明顯緩解及消失。TIPSS手術和外科分流術的作用機制相同，優點是針眼式的微創手術，併發症少而輕，同樣會發生分流道的再狹窄或閉塞和肝功能受損及肝性腦病。近年來聚四氟乙烯（PTFE）內膜支架應用於臨床，明顯降低了TIPSS術後再狹窄及血栓形成的發生率。

2.部分脾臟栓塞術（PSE）治療門脈高壓是栓塞部分脾動脈，從而使脾臟血流減少，回到門靜脈血流也相應減少，可部分降低門靜脈高壓及治療脾臟增大引起的脾功能亢進。脾動脈栓塞術後可使降低的血小板和白血球水準升高。肝功能較差者不宜進行脾動脈栓塞治療。

20 介入治療布-加綜合症的效果怎麼樣？

介入手術治療布-加綜合症優於外科手術治療，而且許多患者的治療效果立竿見影，靜脈曲張迅速消失，頑固性腹水數日即可消退。

布-加綜合症是下腔靜脈肝段狹窄或閉塞和（或）肝靜脈狹窄或閉塞，引起肝臟和腹腔及心臟以下的血液回流到心臟受阻，造成淤血性肝大、門靜脈回流受阻、消化道淤血、門靜脈高壓、頑固性腹水、脾臟增大、白血球及血小板減少，部分患者出現黃疸，血液經側支回流到心臟、造成食道-胃底靜脈曲張、腹壁靜脈曲張等。針對下腔靜脈及肝靜脈狹窄或閉塞介入治療的方法主要有：肝靜脈開通術、下腔靜脈開通術、TIPSS手術和副肝靜脈開通術，使狹窄及閉塞的下腔靜脈和肝靜脈重新開通，再造正常的血液循環通道，使肝組織的淤血情況得到改善及解除，從而降低門靜脈壓、消除頑固性腹水、改善脾功能亢進、使白血球及血小板減少逐漸

恢復。

21 經肝癌栓塞治療後患者為什麼會發熱？

發燒是肝癌栓塞治療後患者常出現的一種現象，由於腫瘤被栓塞造成壞死，人體吸收壞死的腫瘤組織出現反應性的發燒。腫瘤越大，壞死的腫瘤組織越多，反應性發燒越高，持續時間越長；腫瘤越小，壞死的體積就少，反應就越輕或無。通常3公分以下的腫瘤由於體積太小，栓塞後腫瘤完全壞死，一般也不會產生發燒或輕微低燒；直徑5公分的腫瘤，栓塞後腫瘤壞死，一般發燒數天至一周，通常在38℃左右；直徑10公分的腫瘤，栓塞後腫瘤壞死的體積較大，高燒一般持續數天至2～3周，通常在38～39℃；直徑大於10公分的腫瘤，栓塞後腫瘤壞死的體積更大，一般產生數天至2～3周的高燒，通常在38～40℃；如果體溫超過38℃，會產生臨床不適的症狀，需少量應用退燒藥物使體溫維持在38℃以下即可，不要服用大量退燒藥，防止大量出汗造成體液流失太多引起虛脫。

發燒時要多吃水果補充維生素，多喝水，出汗太多時需服用糖鹽水，補充電解質。栓塞後發燒是好事，發燒越高證明腫瘤壞死越多，術後療效就越好。

22 肝癌出現黃疸還能治療嗎？

肝癌出現黃疸要到專科醫院檢查，看膽管是否存在擴張，如肝內膽管擴張的是梗阻性黃疸，是膽汁淤積在肝內及體內不能排入腸道，在膽道引流及支架治療後黃疸會得到解除，這時再針對腫瘤進行聯合介入栓塞治療，讓腫瘤壞死，緩解臨床症狀，延長患者的生命。如肝內膽管不擴張，通常是肝細胞性黃疸或腫瘤把肝組織快吃光了，殘餘的肝組織太少，已失

去代償能力，血膽紅素淤積在體內引起黃疸，這種患者可進行人工肝治療及肝移植手術。

23 ▶ 肝癌肝移植出現腫瘤復發還能栓塞治療嗎？

　　肝癌肝移植後由於應用免疫抑制劑，通常在一定時間後會引起移植的肝臟和肝以外的臟器轉移，這是困擾肝癌肝移植的難題。對肝轉移瘤可採取超選擇栓塞治療、腫瘤射頻消融、腫瘤化學消融，可控制腫瘤的生長，延長患者的生命。對肝以外的單發或少許轉移瘤可採取腫瘤射頻消融、腫瘤化學消融，控制腫瘤生長。

24 ▶ 介入能治療肝移植及外科術後出現的黃疸及膽汁瘤嗎？

　　肝移植術後及外科術後黃疸是由於膽道吻合口狹窄、膽管營養血管損傷，致膽管不同程度壞死，膽汁不能排入十二指腸淤積在肝膽管內及體內引起黃疸，有的患者會出現膽汁瘤，膽汁瘤內充滿淤積的膽汁，易發生繼發感染。採用介入膽道引流或膽汁瘤的引流，可緩解或消除梗阻性黃疸及膽汁瘤。

25 ▶ 肝癌門脈癌栓是介入栓塞治療的禁忌症嗎？

　　較大的肝癌或彌漫型肝癌通常合併發生門靜脈主幹及分支癌栓，對門靜脈主幹癌栓者以往是介入手術的禁忌症，近幾年由於介入技術的發展，使門靜脈主幹癌栓的患者也得到了有效的治療。對門靜脈分支的癌栓介入手術不是禁忌症，許多患者癌栓被栓塞壞死，有的患者已生存超過9年。

26 介入栓塞可治療肝癌破裂大出血嗎？

可以，需立即急診進行腫瘤血管介入栓塞止血治療。肝臟血液供應十分豐富，肝癌血液供應更豐富，是正常肝組織的數倍，用來維持腫瘤的快速生長，較大的腫瘤和生長突出於肝臟表面的腫瘤由於血運豐富，腫瘤張力大，極易引起腫瘤破裂出血，一旦發生出血，血液迅速流入腹腔，可引起失血性休克，血性腹水等，危及患者的生命，需要馬上進行動脈導管栓塞治療，栓塞出血的血管及腫瘤血管，挽救患者的生命。急診導管介入栓塞術治療動脈性消化道大出血，如肝癌破裂大出血、胃左動脈大出血，以及肝臟、脾臟、腎臟破裂大出血等，可即刻止住出血，搶救患者於危險之中。

27 介入治療肝膿腫的效果怎麼樣？

介入引流治療肝膿腫可達到立竿見影的效果，多發膿腫可分別進行引流，多數患者短期內可從高熱及全身中毒症狀恢復正常或接近於正常水準。配合臨床抗感染及支持治療可明顯提高治療效果。

28 肝囊腫需要治療嗎？

肝囊腫可以單發或多發，肝囊腫常常與腎囊腫、胰腺囊腫併發，直徑小於5公分的囊腫一般不需要治療，直徑大於5公分的囊腫可行囊腫介入手術硬化劑治療，以閉塞肝囊腫，方法是：局部麻醉下，用CT或超音波定位，經皮穿刺至腫瘤中心，抽出囊腫液，注入無水乙醇沖洗囊腔，使囊腔有分泌功能的內膜死亡。

29 肝癌化療栓塞手術前後患者應注意什麼？

1.介入手術前需備皮、做碘過敏試驗，患者術前4小時禁食、禁水，防止術中過敏、嘔吐、休克等意外，防止搶救時胃內容物反流引起吸入性肺炎等。

2.術後患者需平臥24小時，砂袋壓迫股動脈穿刺點6小時，穿刺側下肢制動，防止動脈穿刺點出血。

3.注意下肢動脈搏動及靜脈張力情況。家屬間斷揉捏穿刺側下肢，下肢禁止屈曲，應保持伸直位，可在水準方向活動，患足可以自由活動，防止發生下肢缺血、血液回流障礙、動靜脈血栓等，防止發生嚴重併發症。

4.注意穿刺點有無出血，如穿刺點出血，在場人員要迅速壓迫穿刺點止血，並立即通知醫生進行加壓包紮止血，防止失血過多等。

5.患肢如發生特殊不適，如疼痛、麻木、青紫等需儘快找醫生諮詢。

6.患者術後24小時禁食、禁水，以免引起噁心、嘔吐等。

7.術後24小時後由病房主治醫生拆除壓迫繃帶，如無不適，患者可逐漸下床活動。

30 肝癌栓塞後患者還應做哪些檢查及治療？

肝癌患者介入治療術後的定期隨診是治療成功的關鍵。術後10～14天通過復查肝臟增強CT瞭解腫瘤栓塞的效果，明確有無殘存病灶、有無新發病灶。在1～2次腫瘤化療栓塞治療（TACE）後，需進行腫瘤射頻消融治療（RFA）和（或）腫瘤化學消融治療（PEI）。腫瘤經過TACE、RFA及PEI聯合介入治療後，會使微創介入手術切除腫瘤的成功率和遠期生存期明顯提高。

在治療期間患者還需積極配合主治醫生積極進行保肝治療，這是介入

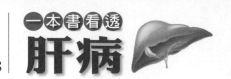
治療成功率高的另一個重要保障。

在治療滿意後需進行肝臟增強CT、肝動脈造影及甲胎蛋白檢查，三者均未發現異常說明腫瘤微創介入手術切除成功，這類患者進入臨床隨訪階段，每間隔1、2、3個月、半年及1年復診檢查治療效果。我們對患者實行系統治療、全程跟蹤指導，消滅再發腫瘤於萌芽狀態等措施，最大限度延長患者的生命。

術後患者要保持樂觀態度，堅持抗腫瘤治療、保肝治療，有的患者需抗病毒治療，而且要定期隨診復查。

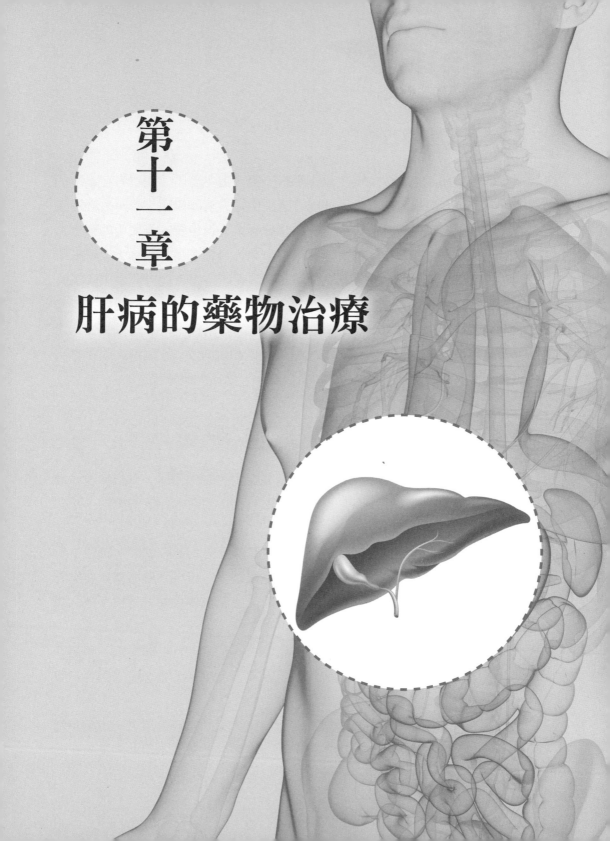

第十一章

肝病的藥物治療

1 何謂非處方藥？

非處方藥（通稱OTC藥）是指那些不需要醫生處方，消費者在藥房或藥店中即可直接購買的藥物。非處方藥是由處方藥轉變而來的，是經過長期應用、確認有療效、品質穩定、非醫療專業人員也能安全使用的藥物。非處方藥具有如下特點：1.使用時不需醫藥人員監督、指導；2.按標籤或說明書指導使用，說明文字通俗易懂；3.適應症是患者能自我做出診斷的疾病，藥品起效迅速，療效確切，患者能清楚地感受到；4.有助於保持和促進健康；5.不含毒性和成癮成分，有高度的安全性，不引起依賴性，毒副反應率低，不在體內蓄積，不誘導耐藥性和抗藥性；6.兒童、成人應用的非處方藥分別製備或包裝；7.在不良條件下儲存仍保持穩定。

2 慢性肝病患者如何選用非處方藥？

非處方藥一般具有安全性好、毒副反應小、應用方便、價格低廉等優點。市場上有相當多治療慢性肝炎的非處方藥，面對如此多的藥物，該如何正確選擇呢？

1.按照醫生的指令對症購藥。首次購藥前應先到醫院就診，讓醫生對自己的病情做出明確判斷，如果病情不是很嚴重，可以到藥店購買非處方藥。需要提醒的是，一次購藥量不要太大，使用後效果顯著再買不遲。藥品是不能退貨的。

2.仔細閱讀藥品說明書。正規藥品說明書，需具有批准文號、藥名、主要成分、藥理作用與適應症、用法用量及不良反應、禁忌症等內容。患者應自己對號入座，以便準確用藥。

需要強調的是，任何藥物都有毒副反應，尤其是肝病患者，用藥不當會造成肝功能損害。如果病因不明，病情不清，則最好不用非處方藥。若

用藥後不見效，或有病情加重跡象，應立即停藥，到醫院診治。

3 千萬不能跟著廣告求醫

　　有些肝病患者治病心切，在廣告永無休止的狂轟濫炸下，不知不覺跟著廣告求醫，以為廣告做得多的就是好藥。現在的藥商在推廣藥品時都是廣告先行，藥品廣告通常是針對某種病的共性而言，具體到每個人來說，是否適合、劑量用多大都不能一概而論。此外，有些新開發的廣告藥品臨床應用時間較短，很難對其治療效果做出正確評估。因此，選用廣告藥品應注意以下幾點。

　　1.慧眼識藥：千萬不要盲目相信廣告上宣傳的高治癒率，奇特的療效，祖傳秘方或什麼宮廷秘方。在購藥前，最好在醫生的指導下查閱相關資料，找準自己的病症，再對症購藥。

　　2.細心鑒別：不要輕信廣告所宣傳的內容，應對藥品本身進行詳細瞭解，包括藥品的標籤、有無批准文號、生產廠家、生產日期、有效期、有效成分、適應症、劑量、用法、禁忌症等；要防止買到偽劣藥品，一般最好是從正規大藥店購買知名廠家的藥品。

　　3.謹慎試用：對沒使用過的內服藥物，最好先按規定劑量試服幾次。如果沒有不適感覺，就可以按藥品的療程服用；一段時間後及時化驗復查，不要以自我感覺為標準。如主觀症狀與客觀檢查都有所改善，則說明藥物顯效。

　　4.用藥期間要密切注意有無不良反應，如果有較為嚴重的噁心、嘔吐、腹痛、腹瀉及皮疹等不良症狀，應立即停止使用。另外，廣告藥品尤其是首次使用的廣告藥品，最好不要與其他藥品同時混用，如有不良反應很難正確做出判斷。

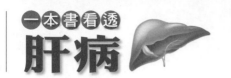

④ 肝病患者應慎用哪些藥？

肝臟是藥物代謝的最重要器官之一。肝病時有不同程度的功能障礙，各種進入肝臟的藥物常造成肝代謝負荷過重，發生內環境紊亂，加重肝臟損害。目前認為對肝臟有損害的藥品主要有：

1.**抗生素類**：四環素類、紅黴素可致肝損害；磺胺類藥會引起急性肝炎。

2.**抗結核藥類**：異煙肼、對氨基水楊酸鈉、乙硫異煙胺、利福平等，均會引起血清轉氨酶升高，甚至可誘發重症肝炎。

3.**治療甲狀腺功能亢進和治療糖尿病的藥物**：如甲基硫氧嘧啶、甲磺丁脲等。

4.**口服避孕藥**：如甲地孕酮、炔諾酮或炔雌醇、同化激素甲基睪丸酮等，會損害肝功能引起黃疸。

5.**抗癌藥**：6-巰基嘌呤、瘤可甯、光輝黴素、絲裂黴素、放線菌素D、環磷醯胺等。

6.**其他類藥物**：抗血吸蟲病藥物，部分鎮靜安眠藥，免疫抑製劑，還有解熱止痛藥如水楊酸類、撲熱息痛、非那西汀、消炎痛、保泰松等，以及中藥的蒼耳子、黃藥子、烏頭、附子，都會引起肝臟損害。

用藥不合理或盲目用藥，往往弄巧成拙，加重肝損害。所以肝病患者在自我療養中，在治療肝病及其併發症或治療同時存在的疾病時，應注意慎重、合理地選擇用藥。

⑤ 治療慢性病毒性肝炎應遵循什麼原則？

慢性病毒性肝炎的治療十分棘手，目前尚無特效藥物。正因如此，假藥嚴重充斥市場，醫生和患者在治療時應從以下五個方面考慮。

1.評估肝功能的損害程度，給予保肝治療。

2.分析病毒活動和複製的情況：檢測B型肝炎病毒標誌物，即俗稱的「兩對半」，檢測B型肝炎病毒基因即HBV DNA、抗HCV、HCV RNA等。重視抗病毒治療。

3.判斷有無肝纖維化：進行板層素（LN）、纖維蛋白連接素（FN）、PⅢP和PCⅢ及Ⅳ型膠原的檢測。注意抗纖維化治療。

4.分析免疫狀況：檢測CD4/CD8、免疫球蛋白，給予免疫調節治療。

5.針對營養狀況給予相應的治療：注意白蛋白、前白蛋白、維生素、微量元素等的檢測。注意及時補充營養。

6 抗炎保肝藥物在肝病治療中有什麼作用？

肝臟在人體代謝、生物合成、排泄、分泌與解毒等多方面發揮重要的作用，而多種因素造成的肝細胞炎症壞死及其所致的肝纖維化是疾病進展的主要病理學基礎，因此如能在對應治療的基礎上有效控制肝組織炎症，可減少肝細胞破壞和延緩肝纖維化的進展。

目前臨床常用的抗炎保肝治療藥物品種繁多，有甘草酸類製劑、水飛薊素類、雙環醇、多烯磷脂醯膽鹼、還原型谷胱甘肽、五味子製劑等常用中西醫藥製劑，以及硫普羅甯等化學合成製劑。

各種抗炎保肝藥物的作用機制各有側重，歸納如下：1.控制炎症因數和免疫性因數，減輕炎症，減輕肝細胞凋亡；2.抗氧化、清除氧自由基，抗脂質過氧化反應；3.保護生物膜、促進肝細胞的修復、再生；4.參與多種重要的生理生化反應；5.增強肝臟解毒功能；6.調節免疫功能；7.消炎利膽；8.改善肝臟微循環，糾正肝臟缺血缺氧狀態；9.抗肝纖維化作用等。

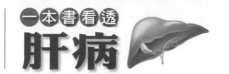

7 慢性B型肝炎的療效評定標準是什麼？

1.**完全應答（顯效）**：ALT複常，HBV DNA、HBeAg、HBsAg均陰轉。

2.**部分應答（有效）**：ALT複常，HBV DNA和HBeAg陰轉，但HBsAg仍陽性。

3.**無應答（無效）**：未達到上述指標者。

4.**完全應答或部分應答者**：停藥6～12個月仍為顯效或有效者。

5.**復發**：治療結束時為顯效和有效，停藥6～12個月內出現ALT異常及HBV DNA陽轉者為復發。

8 神秘的耐藥基因屏障

所謂的耐藥基因屏障是指B型肝炎病毒對某種抗病毒藥物產生耐藥的難易程度。當病毒抑制完全時，一方面藥物敏感株被最大限度地抑制，另一方面由於病毒複製減少，病毒耐藥突變株產生也明顯減少；當病毒抑制不完全時，病毒還在複製，使耐藥突變的可能性增加。

強效抗病毒藥物具有病毒耐藥的高屏障，一是指藥物動力學屏障，即藥物到達靶器官的濃度與抑制病毒所需濃度的比值，藥物到達靶器官的濃度愈高，抑制病毒所需濃度愈低，其比值愈大，呈高藥代動力學屏障；二是指高基因屏障需要多個基因位點同時發生突變才能產生耐藥；三是指突變病毒株的生存能力。

耐藥基因屏障好比一堵牆，對於一些藥物，當病毒基因出現一個位點突變時，就會產生耐藥性，如拉米夫定、替比夫定、阿德福韋等；如果需要病毒的多個基因位點同時突變才產生耐藥性，就相當於令這堵牆增高了許多，這就是所謂的「高耐藥基因屏障」。

9 干擾素抗病毒的作用原理

干擾素具有廣譜的抗病毒作用。干擾素進入人體後，可以啟動細胞的干擾素基因，主要編碼合成三種抗病毒蛋白：1.2,5-寡腺苷酸合成酶，以啟動細胞內核酸酶，使病毒mDNA降解；2.2,5-磷酸二酯酶，可去除運載核糖核酸的末端，從而抑制蛋白質轉譯的過程；3.蛋白激酶，可使蛋白轉譯的起始因數 α 亞單位磷酸化，從而抑制蛋白質的合成。所以干擾素並不直接滅活病毒，而是通過細胞基因組產生另一些蛋白因數來發揮療效。

病毒性肝炎患者存在干擾素系統紊亂的現象。有學者檢測發現病毒性肝炎患者產生白血球干擾素的能力明顯降低，但對外源性干擾素反應良好，且病毒性肝炎患者血清中存在干擾素的滅活或抑制因子。應用干擾素治療慢性B型肝炎可望激發體內干擾素系統的抗病毒作用或起一定的替代作用。

病毒性肝炎患者存在免疫功能低下或存在免疫功能耐受的現象，患者的自身免疫功能不能有效地清除病毒，致使病毒在體內不斷繁殖。即使病毒沒有在體內大量繁殖，處於相對靜止狀態，但患者的肝臟也可能在不斷地受到損傷。干擾素還有增強免疫的作用，主要是加強體內自然殺傷細胞（NK細胞）和輔助性T細胞的作用，也同樣間接產生抗病毒作用。現代免疫學認為，殺傷T細胞要殺傷被病毒感染的細胞必須要有雙重識別，即識別被病毒感染的細胞膜上的病毒抗原的表達，另一方面還要識別是否有自身細胞的抗原（組織相容性抗原MHC-Ⅰ抗原），才能產生清除病毒的作用，干擾素能促使細胞膜上MHC-Ⅰ抗原的表達，從而使殺傷T細胞能雙重識別，加強抗病毒作用。

臨床試驗表明，對應用干擾素患者的肝臟活檢追蹤檢查證明干擾素還有抗纖維化的作用。目前干擾素已發展成為與病毒學、免疫學、臨床醫學有關的一個新領域。

10 干擾素的定義及分類

　　干擾素是1957年在研究流感病毒的干擾現象時發現的。當時，它被認為是引起病毒間的干擾現象而得名。經過幾十年的不斷研究，對干擾素本質的認識有了根本性的改變。國際上做出了如下定義：干擾素是一類在同種細胞上具有廣譜抗病毒活性的蛋白，其活性的發揮又受細胞基因組的調節和控制，它影響RNA及蛋白的合成過程。這定義包括：1.干擾素是一類分泌性蛋白；2.干擾素本身並不直接殺滅病毒，而是通過誘導生成其主蛋白來發揮活性；3.干擾素的活性具有廣譜特徵，近年來的研究發現，干擾素具有廣譜抗病毒作用外，還有免疫調節、抗病毒、抗腫瘤作用。

　　根據干擾素抗原特性和分子結構分成不同型別，以 α ， β ， γ 分別表示。在特定的干擾素型別內，氨基酸組成差異時，可分為不同的亞型，例如，人 α 1、 α 2型等20多個亞型，在同一亞型內又因氨基酸的差異而進一步細分。臨床用的主要是重組製劑，有 α 2a和 α 2b型。

11 皮下與肌內注射干擾素哪個給藥途徑較佳？

　　藥物向淋巴系統的轉運因給藥途徑不同而異，選用何種途徑主要依賴於藥物的分子量。分子量在5000道爾頓以上的大分子物質，經淋巴管轉運的選擇傾向性很強；分子量在5000道爾頓以下的低分子物質，幾乎全部由血管轉運。普通干擾素分子量約為19200道爾頓，幾乎全部要經過淋巴管轉運，皮下注射會使干擾素利用率更高，藥效更持久。

　　干擾素注射時間以下午或傍晚為宜，夜間人體耐受力增強，可降低不良反應影響。

12 預充式干擾素有哪些優勢？

　　α干擾素雖然有較好的療效，但由於需要長期皮下或肌內注射，為了注射一針干擾素，患者往往要花費大量時間去醫院或診所，經過掛號、排隊、打針等過程。隨著技術的改進，醫學專家針對以上問題，改進生產了預充式干擾素劑型（藥液直接灌裝至微型注射器中），使注射干擾素不再是件痛苦的事，患者可以在任何時間、任何地點完成自我注射，工作和生活節奏完全可以自我控制。

13 干擾素的臨床效果如何？

　　干擾素雖然是目前治療慢性病毒性肝炎的首選藥物，但並不是特效藥物，療效是有限的。治療慢性B型肝炎，劑量300萬單位/日，隔日一次，連續6個月，HBeAg陰轉率為50%左右。現主張加大劑量（500萬單位至1000萬單位），延長療程至12個月，療效可能有所提高。在HBeAg陰轉後，其抗體（抗-HBe）可呈陽性，稱為e抗原抗體的血清轉換，即通常所說的「大三陽」變為「小三陽」了。而B型肝炎表面抗原的陰轉率則較低，僅為10%～15%。對於慢性B型肝炎患者，通過干擾素治療約有30%的患者可獲得長期持續的療效，提高了生存品質和生存期，減少了肝硬化和肝癌的發生。急性B型肝炎因無特效的治療方法，HBV感染後約有10%轉為慢性HBV無症狀帶原者；約有30%的患者在急性B型肝炎的過程中，由於干擾素活性低、不足以產生有效的內生干擾素，從而導致向慢性化發展。故主張可用干擾素治療急性B型肝炎，安全有效，明顯縮短了病程，提高了表面抗體的應答率。

　　對於C型肝炎，目前公認的首選有效治療藥物還是干擾素，尤其對急性C型肝炎的療效較好，及時應用可防止向慢性化發展，而所有的慢性C

型肝炎均應爭取干擾素的及時應用。通常給予干擾素300萬單位，每週3次，療程至少6個月，最好延長至1年或更長。近期治療結束時的完全應答率（即轉氨酶複常和HCV RNA陰轉）為40%～50%，加大劑量療效提高有限，而延長療程則有可能提高療效，減少復發。

14 長效干擾素與普通干擾素有什麼區別？

聚乙二醇干擾素（PEG干擾素）是一種長效干擾素，其機制在於在干擾素分子上交聯了一個無活性、無毒性的聚乙二醇分子，從而延緩了干擾素注射以後吸收和清除的速度，使其半衰期延長，只要每週注射一次即可維持有效的血藥濃度。聚乙二醇（PEG）是一種安全的、無活性、無毒的聚合物，可通過聚乙二醇化過程與有生物活性的蛋白質結合。

在過去10多年中，普通干擾素 α 半衰期在4～6小時之間，在肌內注射或皮下注射後3～8小時達到血藥濃度峰值；注射24小時後體內殘留的干擾素很少或無法檢測到。因此，為了維持干擾素的有效血藥濃度，需要多次用藥（如每週3次）。然而，即使是採用這種方案，血藥濃度波動仍很大，造成藥物濃度出現高峰與低谷。血藥濃度處於峰值時，干擾素相關不良反應，如流感樣症狀的發生率增高，這會影響藥物的耐受性；相反，當血藥濃度處於谷值時，循環中沒有干擾素，因此不能持續抑制病毒，此時可能出現病毒量反跳。聚乙二醇化 α 2a型干擾素（派羅欣）或聚乙二醇化 α 2b干擾素（佩樂能），這類新型的長效干擾素，克服了普通干擾素半衰期短的缺點，能夠持續抑制病毒，使得長達7天的用藥間期成為可能。一次注射後有效血濃度可維持168小時，由於聚乙二醇化 α 干擾素的分子支狀空間結構，減少了免疫原性，從而減少了中和性抗體產生的機率，聚乙二醇干擾素主要在肝臟中代謝，選擇性作用於肝炎靶器官，同時有免疫調節和抗病毒雙重作用。

每週一次的注射劑型中有最高水準的抗病毒活性和安全性，將與長半衰期藥物和藥物蓄積有關的風險降到最低。

15 長效干擾素的療效如何？

在慢性B型肝炎方面，聚乙二醇化 α 干擾素治療慢性B型肝炎的Ⅲ期臨床試驗研究中，在獲得HBeAg血清學轉換的患者中，9％的患者發生HBsAg消失。在治療過程中HBeAg的血清學轉換率逐漸上升，治療24周為16％，48周為27％，停藥24周後繼續增加至32％，48周達48％，提示在停藥後有後續作用。治療48周並停藥24周獲得HBeAg血清學轉換的患者，隨訪1年後仍有91％維持應答。

國內有學者報導，聚乙二醇干擾素治療以前使用拉米夫定治療失敗的慢性B型肝炎患者16例，治療24周後，HBeAg血清學轉換率為43.7％，停藥隨訪48周後，13％的患者出現了HBsAg的血清學轉換。

在慢性C性肝炎方面，聚乙二醇干擾素多中心、隨機臨床試驗208例慢C型肝炎患者，其中，106例應用聚乙二醇干擾素，每週一次；102例應用普通干擾素300萬國際單位，每週3次，共24周。治療結束時，聚乙二醇干擾素組HCV-RNA陰轉率達77.36％，而普通干擾素組為31.3％，所以，聚乙二醇干擾素的療效遠優於普通干擾素。停藥半年後持久應答率，聚乙二醇干擾素組為34％，普通干擾素組為14.6％。臨床研究結果充分顯示了聚乙二醇干擾素在治療慢C型肝炎中的優越性，其療效突破了以前任何普通干擾素的療效。

16 哪些慢性B型肝炎患者適宜干擾素治療？

干擾素抗病毒治療的目的是：1.抑制病毒複製，減少傳染性；2.改善

肝功能；3.減輕肝組織病變；4.提高生活品質；5.減少或阻止肝硬化和原發性肝癌的發生。干擾素可說是目前最有力的抗病毒藥物。

哪些患者應該使用干擾素治療呢？須符合以下兩個條件者：1.HBV複製、HBeAg陽性及HBV DNA陽性；2.血清ALT異常。符合上述條件但具有下列情況之一者則暫時不宜用干擾素治療：1.血清膽紅素升高＞2倍正常值上限；2.失代償性肝硬化；3.自身免疫性疾病；4.有重要臟器病變。劑量及療程：1.劑量300萬～500萬單位/次，推薦劑量為500萬單位/次；2.用法：每週3次，皮下或肌內注射，療程6個月，可根據病情延長至1年。

17 干擾素治療慢性C型肝炎存在哪些實際問題？

1.**如何選擇患者？**凡診斷符合慢性肝炎，年齡在18～60歲之間，ALT增高，HCV RNA和抗HCV均陽性，可作為治療對象。有條件時，應行肝活檢，以瞭解肝組織學改變。臨床診斷為肝硬化患者，不宜作為治療對象，可加強定期隨訪。有報告ALT正常的患者，用IFN治療的效果不好，並會使ALT增高。

2.**如何在治療過程中定期觀察？**主要觀察ALT和HCV RNA的改變，有條件的最好行HCV RNA的定量測定。經過12周治療後，如ALT仍不恢復正常，一般認為基本無效，可以增大IFN的劑量或與利巴韋林合用。在治療過程中如果出現反跳時，仍繼續治療，應考慮HCV病毒變異或出現抗IFN的中和抗體。

3.**復發後如何再治療？**ALT再次升高和HCV RNA再次陽性應進行再治療，或聯合應用利巴韋林，至少再治療48周。同時定期檢查ALT和HCV RNA以調整劑量和療程。

4.**治療後生化和病毒效應不一致怎麼辦？**干擾素治療後，如HCV RNA持續陰性，而ALT仍增高，應考慮是否有其他造成ALT增高的原因，如合

併自身免疫性肝炎。如果ALT持續正常，HCV RNA仍陰性，可繼續邊用干擾素治療邊觀察，必要時行肝活檢。

18 干擾素有哪些不良反應？

干擾素是人體細胞產生的一種天然蛋白質，對人幾乎無毒性。但近年來臨床資料表明，大劑量干擾素的使用還是會有一些不良反應。

1.發熱：治療第一針常出現高熱現象，以後逐漸減輕或消失；發熱如果不是由於污染致熱原所致，熱度不高，不必停用干擾素。

2.感冒樣綜合症：多在注射後2～4個小時出現。有發熱、寒戰、乏力、肝區痛、背痛和消化系統症狀，如噁心、食欲不振、腹瀉及嘔吐。治療2～3次後逐漸減輕。對感冒樣綜合症可給予撲熱息痛等解熱鎮痛劑，對症處理，不必停藥，可將注射時間安排在晚上。

3.骨髓抑制：出現白血球及血小板減少，一般停藥後可自行恢復。治療過程中白血球及血小板持續下降，要嚴密觀察血象變化。當白血球計數 $<3.0 \times 10^9$/升或中性粒細胞計數 $<1.5 \times 10^9$/升，或血小板計數 $<40 \times 10^9$/升時，需停藥，並嚴密觀察，對症治療，注意有無出血傾向。血象恢復後可重新恢復治療，但需密切觀察。

4.神經系統症狀：如失眠、焦慮、抑鬱、興奮、易怒、精神病，出現抑鬱及精神病症狀應停藥。

5.少見的不良反應：如癲癇、腎病綜合症、間質性肺炎和心律失常等，出現這些疾病和症狀時應停藥觀察。

6.誘發自身免疫性疾病：如甲狀腺炎、血小板減少性紫癜、溶血性貧血、風濕性關節炎、紅斑狼瘡樣綜合症、血管炎綜合症和1型糖尿病等，停藥可減輕。

19 干擾素治療後出現血象改變怎麼辦？

血中含有血紅蛋白、紅血球、血小板等，血紅蛋白和紅血球數量減少會導致貧血，白血球特別是中性粒細胞減少容易導致感染，而血小板減少則會導致凝血功能障礙，如出現牙齦出血等。干擾素治療會使血紅蛋白、紅血球、中性粒細胞和血小板減少，出現這些改變時必須注意做到以下幾點：

1.定期到醫院做血常規檢查。

2.如出現疲乏、氣急、牙齦出血問題，需特別注意檢查血常規。

3.如有需要，醫生會開一些升高中性粒細胞的藥物。

4.必要時醫生會減少干擾素用量。

5.出現嚴重血象改變時，醫生會建議暫時停用干擾素。

6.待血象恢復至一定水準，可重新開始使用干擾素。

7.干擾素療程結束後，血象會恢復至正常水準。

20 慢性HBV帶原者能否用核苷（酸）類藥物治療？

應用核苷（酸）類藥物如拉米夫定治療慢性HBV帶原者的研究很少。有報導每日口服拉米夫定100毫克一次，連用4周，停藥時血清HBV DNA均降低90％以上。但停用拉米夫定後周內HBV DNA迅速恢復至用藥前的水準，ALT和HBeAg在治療前後無變化。

由於慢性HBV帶原者處於免疫耐受狀態，人體對感染的肝細胞並無攻擊或殺傷作用，短程核苷（酸）類藥物如拉米夫定抗病毒治療只能暫時抑制HBV複製，無助於改變或消除病毒帶原狀態。至於長期服用能否達到清除病毒之目的，尚待深入研究。少數慢性HBV帶原者的肝功能檢查雖屬正常，但肝活檢卻有明顯的活動性炎症病變。對這部分帶原者應視為慢性肝

炎，應該及時給予核苷（酸）類藥物抗病毒治療。

21 應重視核苷類藥物耐藥的問題

近10餘年來，有關B型肝炎病毒（HBV）感染的抗病毒治療取得了巨大進展，核苷類臨床應用是慢性B型肝炎治療史上的里程碑。核苷類似物有強而迅速抑制B型肝炎病毒的作用，不良反應輕，可以口服，患者耐受性好，給臨床醫師和B型肝炎患者帶來了新的希望。但隨著用藥時間延長，核苷類藥物的耐藥性問題已成為肝病專科醫生面臨的最重要問題之一。

發生耐藥變異可使肝炎復發，血清轉氨酶升高，肝臟炎症反應活躍，肝組織學進一步改變，肝硬化的發生機率增加；少數患者可能出現肝臟病變急劇加重，甚至發生肝衰竭，從而導致災難性的後果。所以，發生了耐藥變異，應引起高度重視，並及時給予處理。

22 如何預防和監測核苷類藥物耐藥？

合理應用核苷類似物治療慢性B型肝炎病毒感染是防止耐藥性發生的最有效措施。如抗病毒藥物不用於慢性B型肝炎病毒帶原者；選擇藥物治療時，根據患者個體情況，選擇耐藥率低、抗病毒作用強的藥物作為一線用藥，病毒載量低，病毒複製減少，變異必然減少；治療年輕、未生育患者，首選干擾素治療，減少不必要的序貫和藥物的交替使用；病毒載量高或既往治療效果不好需要聯合用藥時，應聯合無交叉耐藥位點的藥物，可減少耐藥的發生。

應加強對患者的宣教，增加其依從性，較少甚至避免藥物漏用；應用不同的抗病毒藥物時，選擇不同的早期應答判斷時間點，判斷和評價療效、預測長期治療發生病毒變異的可能性，必要時及時調整治療方案，以

提高長期治療的病毒應答率、減少或延緩病毒變異及耐藥的發生。

抗病毒治療過程中應每隔3個月檢測HBV DNA水準，如果出現病毒學突發（治療過程中HBV DNA較最低點反彈上升），且排除了患者的依從性問題，應進行基因型耐藥檢測。

儘早瞭解病毒、生化反彈情況及病毒變異情況，以便當出現病毒耐藥時，有可能儘早選擇加用或換用另外一種抗病毒藥物進行治療。

23 核苷類藥物耐藥該如何處理？

出現病毒耐藥後應加用或換用無交叉耐藥的抗病毒藥。病毒發生耐藥臨床表現的順序是，首先出現基因型耐藥，繼之病毒學反彈，最後是生化學反彈，治療時機應越早越好，可明顯改善長期預後，減少失代償的發生。

隨著核苷類藥物不斷增多，使用該類藥物治療的患者數量不斷增加，耐藥、交叉耐藥及多重耐藥必將成為日漸嚴重的臨床問題，應引起高度重視。儘量規範抗B型肝炎病毒藥物的使用，密切監測病毒耐藥變異，及時處理耐藥情況。

24 核苷類藥物是否需要終身服用？何時可以停藥？

在B型肝炎治療中，何時停止治療是最難回答的問題。干擾素通常有固定的療程，應答通常在治療結束時和停止治療後的6個月進行評價，如果無應答，患者應該考慮核苷類似物藥物治療。

應用核苷類似物治療時，對於HBeAg陽性的患者，終止治療的目標明確，即在HBeAg發生血清轉換後連續檢測兩次，每次間隔6個月。但具體時間是12個月還是更多，尚不能確定。即使HBV DNA已經連續幾年檢測

不到，但如果在HBeAg消失之前終止了治療，普遍會復發。對於HBeAg陰性的患者，即使在血清HBV DNA水準檢測不到1～4年後終止治療，病毒復發（應用聚合酶鏈反應重新檢測到病毒）也是常見的。

如果患者清除了HBsAg，治療應該終止。但是只有5%的患者在治療5年後可以達到這樣的治療終點，是否需要終生治療也是需要討論的。

25 肝硬化患者能否應用核苷（酸）類藥物？

肝硬化患者，如果病毒複製活躍，會加速病情進一步進展，肝臟炎症壞死加重，甚至發生重型肝炎。纖維增生和肝硬化進展，嚴重功能失代償，併發肝癌。因此及時抗病毒治療是延緩和阻止肝硬化進展的手段，特別是在早期肝硬化階段和出現失代償傾向時及時阻止病情進展。

肝硬化應用核苷（酸）類藥物有很多益處，絕不要輕易停藥，否則有可能引起病情惡化，甚至導致患者死亡。以下情況下可考慮停藥：持續ALT正常、HBV DNA陰性，並持續出現HBsAg陰轉、抗-HBs陽轉，可以考慮停藥，因為只有在這種情況下，B型肝炎病毒才有可能徹底被清除，並有可能不復發。

26 哪些B型肝炎患者適用抗病毒治療？

干擾素和核苷（酸）類藥物是世界範圍內批准的治療慢性HBV感染的兩種藥物，但應嚴格控制其適應症。ALT正常的患者對干擾素或核苷（酸）類藥物的治療反應都不好，因此，對這類患者不推薦用該藥治療。處於HBV複製期（HBeAg和（或）HBV DNA陽性），同時有ALT高於正常值上限2～5倍者，干擾素或核苷（酸）類藥物可任選其一。但在選擇核苷（酸）類藥物或干擾素時，患者及其醫生應考慮到療程的差異及每一藥

物可能引起的不良反應。常規不推薦在干擾素治療前應用激素。其他的聯合治療方案尚待評價。

對於HBeAg陽性、ALT在正常參考值上限1～2倍的患者，以及HBeAg陰性但HBV DNA陽性（前C區變異）的病例，單用干擾素對此療效不佳。可考慮聯合用藥。推薦干擾素療程為4～6個月，不論其是否產生應答。干擾素治療結束後，建議繼續觀察6～12個月，以便發現是否發生延遲應答或確定應答是否持續，從而確定是否需要再治療或其他治療。

27 哪些患者不適使用干擾素或核苷（酸）類藥物治療？

對於失代償期肝病的患者（包括兒童），干擾素一般為禁忌或需要調整劑量，因其可能引起嚴重的不良反應。可供選擇的藥物為核苷（酸）類藥物。對於免疫抑制狀態的患者，干擾素通常無效，應選擇核苷（酸）類藥物。兒童可應用干擾素治療，而核苷（酸）類藥物的應用正在研究中。對於無應答者的治療，以及對於重疊感染C型肝炎病毒和B型肝炎病毒的情況，目前資料有限，有待進一步研究。

28 脂肪性肝病患者需要保肝治療嗎？

脂肪性肝病的治療強調綜合治療及基礎治療，保肝藥物僅起輔助治療作用。臨床試驗表明，通過改變生活方式和減肥可治療單純性脂肪肝，並可使非酒精性脂肪性肝炎（NASH）患者肝酶複常和肝脂肪病變程度減輕，但肝臟炎症和纖維化的改善並不明顯。目前並無足夠證據推薦脂肪性肝病患者常規使用抗炎保肝藥物。

在基礎治療的前提下，抗炎保肝藥物主要用於以下情況的輔助治療：1.肝組織學確診的酒精性肝炎和NASH患者；2.臨床特徵、實驗室改變以及

影像學檢查等提示可能存在明顯肝損傷和（或）進展性肝纖維化者，如伴有血清轉氨酶增高、代謝綜合症、2型糖尿病的脂肪肝患者；3.擬用其他藥物因有可能誘發肝損傷而影響基礎治療方案實施者，或基礎治療過程中出現血清轉氨酶增高者；4.合併嗜肝病毒現症感染或其他肝病者；5.存在慢性肝病相關徵象的隱源性脂肪肝患者；6.酒精性脂肪肝患者戒酒3個月後仍有肝區不適和肝功能損害者。

29 ▶ 藥物抗肝纖維化的目標與策略

抗肝纖維化治療的近期目標在於抑制肝纖維化進一步發展；遠期目標在於逆轉肝纖維化，改善患者的肝臟功能與結構，延緩肝硬化的發生，改善生活品質，延長患者生存期。

肝纖維化涉及多個環節與因素，治療策略上應顧及肝纖維化發生和發展的各個方面，包括治療原發病或去除致病因素、抗肝臟炎症、抑制膠原纖維形成與促進膠原降解等，這實際上是一種廣義的抗肝纖維化綜合療法。其中，病因治療是抗肝纖維化的首要對策，如有效抑制肝炎病毒複製、戒酒等可減輕肝臟持續損傷，從而促進纖維化肝組織的修復。慢性炎症反應是纖維化形成的前提，抗肝臟炎症是抗肝纖維化的重要措施。但是病因與抗炎治療不等於、也不能代替抗肝纖維化治療，抑制肝臟ECM生成與沉積，促進其降解是抗肝纖維化治療的重要對策。

30 ▶ 中醫藥治療肝纖維化的現狀

傳統中醫學並無肝纖維化概念，但進入20世紀90年代以後，採用現代生命科學方法研究有效中藥抗肝纖維化的作用機制與配伍原理，採用多中心、隨機對照、肝活組織檢查病理學等方法評價中藥抗肝纖維化臨床療

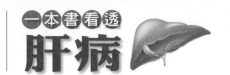
效，認為中醫藥確實具有較好的綜合療效。主要中成藥包括以下幾種：

1.**扶正化瘀膠囊（片）**：由丹參、蟲草菌粉、絞股藍、桃仁、松花粉、五味子（制）組成。功能：活血祛瘀，益精養肝。

2.**複方鱉甲軟肝片**：由鱉甲、冬蟲夏草、黃芪、黨參等11味中藥組成。功能：軟堅散結，化瘀解毒，益氣養血。

3.**大黃蟲丸**：出自《金匱要略》。臨床觀察發現有一定改善血清纖維化指標作用。

4.**小柴胡湯**：出自《傷寒論》。近年研究發現該方有調節免疫、保護肝細胞、抗實驗性肝纖維化等作用。

5.**經驗方**：複方861合劑，由丹參、黃芪、陳皮、香附、雞血藤等10味中藥組成，臨床肝組織學觀察證實有逆轉慢性B型肝炎肝纖維化與早期肝硬化作用。

31 胸腺素α1在肝炎治療中占什麼地位？

多數資料表明，慢性肝炎患者細胞免疫功能低下，胸腺肽α1是一種精製的、化學合成的滅菌乾粉製劑，能促進T細胞成熟和影響免疫調節細胞功能，還能增強干擾素-α及白介素-2等細胞因數的生成，促進免疫缺陷的重建。這也是胸腺肽α1用於慢性肝炎治療的理論依據。

胸腺肽α1治療慢性B型肝炎時，應在治療期定期評估血清ALT，白蛋白和膽紅素，治療完畢後應檢測B型肝炎e抗原（HBeAg），表面抗原（HBsAg），HBV DNA和肝功能，還應在治療完畢後2、4和6個月檢測，因為患者可能在治療完畢後隨訪期內出現應答。與α-干擾素聯用時比單用本藥或單用干擾素具有更高的應答率。胸腺肽α1提高細胞免疫功能的作用經多年國內外學者研究得以肯定，但一般僅作為輔助治療。

胸腺肽α1可調節細胞免疫功能，對癌症有預防和治療作用，同時有

較好的抗衰老增強體質功效。

32 白血球介素-2治療慢性B型肝炎有效嗎？

白血球介素-2是1976年發現的一種細胞因數，它能顯著增強T細胞、B細胞等免疫活性細胞的免疫功能。體內一些重要的免疫效應細胞，像T細胞、B細胞、巨噬細胞和NK細胞，其表面均表達有白介素受體，而白介素-2正是通過與這些細胞表面的受體相結合，在維持人體介導的免疫防護、免疫穩定和免疫監視中起著核心作用，並影響和調節各種免疫細胞的生物功能，主要用於治療因細胞免疫功能低下而致的慢性B型肝炎。

33 病毒性肝炎的免疫治療有何新進展？

抗病毒治療是病毒性肝炎的重要治療手段之一，但效果不能令人滿意。針對病毒性肝炎的免疫治療正被人們所重視，調節人體的免疫狀態達到治療目的，特別是免疫基因治療為病毒性疾病的治療開闢了新天地。目前病毒性肝炎免疫治療的進展有以下幾個方面：

1.治療性疫苗：是通過某種途徑來彌補或激發人體的免疫反應，達到清除病毒的目的。核酸疫苗目前研製常用DNA，故又常稱DNA疫苗，它不僅可誘導體液免疫應答，而且能誘導強烈的細胞免疫應答，有望用於病毒性肝炎的治療。

2.細胞因數：許多細胞因數參與人體的抗病毒免疫機制。干擾素具有廣泛的抗病毒、抗腫瘤、免疫調節等生物活性，仍是目前臨床治療B型、C型等慢性病毒性肝炎的主要藥物。另外，白血球介素-2對於B型肝炎病毒的複製和表達有明顯的抑制作用，能抑制肝臟中B型肝炎病毒複製水準，同時肝組織中HBcAg的表達也完全消失。

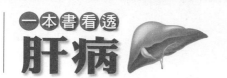
3.**免疫效應細胞CTL**：CTL在人體抗病毒感染免疫反應中有重要作用。在慢性病毒性肝炎感染的人體內，特異性T細胞的殺傷活性非常低下，甚至產生耐受性。回輸具有病毒特異性的CTL能清除體內病毒。

4.**細胞內免疫**：細胞內免疫含義是把抗病毒基因轉導到易感細胞中去，使細胞獲得抵抗病毒感染的「先天免疫力」，從而阻止病毒在體內擴散。現在把細胞內免疫擴展為將抑制病毒複製和表達的基因導入細胞內進行表達，對其中已感染的病毒具有抑制和阻斷作用，或對病毒感染的攻擊有抵抗力。

病毒性肝炎的免疫基因治療目前雖取得了一定的進展，但要真正進入臨床尚有待進一步完善。但是，病毒性肝炎的免疫基因治療有其獨有的特點，仍可能在將來為人類疾病的治療帶來巨大希望。

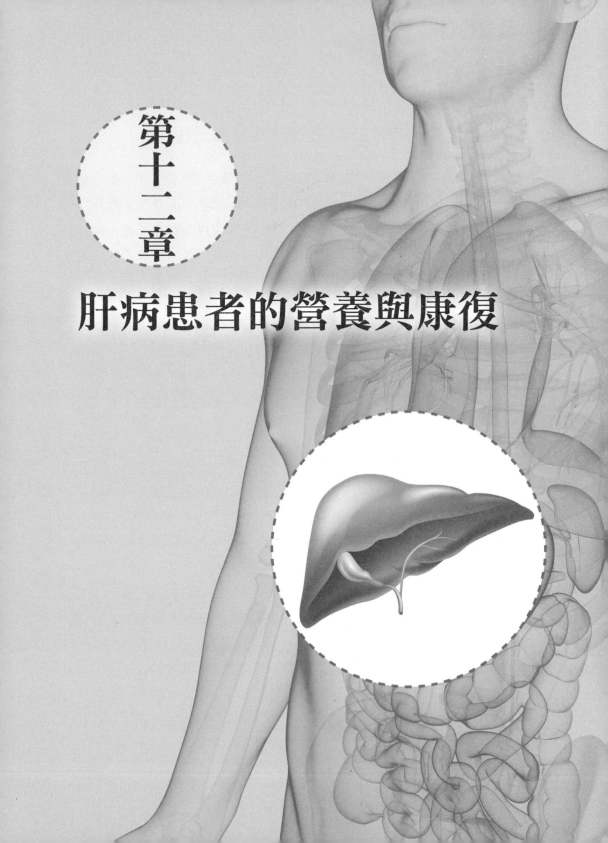

第十二章

肝病患者的營養與康復

1 為什麼病毒性肝炎患者需要營養支援？

臨床營養支持是近年來醫學領域的重要進步之一。營養不良是在原發疾病的基礎上，由於疾病導致的消耗增多與營養攝入不足的雙重作用所導致。反之，營養不良又會給疾病的恢復帶來嚴重的負面效應。

當肝臟受到各種致病因數（病毒、酒精、藥物、缺氧、免疫、寄生蟲）刺激後，其代謝功能受到影響。人體消耗增大，如果人體正常的營養得不到保障，所需營養物質得不到補充，就會造成人體營養不良，進而影響疾病的恢復。研究表明20％～30％急性病毒性肝炎患者存在營養不良現象；慢性病毒性肝炎患者中有20％～50％為蛋白-熱量營養不良；80％～100％肝炎肝硬化患者處於臨床營養不良的危險中。肝炎肝硬化患者的常見併發症，如腹水、肝性腦病、嚴重感染等均伴有較嚴重的營養不良或營養失衡，營養不良的存在直接影響到患者的存活率。

針對不同的肝病，及時給予恰當的營養支援，不僅能改善患者的營養狀況，也有利於肝臟損害的修復，提高人體的免疫力，防止各種嚴重的併發症，從而改善患者的預後和生活品質。

2 什麼是營養不良？

營養失去平衡即可產生營養不良，營養不良是指一種或一種以上的營養素缺乏或者過剩所造成的人體健康異常或疾病狀態，主要表現包括營養過剩和營養缺乏。臨床上將營養不良分為以下三種類型：

1.成人乾瘦型或單純饑餓型營養不良：主要原因是熱量攝入不足，常見於慢性疾病或長期饑餓的患者，臨床表現為嚴重的脂肪和肌肉消耗，營養評定可見皮褶厚度和上臂圍較小，血漿白蛋白顯著降低，但患者食欲及精神尚好。

2.**低蛋白血症型或急性內臟蛋白消耗型營養不良**：主要是由於長期處於蛋白質攝入不足、創傷或感染應激狀態下。伴有明顯的生化指標異常，主要為血漿白蛋白值明顯下降和淋巴細胞計數下降。雖然人體測量指標仍正常，但內臟蛋白質迅速下降，毛髮易脫落、水腫及傷口癒合延遲。對此類患者如不採用有效的營養支持，可因免疫力受損，導致革蘭陰性菌敗血症或嚴重的真菌感染。

3.**混合型營養不良**：這是最嚴重的一類營養不良，是由於熱量和蛋白質均攝入不足所致。病情危重，病死率高，常見於晚期腫瘤和消化道疾病等患者。

3 營養支持在肝病中有什麼重要作用？

肝臟是人體最大的內臟器官，也是人體的化學加工廠，各種營養素的吸收、加工、代謝均要在肝臟完成。俗話說：「三分治，七分養」，各種營養素的供給量是否合適，不僅直接關係到肝功能的恢復，還會影響人體的營養狀況，營養支持對肝病患者十分重要，但要營養吸收代謝得好，前提是依據不同病因治療肝病。

醫食同源，藥食同根，源遠流長。以食療的形式治病，不良反應最少。營養治療是在飲食中提供合理的營養素，各種營養成分之間的配比合理，種類齊全，並且色、香、味、形俱全，能增加患者的食欲，對恢復患者健康能有藥物治療所達不到的作用，所以，營養治療在提高療效方面與醫療和護理有同等重要的作用。

4 食療在治療中的幾個基本觀點

食物和藥物都屬於天然產品，都具有形、色、氣、味、質等特徵。

1.**必須明確，藥療不如食療**。藥物的性質是猛烈的，就像駕馭軍隊，如果應用不當可傷及人體；而食物的性質平和，在食療達不到目的的情況下，再進行藥物治療。因此，對於肝病患者單純使用食物或食物與藥物相結合進行食療保健無疑是有益的。

2.**食療要因人因時而異**。食物和藥物一樣，也具有不同的性質，如寒性食物、熱性食物等。如果疾病的性質為熱型病，則應用寒涼性質的食物來治療；如果為臟腑氣血虧虛，則應用具有滋補效果的食療來治療。對於不同的人在不同的時期應用不同的食療方法，才能達到治病健身的目的。

3.**食療和藥療相結合，以達到快速治癒疾病的目的**。食物不僅有預防和營養作用，而且具有治療作用。如當歸羊肉湯可用於產後血虛；豬骨髓用於補腦治療；大蒜可以治痢疾；紅小豆治水腫等都是食物治療疾病的典型例子。應當強調的是，在疾病過程中，需要在醫師指導下進行食療，疾病治療期以藥物為主、食療為輔，恢復期以食療為主、藥物為輔，這樣可達到事半功倍的效果。

5 如何從食物中得到必需的營養素？

人體要保持健康，從食物中得到必需營養素是相當重要的，掌握這方面的知識也有特殊意義。一般來說，人體需要的營養素主要分為七大類：

1.**蛋白質**：動物性蛋白質主要的食物來源有魚、肉、禽、蛋、奶等，植物性蛋白質的食物來源為米、麵、玉米、豆及豆製品、薯類等。

2.**脂類**：動物性脂肪主要來源於各種動物的油脂、肥肉及奶油等，植物性脂肪有豆油、花生油、芝麻油、茶油、棉籽油和椰子油等。

3.**糖**：糧穀類、薯類、豆類等。

4.**維生素**：脂溶性維生素為動物性食物和食用油，水溶性維生素主要來源於蔬菜、水果和糧穀類。

5.**膳食纖維**：主要是蔬菜類，其次是水果及粗糧。

6.**無機鹽**：各類食物。

7.**水**。

肝病患者的平衡膳食有哪些要求？

平衡膳食是指由多種食物構成的膳食，這種膳食不僅能提供足夠的熱能和各種營養素以滿足人體的正常生理需求，而且各種營養素之間均保持平衡，有利於吸收利用，能提高肝病患者對疾病的抵抗能力。

肝病患者的平衡膳食有以下幾點要求：

1.供給人體所需要的熱量和各種營養素。

2.具有良好的感官性狀，即色、香、味俱佳。飯菜多樣化，能引起食欲。

3.具有消化吸收好的特點，有一定的飽腹作用。

4.對人體健康無害。

為了強健肝臟如何保持營養平衡？

「有病就必須吃藥」的傳統思想對於慢性肝病患者是不太正確的，因為肝臟的作用之一就是代謝。但是，當肝臟本身有毛病時，其基本功能已難以發揮，如果再加上藥物代謝，肝臟將不堪重負。選擇正確的食療方法，保持營養平衡，少吃或不吃無關緊要的藥物，對肝病患者來說是十分有益的。

那麼該如何保持營養平衡呢？

1.**控制熱量攝入**：為保障肝細胞再生，需要補充足夠的熱量；但攝入過多的熱量會導致熱量堆積而形成脂肪肝，反而影響肝功能的恢復。

2.**攝取優質蛋白質**：因為蛋白質是肝臟修復肝細胞的必需物質，所以每日必須攝取優質的蛋白質。優質蛋白質主要指動物蛋白質，每天不少於90克。

3.**充足攝取多種維生素**：維生素可以啟動肝臟機能，維生素A具有保護肝臟的功能，維生素A的前體——β胡蘿蔔素主要存在橙色蔬菜中，食用中需要將其油煸，這樣營養素才能被人體吸收；維生素B是將我們攝入的糖、脂肪、蛋白質等營養物質轉化成熱量時不可缺少的物質，如果缺少維生素B，細胞功能馬上降低，引起代謝障礙，人體會出現食欲不振和腹脹等，維生素B在粗糧中含量較高；維生素C可提高肝臟酶的活性，強化分解排泄功能，是肝病患者必不可少的物質，主要食物來源為柑橘類水果、蔬菜等；維生素E具有抗氧化作用，它可以防止過氧化脂給肝臟帶來的損害，還可加速脂肪代謝，所以應攝入適量的維生素E，可有防止肝損害等多種作用，富含維生素E的食物有麥芽、大豆、植物油、堅果類、紫甘藍、綠葉蔬菜、菠菜等，一般飲食中所含維生素E，完全可滿足人體的需要。

4.**多攝取食物纖維**：大量的食物纖維可消除便秘、肥胖等，因便秘等會給肝臟造成負擔，故攝取足量的食物纖維可減輕肝臟負擔。

養成一日三餐按時進餐是好習慣，規律性進餐可強化肝臟的各種營養素供給，減輕肝臟負擔。

8 肝炎患者適宜的食物有哪些？

肝炎患者的飲食原則為足量的蛋白質、糖類、維生素和適量的微量元素、脂肪與無機鹽。掌握科學的飲食知識，有針對性地進行食補，可達到配合治療的效果。

肝炎患者適宜的食物有以下幾種：

1.**牛奶**：含優質蛋白質、人體易吸收的乳糖與乳脂、多種維生素、豐富的鈣與磷及多種微量元素，是肝炎患者「完美」的天然飲食。

2.**魚類**：其蛋白質與人體的蛋白質結構相似，易於消化和吸收。

3.**蜂蜜與蜂膠**：主要成分是葡萄糖和果糖，可直接被人體吸收。它們含有多種營養素及多種無機鹽和微量元素，如鐵、銅、鉀、鈉、鎂、錳、磷、矽、鉻、鎳等，與人體血液中的成分相近，利用率高，有極強的滋補作用。

4.**雞蛋**：蛋黃中含有豐富的脂肪，包括中性脂肪、卵磷脂和膽固醇。膽固醇是一種類脂物質，是構成人體組織細胞膜的重要材料，還參與合成很多具有生理功能的物質，如維生素D、性激素等。卵磷脂是一種強乳化劑，可以促進脂類的吸收和利用。肝炎患者可以合理地攝食蛋類，以每日不超過2個為宜。

5.**蘑菇**：含有豐富的營養物質，特別是氨基酸和維生素，還具有抗菌、抗癌作用和健脾開胃的功效，可增加食欲。

肝硬化患者則應多選用魚、瘦肉、蛋、乳類等易消化吸收的食物，保證充足的糖與維生素，控制脂肪攝入量。禁食粗糙的食品和辛辣刺激的食品，有腹水者要限制食鹽的攝入，晚期肝硬化患者如果血氨升高，要改為低蛋白飲食，以防肝昏迷發生。

⑨ 肝病患者不宜多吃的食品有哪些？

對肝病患者來說，營養豐富的食物能幫助肝細胞修復，但有些食物則不宜多吃，吃多了反而會影響身體的康復。

1.罐頭食品、油炸及油煎食物、速食麵和香腸等。罐頭食品中的防腐劑、食品色素等會加重肝臟代謝負擔，影響肝臟解毒功能；油炸及油煎食物屬高脂肪食品，不易消化和吸收，容易引起吸收不良性脂肪瀉。食用油

反復煎炸食物後會產生致癌物質，這些致癌物質對防止肝炎發展為肝癌是不利的。

2.味精是調味佳品，但是肝病患者一次用量較多或經常超量食用，可能會出現短暫頭痛、心慌甚至噁心等症狀。所以肝病患者要注意味精的攝入量，以免產生不良反應。

3.各種甜食不宜多吃，吃得過多會影響食欲。糖容易發酵，會加重胃腸脹氣，並易轉化為脂肪，加速肝臟對脂肪的貯存，促進脂肪肝的發生。

4.少食用葵花籽，葵花籽中含有不飽和脂肪酸，多吃會消耗體內大量的膽鹼，會使脂肪較易積聚在肝臟，影響肝細胞的功能。

5.皮蛋含有一定量的鉛，即使是無鉛皮蛋同樣含鉛，成人還可以，對於兒童還是少吃為好。鉛在人體內能取代鈣質，經常食用皮蛋會使鈣質缺乏和骨質疏鬆，還可能引起鉛中毒。建議在食用皮蛋時，加點陳醋，醋能殺菌，又能中和皮蛋的一部分鹼性，吃起來也更有味道。

6.各種醃製食品鹽分太高，肝病患者吃多了易影響水、鈉代謝，對失代償期的肝硬化患者則應禁忌。

10 乳製品有保肝作用嗎？

牛奶被人們譽為「完美食品」。像鮮乳、優酪乳和脫脂奶粉等乳製品中，均平衡地含有五大營養成分：蛋白質、脂肪、糖、礦物質和維生素，其中含有的各種必需氨基酸、維生素A、維生素B_2等，對肝臟都有很好的作用，且含脂肪低。營養專家建議肝病患者應每日喝2杯牛奶，可補充每天所需蛋白質的1/10及每天所需維生素B_2的1/4和維生素A的1/8。所以乳製品對「健身養肝」有很大的益處。

11 ▸ 肝炎患者如何飲用牛奶？

有的肝病患者反映，喝牛奶後會引起腹脹、腹瀉，這可能與食用方法不當有關。怎樣飲用才能使牛奶中的營養成分被充分吸收呢？

好的方法是咀嚼飲用牛奶或用湯匙一小口一小口地品嘗，使口腔內的唾液與牛奶混勻後再嚥下，以免大口飲用牛奶使大量牛奶很快進入胃內，與胃酸接觸形成酸性塊狀物，引起肝病胃腸虛弱的人腹瀉和消化不良。

喝牛奶不要加糖。蔗糖在體內分解成酸後，可與牛奶中的鈣質中和，易促使細菌發酵產氣，導致腹脹。為保證牛奶最大程度地被吸收利用，可採用牛奶和蘇打餅乾同時食用的方法，把牛奶和蘇打餅乾一起放入口中慢慢咀嚼，小口小口嚥下，使牛奶被充分消化吸收。

12 ▸ 大豆及豆製品對肝病患者有何益處？

大豆有「綠色牛乳」的美譽，又被喻為「植物肉」。大豆含有豐富的蛋白質、鈣、磷、鐵、維生素B、中等量脂肪及少量碳水化合物。大豆蛋白質的氨基酸組成與人體需要的氨基酸很接近，特別是大豆中含有豐富的人體所需必需氨基酸——賴氨酸。大豆製品，像豆漿、豆腐，對缺鈣和貧血的肝病患者都非常有益。

豬肉、牛肉、雞蛋類食品含蛋白較高，但如果這些食品攝入過多，可導致脂肪肝和動脈硬化。大豆及豆製品是低脂肪食品，富含可控制脂肪肝的不飽和脂肪酸，另外還含有可分解脂肪的膽鹼、可燃燒多餘脂肪的卵磷脂等，故多食用豆製品對肝臟是有保護作用的。

應該強調的一點是，食用大豆及豆製品時應將其加熱煮熟後再食用。生大豆中含有一種稱為抗胰蛋白酶的物質，能抑制胰蛋白酶的消化作用，使大豆難以分解為人體可吸收利用的各種氨基酸。經過加熱煮熟後，這種

物質被破壞，消化吸收率隨之提高。乾豆類幾乎不含維生素C，但發成豆芽後，其含量明顯提高，黃豆發芽後第6～7天時維生素C的含量最高，而綠豆芽含的維生素C又比黃豆芽高。

肝病小常識

　　肝炎患者多食用大豆及豆製品，不僅可補充適量的植物蛋白質，還可補充各種維生素，對肝臟的修復非常有益。

13 豆類為什麼有較高的營養價值？

　　豆類分為兩大類：一類為大豆，含有較高的蛋白質（35%～40%）和脂肪（15%～20%），含碳水化合物相對較少（20%～30%）；另一類是大豆以外的豆類，含較高的碳水化合物（55%～65%）和蛋白質，但脂肪較低。所有豆類蛋白質的氨基酸組成較合理，以大豆為最好，其氨基酸的組成與牛奶、雞蛋相似，有豐富的賴氨酸，是植物蛋白質中的優質蛋白，易為人體消化吸收，其鈣、磷、鐵和硫胺素的含量也很豐富。大豆中含有不飽和脂肪酸，且亞油酸最多，含有1.64%的磷脂，是肝臟疾病患者的理想食品。

　　由於多數肝病患者均有一定程度的營養不良，補充蛋白質是十分重要的。將豆類和糧食混合食用，可提高膳食中蛋白質的質和量，解決膳食中蛋白質不足的問題。

14 慢性肝炎的飲食調理

　　現在人們的生活水準不斷提高，飲食結構日趨合理，一般正常的飲

食可滿足大部分肝炎患者的需要。慢性肝炎患者宜進食高蛋白質、高維生素類食物，以及適量的碳水化合物。肝病患者應儘量減少不必要的額外食品，把飲食熱量控制在1800～2200千卡，每餐吃到八分飽為宜。

肝病患者的飲食要注意以下事項：

1.飲食結構要合理：人體有8種必需氨基酸，這8種氨基酸自身不能製造，必須從外界攝取，故動植物蛋白質每天要各半搭配、均衡提供。適量的植物蛋白質能抑制動物性脂肪量，減低對動脈的影響，保證必需氨基酸的充分吸收利用。多食蔬菜、水果，以補充足夠的維生素和纖維素。挑食不利於肝病康復。

2.食量要恰當：肝病時消化功能減弱，進食過飽常導致消化不良，也加重肝臟負擔。吃飯八分飽最好，暴飲暴食對肝臟、胃腸功能都不利。

3.飲食清淡：飲食應清淡，少食生冷、刺激性食品，戒煙戒酒。

4.合理應用中藥補藥：肝炎患者不提倡過分服用補藥，正常飲食即可提供足夠的營養。因為藥物可能加重肝臟負擔進而加重肝病。

肝炎及康復期患者應選用哪些食品以補充糖、脂肪和蛋白質呢？五穀雜糧等含澱粉類食品及各種水果、蜂蜜等能供給糖，又能補充日常生活所需熱量。芝麻、花生、大豆、菜籽、玉米、葵花籽、椰子等食品及植物油、蛋黃、牛奶等，可為肝炎患者提供脂肪酸，幫助脂溶性維生素的吸收。魚、蝦、貝類，牛、羊、豬的瘦肉，禽蛋類等，可補充蛋白質的食品，它們都能促進肝細胞的修復和再生，補充人體代謝消耗，提供一定熱量。

15 肝硬化患者的營養原則是什麼？

肝硬化是因長期肝功能損害造成的慢性疾病，一般健康狀況較差，嚴重時會出現肝功能障礙、腹水、食道靜脈曲張出血及肝性腦病。所以，飲

食上要特別注意，通過合理的營養來改善肝功能，阻止肝硬化的發展，對治療有重要意義。具體的營養原則為：

1.對熱量的要求：一般每日2500～2800千卡。

2.對蛋白質的要求：每日供給蛋白質100～120克，飲食中所含的蛋白質較多時，供給量可適當減少，每日每公斤體重不低於1克。

3.對脂肪的要求：每日提供的脂肪應控制在40～50克。脂肪太多，會使脂肪沉積在肝臟內，加重肝功能損傷；脂肪過少，也會影響食物的味道和患者的食欲。但對於膽汁性肝硬化患者來說，則應採用低脂肪、低膽固醇的飲食。

4.食用富含多種維生素的食品：及時補充維生素C、維生素A及維生素K。

5.飲食應細軟、易消化、少刺激：烹調時要特別強調食用細軟美味的食物，忌食含魚刺、雞骨的菜肴及硬食。

6.絕對禁酒。

腹脹、食欲不振的肝炎患者，可服多酶片、酵母片、薄荷水等，以改善食欲，減輕腹脹。肝炎患者除絕對禁酒外，還要禁用對肝臟有損害作用的藥物，如巴比妥、冬眠靈、阿司匹林等。

16 肝硬化患者如何補充蛋白質？

肝硬化患者由於肝細胞受損嚴重，使其合成蛋白的能力下降，血漿蛋白中的白蛋白是由肝臟合成的，一旦肝硬化患者進入失代償期，則導致白蛋白明顯降低，進一步導致腹水產生，因此肝硬化患者應定期補充蛋白質。

但蛋白質分解後會在腸道內一些細菌的作用下產生氨，在正常情況下，可被肝細胞通過解毒作用而消除，但慢性肝病、肝硬化患者，由於

肝細胞大量壞死或有效細胞明顯減少及其他原因，導致這些有毒物質繞過肝細胞，不被分解代謝，直接進入體循環，引起大腦功能障礙，使患者出現神志模糊，甚至導致死亡。臨床上因為吃一個雞蛋而導致肝性腦病的並不少見。因此，在昏迷期應嚴格控制蛋白飲食，每日至少供應6688千焦熱量，給予葡萄糖和支鏈氨基酸製劑。恢復期先給予蛋白20克/天，以後增加到40克/天，即使完全清醒也不能超過50克/天。另外，注意每日排大便1～2次可有預防肝性腦病的作用。

肝病小常識

> 已經出現食道或胃底靜脈曲張的患者，應避免進食生硬、粗纖維、煎炸及辛辣等不易消化、刺激性的食品，吃飯不宜過急過快。保持大便通暢，不宜過於用力等，以防發生曲張靜脈破裂出血。

17 肝炎合併糖尿病應選擇哪些食物？

慢性肝炎合併糖尿病者一日三餐該吃些什麼？有時確實感到有些困惑。原則上，除限制甜食及食品數量外，應該做到食品多樣化，達到平衡飲食的要求。不宜吃的食物儘量少吃或不吃。

哪些食物不宜吃呢？

1.紅糖、白糖、葡萄糖及糖糕點、蜜餞、冰淇淋、甜飲料等甜食。

2.含糖分較高的馬鈴薯、山藥、芋頭、藕、洋蔥、蒜苗、胡蘿蔔、鮮豌豆等應該少吃，多吃則需減少主食量。

3.糖尿病容易合併心血管病，飲食中應減少動物脂肪，用植物油代替。對於含油脂較多的食物如花生、核桃等也應少吃。至於水果，病情控

制不穩定的患者也應儘量少吃。

哪些食物建議多食用呢？

1.大豆及其製品：糖尿病患者在限量範圍內應儘量選用大豆製品代替部分肉類等動物性食品。

2.粗雜糧：粗雜糧含有較多的微量元素、維生素及膳食纖維，對改善葡萄糖耐量、降低血脂有益。

3.各種蔬菜尤其是綠葉鮮菜。

18 蛋白質缺乏身體會出現哪些不適？

蛋白質是身體中不可缺少的重要物質，一旦缺乏會出現以下表現：

1.消瘦、體重減輕，肌肉萎縮；面貌衰老，毛髮減少變軟，色澤變淺，缺乏油光。

2.水腫：輕者局限於踝部或小腿，重者全身水腫，並有胸水及腹水產生。水腫多在血漿總蛋白量降至5.2克/升以下或白蛋白量降至2.3克/升以下時發生，勞累或水分、鹽分攝入過多時水腫加重。

3.抵抗力降低：容易發生感冒，感染難以控制。

4.胃腸道腺體萎縮，分泌減少：消化不良，腹脹，腹瀉。

5.輕度或中度貧血，血糖偏低，血清總蛋白及白蛋白減少，胃酸缺乏，血鈣亦會下降，基礎代謝率降低。

6.疲乏無力，工作效率降低，且不能持久；記憶力衰退，注意力不集中；表情淡漠或焦躁易怒；動作較前緩慢，不愛活動，喜坐臥；體溫降低，怕冷。

19 補硒有利於肝病康復

現代醫學證明：人類的心血管疾病、糖尿病、癌症、肝炎等40多種疾病的發生都與缺硒密切相關。硒元素對人體健康確實有用，六大營養素中的礦物質，硒是作為微量元素列入其中的。在眾多的礦物質元素中，大多數在生化代謝過程中起作用，而硒元素不僅參與代謝，更被認為是維持生命特徵的元素。

大多數情況下，生物體內的硒都是以有機化合物的形式且主要以含硒蛋白質的形式存在。與肝臟相關的含硒酶主要包括兩種：1.谷胱甘肽過氧化物酶（GSH-Px），2.谷胱甘肽磷脂過氧化物酶（PHGSHPx），硒酶與體內維生素E具有協同保護細胞膜和抗氧化作用。

越來越多的臨床研究表明硒與肝病的發生發展密切相關。肝病患者血清硒濃度量顯著低於正常人，肝癌患者血硒水準顯著小於肝硬化和慢性B型活動性肝炎患者，肝病患者體內血硒水準可能影響肝病發展及HBV·IgM陽性狀況。可見缺硒程度與病情呈正比，病情越重血硒水準越低。定量補硒，可及時幫助肝臟分解毒素，提高自身免疫功能，使病情好轉，且是防止肝臟癌變的有力措施之一。

成年人的推薦硒攝入量為50微克/天，適宜攝入量為50～250微克/天。常見食物中硒含量從高到低的順序是：動物內臟＞海產品＞魚＞蛋＞肉＞油料＞豆類＞糧食＞蔬菜＞水果。植物性食品中，芝麻、花生、莧菜、金針、大蒜、圓蔥含硒量較高。

20 維生素A缺乏會引起身體哪些不適？

維生素A具有保護肝臟的功能，維生素A的前體——β胡蘿蔔素可抑制導致肝損害的活性氧，防止肝癌，保護眼睛和皮膚。而維生素A主要貯

存在肝臟內，當肝臟有損害時，維生素A易減少。缺乏維生素A時會引起身體多種不適：

1.毛髮乾燥，缺乏光澤，可稀疏脫落。指甲缺乏光澤，不平滑，有縱橫皺紋和凹陷小窩，易脫落。

2.全身皮膚粗糙，鱗屑狀，缺乏光澤，不柔軟細潤。面部丘疹有黑頭，形如痤瘡。

3.眼乾燥，失去正常光澤，角膜軟化，表面暗淡無光，角膜霧樣混濁，怕光，感覺高度減退。

4.腺體如唾液腺、結膜腺、淚腺、汗腺、皮脂腺等腺管上皮細胞受損害，因角化增加及上皮脫落，會使腺管阻塞形成囊腫，妨礙分泌，易遭繼發感染。

5.生殖器官受損，易患附睾炎、輸精管炎、陰囊炎、陰道炎，生殖功能衰退，不易受精成胎。

21 維生素B缺乏時身體有哪些不適？

維生素B與肝臟有較密切的關係，它是推動體內代謝，把糖、脂肪、蛋白質等轉化成熱量時不可缺少的物質，如果缺少則細胞功能降低，可引起代謝障礙，維生素B缺乏的臨床表現主要有：

1.早期可有疲乏無力、肌肉酸痛、小腿沉重、體重減輕、眩暈頭痛、記憶力減退、失眠、食欲不振等。

2.神經系統損害主要為末梢神經炎，兩腿軟弱無力、疼痛、痛性痙攣，兩足麻木和灼痛，腓腸肌壓痛。晚期胃腸神經受侵，使蠕動減弱，便秘，消化液分泌減少，食欲不振，消化不良。

3.陰囊炎：初期為輕微紅亮的彌散性紅斑，瘙癢；後期則可有成層發亮的銀白色鱗屑，少數病例龜頭處包皮可有棕黑厚痂，邊緣明顯且整齊。

婦女可有會陰瘙癢、陰唇處皮炎。

4.舌炎：局限性發紅，發紅處可有短裂隙，食入熱燙或酸辣食物時疼痛。重者全舌腫脹，上有許多裂隙。

5.口角炎：口角糜爛、龜裂、出血、結痂。龜裂在張口時疼痛。

6.唇炎：口唇乾燥、微腫，間有小片脫屑、不規則色素沉著。重者唇黏膜萎縮。

7.皮炎：脂溢性皮炎好發於鼻唇溝、臉頰、眉間及各部皺裂處，初期皮脂增多，輕度紅斑，上蓋脂狀黃色鱗片。

22 維生素C缺乏會導致哪些不適？

維生素C可提高肝臟內細胞色素酶的活性，可強化酒精的分解排泄功能，從而成為肝病患者和飲酒者必不可少的物質。維生素C缺乏可導致多種病症的發生，主要有：

1.毛細血管脆性增加，全身各部可見出血現象，如鼻出血、血尿、便血、月經過多。

2.牙齦發炎，初呈充血水腫，繼則出血、潰瘍，繼發感染。齒齦萎縮，齒根浮露，牙齒鬆動脫落。本病亦會致齒質疏鬆、釉質減少、牙髓萎縮。

3.骨質疏鬆易骨折。

4.毛囊過度角化，毛囊周圍出血。創口癒合緩慢，常易繼發出血及感染，營養不良，常有貧血和水腫，抵抗力降低。

23 糖類對肝病的治療有什麼作用？

糖類（碳水化合物）是人體最重要的供能物質，在體內消化後，主要

以葡萄糖的形式被吸收，葡萄糖迅速氧化，供應能量。糖類也是構成人體的重要原料，參與細胞的多種活動，例如糖類和蛋白質合成糖蛋白，是抗體、酶類和激素的成分。糖類與脂類合成糖脂，是細胞膜和神經組織的原料。肝糖原儲備充足時，可增強抵抗力。食物供應足量糖類，可減少蛋白質作為供能的消耗。

肝臟是保持血糖濃度恆定的重要器官。肝糖原約占肝臟重量的5％～6％，當饑餓10餘小時後，大部分的能量來源於肝糖原的分解。肝病患者應供給足量糖類，以確保蛋白質和熱量的需要，以促進肝細胞的修復和再生。肝內有足夠糖原儲存，可增強肝對感染和毒素的抵抗力，保護肝臟免遭進一步損傷，促進肝功能的恢復。但肝內糖原儲存有一定限度，過多供給葡萄糖，也不能合成更多糖原，反而容易因為熱量過剩而肥胖。

血糖過低或食欲消失時，可口服或靜脈注射葡萄糖。口服後葡萄糖經門脈吸收後直接入肝，較靜脈輸入更為有利。肝病患者若糖耐量降低或者有肝源性糖尿病時，則不宜靜注葡萄糖，也不能口服葡萄糖。

24 肝病患者應嚴格限制脂肪攝入嗎？

肝臟對脂類的消化、吸收、分解、合成及轉化等都有重要作用。肝病時膽汁分泌減少，脂肪消化及吸收障礙，易致脂溶性維生素缺乏，故應給予適量脂肪。若給予過多含脂肪食物，過於油膩使患者不易耐受，且過多脂肪在肝記憶體積，可形成脂肪浸潤，妨礙肝糖原的合成，降低肝臟代謝功能。建議每日可攝入脂肪40～50克，太少會妨礙脂溶性維生素的吸收，尤以必需脂肪酸的供應必須充足。脂肪肝患者的膳食，在供應充分蛋白質的前提下，對脂肪不必限制太嚴，可適當給予。

25 肝病患者為什麼會蛋白質缺乏？

　　蛋白質是人體各種代謝活動中不可缺少的物質基礎。正常成人身體各組織及體液所含的蛋白質總量大約占體重的1/5，這些蛋白質需要不斷更新。每天大約全身有300克蛋白質進行更新，同時需要300克氨基酸被組織用來合成新的蛋白質。

　　細胞內的蛋白質水解產生的氨基酸大部分可被細胞重新利用，合成新的蛋白質，但其中有一部分氨基酸被迅速降解，或合成其他含氮產物，還有部分進入細胞外液（包括血漿）供其他組織利用。為了補充在蛋白質更新過程中的損耗，每天必須從食物蛋白質中獲得足夠的補充，最低限度要攝入每天更新量1/10左右的蛋白質才能滿足更新的需要。人體內沒有像脂肪那樣大量貯存形式的氨基酸或蛋白質，患消耗性疾病、不能進食、蛋白質進食量不足者，可能由於組織破壞得不到及時的修補，形成氮排出量大於攝入量，稱為「負氮平衡」。肝病患者，尤其是肝硬化患者會出現蛋白質缺乏，主要有以下幾種原因：

　　1.食物蛋白質攝入不足：因食欲不振、噁心、嘔吐及腹瀉，影響食物源性蛋白質的攝入、消化及吸收。

　　2.蛋白質丟失過多：肝硬化患者因消化道出血，血漿中的蛋白質大量丟失。反復放腹水也會造成蛋白質丟失。

　　3.肝臟合成蛋白質減少：肝功能障礙時，肝臟合成白蛋白能力下降。

　　4.蛋白質分解代謝加速：合併各種感染時，組織分解代謝增強，蛋白質分解增多。肝癌患者的腫瘤組織對蛋白質、糖類、脂肪的利用加速，消耗增多。

26 膳食纖維有何生理功能？

膳食纖維包括纖維素、半纖維素、木質素和果膠等，雖在體內不被消化酶所消化，但具有不可忽視的功能。

1.膳食纖維具有吸水性，能增加糞便體積和重量，稀釋腸內致癌物質的濃度。促進腸道蠕動，縮短糞便運行時間，減少有害物質與腸黏膜接觸時間，有防止便秘、預防結腸憩室和結腸癌的作用。

2.膳食纖維增加膽汁分泌，吸附膽汁酸，在腸道中可與膽酸結合而增加糞便中膽鹽排出，有防治高膽固醇血症的作用。

3.膳食纖維可延緩膳食中碳水化合物的吸收，有利於改善糖尿病患者的糖耐量。

4.膳食纖維可部分阻斷膽汁和膽固醇的肝腸循環，有預防結石和降血脂的作用。

27 怎樣才能保證高熱量、高蛋白飲食？

高熱量、高蛋白飲食係指飲食中熱量和蛋白質供給量均高於正常需要量，常用於肝硬化合併營養不良、手術前後等患者。這種飲食的特點為：

1.**高熱量、高蛋白**：熱量供給在原來基礎上每日增加4184千焦（1000千卡），可高達16736千焦（4000千卡）以上。全天攝入的蛋白質在100～200克。選用含熱量高、蛋白質豐富的食物，如雞、鴨、魚、肉、蛋、牛奶、豆類及豆製品。

2.**膳食要平衡**：應同時供給足夠的碳水化合物和適量的脂肪，需相應增加無機鹽和維生素供給量。

3.**食物要易消化吸收**：對消化吸收功能較差的患者，應循序漸進增加食量，必要時可輔以要素膳或靜脈營養。

4.**少食多餐**：3次正餐外可增加2～3餐，加餐食物可選用豆漿、優酪乳或藕粉、鮮果汁、饅頭、點心等。

28 肝性腦病患者飲食應注意些什麼？

肝性腦病營養治療的目的是控制蛋白質的攝入，減少體內氨的產生，減輕症狀。總的原則是採用「二高三低」的原則：即高碳水化合物、高維生素；低脂肪、低蛋白、低鹽飲食，其他應注意事項如下：

1.**熱量充足**：每日熱量不少於6694千焦（1600千卡），能進食者給予高碳水化合物飲食，選用精細糧食和含纖維少的水果、葡萄糖、果醬、果汁等。

2.**嚴格控制蛋白質攝入**：特別是產氨多的肉類和蛋類、乳類等，完全昏迷者應禁用。病情好轉每日限15～20克，未昏迷者每2～4天增加10～20克，不超過30克。可選用產氨少的植物性蛋白質，如豆漿、豆腐等，病情好轉且穩定時可選少量動物性蛋白質。

3.**脂肪不宜過高**：如能耐受則不必限得過嚴。

4.**補充維生素和無機鹽**：如維生素C、維生素B_2、鉀、鈣、鐵。

29 為什麼肝炎患者不宜大量進食糖類？

糖提供給人體生命活動70％的能量。食物中的糖經消化後變成各種單糖（絕大部分為葡萄糖）後被吸收，葡萄糖進入肝臟後根據人體需要氧化生成能量，轉化為脂肪酸、氨基酸或糖原儲存。成人每天需要400克糖以保證人體熱量的供給。

肝病影響了正常的糖代謝。對肝炎患者進行的糖耐量試驗發現，急性肝炎、慢性肝炎、肝硬化的糖代謝不正常率分別為50％、82％、90％。肝

病越重，糖耐量減低越明顯。因此目前不主張肝炎患者大量進食糖類。

30 慎重服用營養品

秋冬季是進補的黃金季節，但患有肝炎等肝臟疾病的人如果進補不當，不僅起不到進補的效果，還會使病情加重。因為錯誤服用營養品導致病情加重的病例在臨床上並不少見。肝病患者應慎重服用保健品，否則會增加肝臟負擔。

和服藥一樣，進補也要對症。有一個黃疸性肝炎患者，在患病期間服用人參，結果越補病越重。因為黃疸性肝炎屬於肝膽濕熱，醫生還在用大黃給患者清熱，而患者反而服用性質較熱的人參，結果是越補病情越嚴重。另外，補充微量元素同樣要看身體是否真的缺乏，缺什麼補什麼對身體才是有益，若盲目補充則是有害，比如維生素C若補充過多，有可能造成腎結石。

保健品或補品只能是輔助治療肝病的作用，不可能替代藥物。雖然適當服用一些保健品或補品，對改善病情會有一定的積極作用，但要注意對症下藥和適可而止。如何服用？服用什麼？患者最好先諮詢醫生，不要自己盲目決定。

31 肝炎合併潰瘍病患者的飲食

潰瘍患者對飲食的要求是比較特別的，如生冷、不易消化等食物極易誘發和加重病情。這是由於食物在胃內滯留時間過長或冷涼等刺激，會使胃酸分泌量增加，加重病情。對一些油炸品、含纖維素過多的食物如韭菜等，儘量少吃；同時，蕃薯、糖、咖啡、菠菜、巧克力等食物也應儘量少吃或乾脆不吃。

　　高蛋白易消化的食品，如牛奶、蛋、魚，尤其是優酪乳，不僅可提供大量的優質蛋白，而且對潰瘍患者有益。

　　如果每次進餐過多，不僅加重胃腸負擔，而且會使胃酸分泌過多，不利於潰瘍的癒合，因此潰瘍病患者應做到少食多餐。另外，脂肪飲食雖然可抑制胃酸分泌，對潰瘍病有利，但肝炎患者膽汁分泌異常，影響脂肪代謝，同時脂肪過多會加重肝臟負擔，長期過食，還會誘發脂肪肝。

32 肝炎患者食菌類有益康復

　　黑木耳、銀耳、香菇、蘑菇、草菇、平菇等，不僅有益於健康，還有益於癌症患者的恢復，因為大部分食用菌含有人體8種必需氨基酸中的7種（草菇與平菇8種全有），其含氨基酸的數量與比例和人體每日所需相一致，而且食用菌中所含的蛋白質在人體內消化率可達80％，因此食用菌是人類理想的蛋白質來源。

　　食用菌所含的碳水化合物，即多糖類物質有特殊的促進和提高人體免疫功能的作用。香菇菌體細胞液有誘生干擾素的作用，銀耳可促進淋巴細胞轉化，提高和調整免疫功能，還可提高人體對B型肝炎病毒的免疫清除作用。雲芝、豬苓等所含的多糖類物質，臨床已廣泛用於調整人體的免疫功能。食用菌中含有豐富的維生素和礦物質，除了人體必須的維生素A外，還包括維生素B_1、維生素B_2、維生素B_6、維生素C、維生素D及煙酸等。礦物質中以鉀、磷含量最高，其次為銅、鈣、鎂、鐵、鉛、硒、矽等。食用菌中脂肪含量僅占2％，其所含不飽和脂肪酸可降低血脂，對治療脂肪肝有利，因此肝炎患者常吃食用菌有利於康復。

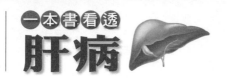
33 為什麼肝炎患者應特別注意休息？

　　肝臟每分鐘接受血液約為1.5升，占心臟每分鐘排出血量的1/4。當輕微運動時，內臟血管收縮，肝血流量即有所減少；當劇烈運動時，全身肌肉的供血量增加，肝臟的血流量要減少1/3～1/2；而在臥床休息時，肝臟血量可比站立時增加1/3。靜臥可增加肝臟的血流量，減輕肝臟的功能受損，有助於肝細胞修復和再生。因此，活動量越大，肝臟的血流量越小，肝臟的營養成分供應越少，肝炎痊癒就會越慢。所以，注意休息對於肝炎患者的預後有著非常重要的作用。

肝病小常識

　　休息並非絕對臥床。當出現明顯黃疸和ALT增高，同時伴有顯著身體不適症狀時，需要相對臥床休息。症狀顯著改善後可適當增加活動量，但以不引起疲勞為原則。特別是對於慢性肝炎患者，在病情相對穩定時，應勞逸結合。長期臥床，不但使患者的精神負擔加重，也不利人體的正常代謝，甚至會引發脂肪肝等併發症。

34 患者在什麼情況下需要入院治療？

　　應該明確提出，失代償性肝硬化患者應定期到醫院進行檢查。千萬不要拖到吐血、頑固性腹水、高熱，甚至肝性腦病時才認為有病。那麼遇到哪些情況時應及時入院治療呢？

　　1.出血傾向：肝硬化患者常有出血現象，例如皮膚出現較大面積淤斑、刷牙時出血、鼻出血及柏油樣便等。

2.**頑固性腹脹**：由於肝硬化腸道淤血、水腫及消化液分泌異常，使食物消化吸收不良，在腸道內發酵、腐敗、產氣而使人感覺腹脹。經過助消化藥物治療和調節飲食仍不能使腹脹消失，反而進行性加重，是病情惡化的先兆。若同時尿量減少，提示將要出現腹水或已有的腹水迅速增加。

3.**定向力、計算力出現障礙，是發生肝性腦病的前兆**：最先出現情緒變化，如患者異常興奮、口齒含糊、急躁易怒、舉動失常、多言、失眠，理解力、記憶力及計算力減退，回答問題遲延或不準確，精神恍惚，嚴重者精神錯亂等。肝性腦病前期表現不盡相同，家屬應細心觀察，發現異常應及時入院治療。

4.**黃疸驟然加重**：提示肝細胞有新的破壞，若伴有消化道症狀，如高度食欲不振、頑固性噁心、嘔吐、腹脹並伴有嚴重疲乏無力、尿少等，說明殘存的正常肝細胞又出現壞死。

5.**發熱**：由於肝硬化患者防禦功能減弱，免疫功能大大降低，白血球減少，加之肝硬化時肝細胞對細菌吞噬能力減弱，故易合併感染。若肝硬化患者出現持續高熱，是合併感染的先兆，若得不到及時治療，會導致肝功能進一步惡化，甚至導致肝性腦病、肝腎綜合症發生。應高度重視這一問題。

6.**腹痛**：在肝硬化腹痛中，以原發性腹膜炎最常見、最嚴重，其典型症狀是腹痛伴發熱、噁心、嘔吐或腹部壓痛等。出現無法解釋的發熱、肝區疼痛、肝進行性增大、血性腹水，應住院進一步化驗甲胎蛋白，以防向肝癌進展。

35 病毒性肝炎臨床治癒後應注意什麼？

俗話說：「肝病三分治，七分養」，肝炎到目前為止沒有特效的療法，都是以靜養和食物為主，減輕肝臟的負擔，達到護肝的目的。

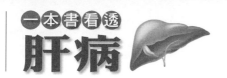

1.**正確對待疾病**：保持心情舒暢，待人處事要胸懷寬廣、冷靜、樂觀，這樣有利於身體恢復健康。

2.**預防各種感染**：慢性肝病患者人體免疫功能低下，在病中或病後極易被各種致病因數感染，如感冒、支氣管炎、肺部感染、皮膚感染等，這樣會使已恢復或靜止的病情，再度活動和變化。特別要防止感冒，氣溫變化時要隨時增減衣服。

3.**防止疲乏**：恢復期不一定絕對臥床，對於散步、打太極拳、輕度家務勞動可以量力參加，以不疲乏和勞累為標準。要避免剛出院就進行劇烈的活動。急性肝炎要有1年的肝功能穩定期，慢性肝炎要2年以上。

4.**注意飲食**：肝病患者的合理飲食首先是飲食結構合理。很多慢性肝病患者的消化吸收能力比較差，一定要注意在適當加強營養的同時控制脂肪和糖的攝入，勿服黴變食物。多吃富含蛋白質與提高免疫力的食物，如魚、肉、蛋、牛奶、豆製品、菌類和新鮮水果蔬菜。烹飪方式宜採用蒸、煮、燜、燴、熬的方法，忌用油煎、炸、炒的方法。由於肝臟受損後，糖原貯量減少，所以要堅持少食多餐，如一日進餐5次。要忌酒。

5.**在醫生指導下用藥**：慢性肝炎患者不要用藥過多，因為許多藥物都要經過肝臟代謝，特別是要少用對肝臟有害的藥物。

6.**定期復查肝功能**：一般急性肝炎患者需1個月檢查1次肝功能，急性肝炎恢復期或慢性肝炎可每1～3個月檢查1次。再次出現乏力、食欲減退、尿黃等情況需及時檢查。但是否精神好、食欲佳就意味著肝功能正常呢？並非如此，不少急性肝炎患者急性期症狀消失，但肝功能並未正常，如果不繼續治療就有可能使病程遷延為慢性肝炎。也有些患者肝炎症狀不明顯，但病情仍在進展，直至發展為肝硬化、腹水時才來就醫，這樣為時已晚。所以應定期復查肝功能，為治療提供依據。

36 如何預防醫源性傳播肝炎和消毒污染物品？

醫源性傳播肝炎主要是指患者在醫院接受檢查、治療等過程中引起的肝炎傳播。其傳播途徑大致有以下幾種：1.使用全血或血製品；2.針灸針刺；3.內視鏡檢查；4.採血器具；5.一次性注射、輸液用具處理不當；6.預防接種；7.血液透析。

對被肝炎病毒污染過的物品，應按類區別消毒。

1.對房屋門、窗、地板、傢俱、玩具、運送工具的消毒選用2％過氧乙酸等進行噴霧消毒。

2.對患者嘔吐物、排泄物的消毒選用10％～20％漂白粉乳劑（排泄物與消毒物比例為1：2）共同攪拌混勻放置2小時。

3.對廁所、垃圾、便具的消毒選用2％次氯酸鈉溶液噴霧，對便具用上述藥液浸泡1小時。

4.對食具、護理用具的消毒選用2％次氯酸鈉浸泡1小時；再煮沸10～20分鐘。

5.對殘餘食物的消毒宜煮沸10～20分鐘後廢棄。

6.對醫護人員、家庭成員（接觸過肝炎患者）的手宜用2％過氧乙酸溶液浸泡2分鐘，再用肥皂和自來水沖洗。

7.對被污染的衣服、被褥、書籍、化驗單、病歷、錢幣、不耐熱的醫療器械等的消毒，宜在密閉的器具內用環氧乙烷或甲醛薰蒸，密閉12～24小時。

37 肝炎患者的家中應如何消毒？

肝炎患者家中的物品消毒方法較多，常用的有以下幾種：

1.**煮沸消毒法**：A型、B型肝炎病毒在100℃的沸水中1分鐘即會失去傳

染性，15～20分鐘可殺滅肝炎病毒。此方法適用於患者餐具、茶具等耐熱物品的消毒。

2.過氧乙酸消毒：居室表面用0.5%～0.8%氣溶膠噴霧消毒，對於污染物及洗手時應用0.05%～0.2%的液體。

3.消毒液：含氯消毒液稀釋後對食品、日用品等消毒效果較好，且對人無毒、無刺激性。

4.蒸汽消毒：高壓鍋、蒸籠等可對金屬、玻璃、陶瓷器、錢幣等有很好的消毒效果，消毒時間為水沸後20～30分鐘。

5.漂白粉消毒：用3%漂白粉澄清液可對居室地面、牆等噴灑；對患者嘔吐物、分泌物及糞便應用漂白粉消毒後再沖走；污染容器可放在3%漂白粉澄清液中浸泡2小時，即達到消毒效果。

38 日常生活中應如何預防病毒性肝炎？

傳染病的流行都需要有傳染源、傳播途徑和易感人群三個要素。只要瞭解如何切斷傳播途徑，即掌握了預防的有效方法，日常生活中可以做到儘量減少病毒性肝炎的傳播。那麼在日常生活中應該注意哪些方面呢？

1.注意手的衛生：A型肝炎、E肝等通常是通過消化道途徑感染的，手是最重要的一個途徑。肝炎患者的手不可避免地會沾染上肝炎病毒，健康人接觸和使用了肝炎患者用過的物品、錢幣、玩具時，手上就會沾上肝炎病毒。如果我們不注意手的衛生，特別是沒有養成吃東西前洗手的習慣，用帶有肝炎病毒的手拿食物，肝炎病毒便會隨著食物被吃進去，增加感染的機會。

公共場所，如公車、捷運、公園座椅、電影院等，是人員繁雜、聚集的地方，為肝炎病毒的傳播創造了條件，因此乘車後或外出回到家應及時用肥皂洗兩遍手，除去肝炎病毒傳播的隱患。

2.**注意餐具的衛生**：餐具洗刷消毒不徹底，極易造成肝炎病毒傳播，尤其是在衛生條件較差的小攤店吃飯，碗具如果不經高溫消毒，就有患肝炎的危險。如不得已，就餐也要使用一次性餐具，最好是自備餐具。

3.**注意不生食水產品**：江河湖泊及近海養殖的泥蚶、牡蠣等水生貝類動物，會受到含有肝炎病毒的糞便污染，肝炎病毒會被這些軟體動物聚集入體內。當我們生吃這些軟體動物或只用開水燙一下就吃，由於病毒沒有被完全殺死，就有可能傳染上肝炎。另外，生食蔬菜也要儘量洗淨，以減少A型肝炎的傳染。

4.**注意增強體質**：肝炎病毒的感染與否與個人的免疫功能、人體狀況密切相關，免疫功能越強越不易受各種傳染病的侵襲。所以要加強鍛煉，增強體質，注意飲食調劑和生活規律性，勞逸結合，不要酗酒和過分勞累，保持旺盛的精力和強健的體魄，這是預防肝炎的根本措施。

39 慢性肝炎隨訪復查有哪幾項內容？

慢性肝炎可以向痊癒轉化，也可以發展為肝硬化或癌變，因此，對慢性肝炎患者定期隨訪十分必要。首先觀察症狀變化，是否有消化道症狀加重、尿黃、鼻出血、肝脾大、下肢水腫、腹水及出血等現象。另外，隨訪最重要是進行相關的化驗，這些化驗包括：

1.**白血球和血小板計數**：總數是否減少。

2.**肝功能檢查**：轉氨酶是否升高。

3.**血清白蛋白檢查**：是否有下降趨勢，若低於34g/L，提示已有肝硬化傾向。

4.**肝炎病毒學方面檢查**：如檢測HBV-IgM、HBV DNA及HCV RNA、甲胎蛋白是否升高。

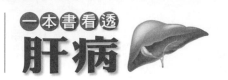

40 引起慢性肝炎復發的常見因素有哪些？

慢性肝炎患者肝功能長期反復不穩定，這是患者、醫生最關心和最苦惱的問題之一。據臨床調查發現，引起肝炎復發主要有如下因素：

1.勞累：約有3/4的患者因過勞（包括體力與腦力兩方面的因素）而使肝功能下降，如過多奔走、熬夜、精神緊張、情緒波動及房事所傷。

2.飲食不調：慢性肝炎患者飲食以清淡有營養為主，避免病情發生反復。特別由於飲酒而使肝功能復發的患者最多，酒在肝內氧化，會直接損害肝細胞，因此肝炎患者應嚴格禁酒。

3.藥物：慢性肝炎患者因求癒心切，往往服用過多所謂保肝藥，這樣不但不利於肝病的治療，反而造成肝臟負擔而影響肝功能的恢復。

4.環境改變水土不服：最常見的是某些患者在肝功能剛剛穩定或基本穩定時，就出差、旅行，因生活條件、水土環境的改變，造成人體內環境的一些變化而出現肝功能反復異常。

5.季節更迭：國內有人觀察了四季慢性肝炎肝功能的波動情況，其結果為：春季波動者占22.94%，夏季占23.85%，秋季占9.17%，冬季占18.34%。以春、夏兩季波動比例為最高。

6.患其他疾病：慢性肝炎患者也常常因感冒、腹瀉、胸悶、失血而導致肝功能波動。因此慢性肝炎患者一定要注意冷暖，保養脾胃，調理情態，謹慎起居，儘量避免因患其他疾病而造成肝功能的波動。

41 肝病患者如何調整心情？

肝病，特別是B型病毒性肝炎是最常見又較難根治的疾病。由於病情易遷延、反復，而且傳染性強，給患者帶來一定的經濟及心理負擔，部分患者甚至會出現不同程度的心理障礙。治療疾病除了經常強調的休息、營

養和藥物外，更要注意心理治療。心理、社會因素與B型肝炎的發生、發展及預後密切相關。

患者一旦被確診患肝炎後，常常會產生抑鬱、恐懼，對未來感到擔心、憂慮，表現出情緒低落、悲觀。患者住院治療，限制了其社會活動，生活圈子會因此而有所改變。加上出院後還要注意傳染性問題，人際交往減少，無形中把自己封閉起來，產生了孤獨、自卑心理。此外，B型肝炎患者害怕病情遷延，久治不癒，最後發展為肝硬化。隨著患病時間的延長，醫療費用的增加，患者的心理負擔也會隨之加重。有的患者對不順心事物刺激的反應強度大於正常人，情緒不穩定，自制力下降，易被激怒，甚至對外採取攻擊性行為。還有少數患者在病情幾次反復後喪失信心，不願再嚴格按照醫囑去做，結果使療效變差，康復更難。

心理障礙往往還會伴有其他相關症狀，如頭痛、頭暈、記憶力下降、失眠、胸悶、心跳加快和血壓升高等。肝病患者不良心理情緒的變化，使大腦皮層處於抑制狀態，不僅影響休息與飲食，還會引起內分泌-免疫功能紊亂。肝臟內分佈著豐富的交感神經，氣惱、憂愁會直接導致肝細胞缺血，影響肝細胞的修復和再生，可見心理狀態對肝病患者的病情和預後有著舉足輕重的作用。

得了肝病後，良好的心理是康復的關鍵。其實開啟調節心理、通向健康大門的鑰匙就在自己手中。漫漫人生中，沒有人能不生病，人在遭遇不測時，應及時調整心態，遇難莫愁。不然，精神的損失更甚，疾病更加難以康復。患上肝病，要隨遇而安，以豁達、樂觀的心態對待疾病。對慢性活動性B型肝炎治療的長期性、艱巨性要有心理準備，學好養生之道，積極配合醫護人員治療，這樣才能獲得最佳的治療效果。B型肝炎病毒帶原者千萬不要有病急亂投醫，只要平時多加注意，絕大部分患者以後不會發病，完全可以快樂生活。

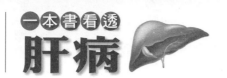

42 精神狀態對免疫功能有什麼影響？

　　心理和精神因素對人體的免疫功能有顯著影響，B型肝炎感染者需要社會的關愛，這是提高B型肝炎感染者人體免疫功能，保證他們身體健康的良藥。

　　人的大腦皮質功能活動與健康密切相關。免疫活性細胞分泌的某些因數，與中樞神經系統的某些遞質、神經肽有相同的生物活性和作用途徑，神經在分泌系統與免疫系統間有正負反饋的雙向調控作用，由此構成「神經-內分泌-免疫」環路。這是一個龐大複雜的網路，有資訊、有傳遞，相互關聯、相互作用，控制著人體的內環境。人體的內環境是與人體外環境直接相通的，情緒、心理、心情等精神因素，都會對人體內環境產生影響。焦慮、憂鬱等會影響細胞介導的免疫反應，使T細胞活性降低，從而對病毒、真菌感染的抵抗力和對腫瘤細胞的監視能力降低，還可能表現為發燒、感覺遲鈍、乏力、消化不良、精神不能集中等。人們在日常生活中，要多觀賞花木、優美風景，多聽音樂，多進行按摩、理療及適當運動，除可賞心悅目、陶冶性情、緩解緊張情緒、增強活力外，在一定程度上還可通過神經-內分泌系統來調節免疫系統的功能，提高身體免疫力以增進健康。

43 出院後肝病患者如何自觀病情？

　　慢性肝炎發病率較高，症狀容易出現反復，病情加重會造成肝、腎、腦等器官損害，甚至死亡。對於治療後出院的患者，若能夠及時發現起病徵兆及肝功能異常，對控制病情有重要作用。患者及家屬要注意觀察以下幾個方面：

　　1.**食欲**：當出現病情波動時食欲往往較早出現改變，嚴重者一見到肉

類食物或聞到食物的氣味都會噁心、嘔吐。

2.**體力**：自我感覺體力下降，尤其是休息後亦感覺疲乏，甚至四肢無力，應警惕病情反復。

3.**體重**：如果體重明顯增加又沒有腹水，需注意合併脂肪肝的可能性；若短期內體重明顯下降，全身消瘦，則需做進一步檢查明確是否發生肝癌。

4.**小便**：慢性活動性肝炎和肝硬化患者，在病情復發出現黃疸之前，通常先有明顯的尿黃，應及時到醫院留尿送檢。

5.**腹部**：出現明顯的上腹脹且隆起，是病情嚴重的表現。肝硬化患者出現腹水時也有腹脹，此時腹圍增大，臍凹陷變淺，尿量變少。

6.**皮膚**：部分患者面部出現色素沉著，皮膚失去光澤，胸前和頸部可見到毛細血管擴張或者形狀像蜘蛛的血管痣，手掌可見大、小魚際部位呈紅色（肝掌）。這些通常是慢性活動肝炎進展到後期和發生肝硬化的特殊表現。

實用生活 10

一本書看透肝病

金塊 文化

作　　者：金瑞
發 行 人：王志強
總 編 輯：余素珠
美術編輯：JOHN平面設計工作室

出 版 社：金塊文化事業有限公司
地　　址：新北市新莊區立信三街35巷2號12樓
電　　話：02-2276-8940
傳　　真：02-2276-3425
E－m a i l：nuggetsculture@yahoo.com.tw

匯款銀行：上海商業銀行 新莊分行（總行代號 011）
匯款帳號：25102000028053
戶　　名：金塊文化事業有限公司

總 經 銷：商流文化事業有限公司
電　　話：02-2228-8841
印　　刷：群鋒印刷事業有限公司
初版一刷：2014年5月
定　　價：新台幣320元

本書由北京科學技術出版社授權出版，同意經由金塊文化事業有限公司在臺灣地區出版發行中文繁體字版本。

國家圖書館出版品預行編目資料

一本書看透肝病 / 金瑞著. -- 初版.
-- 新北市：金塊文化, 2014.05
面；　公分. -- (實用生活；10)
ISBN 978-986-89388-9-2(平裝)
1.肝病 2.保健常識
415.53　　　　　103007933

金塊●文化

金塊 文化